Refusons de tomber malades !

*Vous pouvez consulter notre catalogue général
et l'annonce de nos prochaines parutions sur notre site :
www.lisez.com/editeurs/cherche-midi*

*92, avenue de France
75013 Paris
serviceclients@lisez.com
Création graphique des pages intérieures : Agnès Boulmer
Illustrations : Frédérique François-Mérien
Dépôt légal : janvier 2026
ISBN : 978-2-7491-8343-5*

Refusons de tomber malades !

COMMENT LA PRÉVENTION RÉVOLUTIONNE NOTRE SANTÉ

Dr Florence Bénichoux

le cherche midi

Du même auteur

Et si on travaillait autrement ? La Méthode Haute Qualité Humaine® en pratique, Éditions Eyrolles, 2014

Avertissement

Les connaissances et les bonnes pratiques évoluent sans cesse. Cet ouvrage est un livre d'informations et de conseils en matière de santé. Il ne se substitue en aucun cas à une consultation médicale, spécifique à votre cas.

Sommaire

Introduction

La vie est une maladie mortelle, sexuellement transmissible. Elle nous est donnée à la naissance et l'on en prend bien peu soin, car c'est uniquement quand nous sommes malades que la santé devient un enjeu essentiel. Les hommes et les femmes s'inquiètent plus de leur argent, de leur voiture ou de leur maison que de leur santé.

Pourtant, tout le monde le dit : « La santé est notre bien le plus précieux. » Et sans elle, rien n'est possible. Elle est le fondement même de notre bien-être et de notre pouvoir d'agir dans la vie. Elle est notre seule propriété. Dans notre quête pour préserver ce capital essentiel, il est impératif d'adopter une approche proactive et préventive. Car comme le dit si justement l'adage : « Mieux vaut prévenir que guérir. » Mais comment faire ? Beaucoup se plongent dans la recherche d'aliments miracles, de pilules magiques ou pensent que manger de l'ananas fait maigrir ! Nombre de fausses informations circulent sur les réseaux sociaux et dans la presse. Alors qu'en réalité nous savons aujourd'hui que ce sont des choses simples et bien coordonnées qui nous permettent de vivre mieux et plus longtemps. C'est ce que je vous propose de découvrir dans ce livre avec des exemples clairs, des mises en situation et un cahier pratique en fin d'ouvrage comprenant des tests d'autoévaluation pour connaître votre état de forme et l'améliorer.

Enfant, à l'âge de 6 ans, je suis restée alitée plus d'une année. J'ai alors développé un goût immodéré pour la lecture, seule porte d'évasion pour me distraire. Ne pouvant courir ou jouer avec mes camarades, j'ai trouvé refuge dans la littérature. J'en ai gardé cette curiosité heureuse à vouloir comprendre « comment ça marche ». Il n'y a donc pas de hasard si j'ai fait des études de médecine et me suis passionnée pour la démarche diagnostique : écouter le patient dans sa demande, l'ausculter, le palper, chercher les signes cliniques, se faire aider si besoin de la biologie, de la radiologie... Avec comme seul objectif celui de découvrir ce qui se cache derrière la maladie. Pour enfin traiter non seulement les symptômes mais surtout les causes. Pas toujours simple, mais passionnant.

À la fin de mes études, j'ai passé plusieurs années dans le centre anticancéreux de Nancy, à apprendre mon métier, à écouter mes patients et mes maîtres. Ce fut ma première vie professionnelle, une vie de médecin hospitalier. J'ai vu mourir beaucoup de mes patients. À l'époque, le cancer était une maladie aiguë dont on décédait en quelques semaines ou quelques mois. Je me suis dit que je ne voulais pas voir mourir mes patients tous les jours et qu'il fallait que je fasse autre chose. J'ai donc expliqué à mon directeur : « Plutôt que de voir mourir mes patients, je veux faire de la prévention, en amont, pour éviter les cancers. » Il m'a alors regardée avec grand étonnement et m'a simplement répondu : « Mais Florence, la prévention, ça n'est pas de la médecine ! » Quelle déception ce fut pour moi ! Nous étions en 1988.

On parlait peu de prévention et Internet n'existait pas encore. Entre collègues, nous échangions alors pendant les grands congrès internationaux. À l'un d'eux, j'ai eu la chance de croiser un Américain, un des pionniers de la prévention cardiovasculaire, le Pr Henry Blackburn. Il m'a expliqué que tout était à construire dans le domaine de la prévention au niveau national et international, que cela commençait à prendre forme au Canada et en Suède. Et que le plus important n'était pas seulement le message de prévention mais comment on le faisait passer et surtout comment on arrivait à toucher les gens pour qu'ils modifient leurs comportements. En quelques minutes, il m'a convaincue : la prévention serait mon domaine ! J'ai terminé ma thèse sur la vulgarisation médicale dans la presse grand public. Ma deuxième vie a ensuite commencé : je voulais soigner par la communication. C'était un tout nouveau métier à apprendre, je suis repartie au bas de l'échelle. Pendant dix ans, j'ai travaillé sur des campagnes d'information, portant sur tous les types de cancer, les maladies cardiovasculaires, le diabète, l'obésité. J'ai abordé tous les grands sujets de prévention de santé publique. Nous étions encore à la fin du siècle dernier et l'accent était mis sur la santé physique. Seule une association, le Comité français d'éducation pour la santé (CFES), existait alors pour concevoir et relayer les premières campagnes nationales de prévention dans les régions contre les cinq principaux fléaux : le tabagisme, l'alcoolisme, l'obésité, les drogues et la pollution.

Au terme de cette deuxième vie, au tout début des années 2000, j'ai vu se développer de nouvelles maladies. Avec le stress, suivi du stress chronique, ont explosé l'anxiété et les dépressions, les premiers burn out, les accidents vasculaires cérébraux précoces et les premiers suicides liés au travail. Avec la mondialisation, l'avènement des outils digitaux, la financiarisation extrême des entreprises, l'accélération de la cadence de travail, les risques psychosociaux au travail ont émergé. Là encore, je pensais être devenue une experte de la prévention de la santé, mais rien n'existait concernant celle pour la santé mentale. Tout était encore à inventer et un champ nouveau s'ouvrait à l'exploration. Je me suis lancée avec enthousiasme dans ma troisième vie, en me disant qu'il fallait non seulement apprendre à gérer son stress mais surtout inventer les outils adéquats. J'ai alors cofondé Better Human Cie, une entreprise qui conçoit et met en œuvre ces outils de la prévention de la santé mentale au sein des entreprises. J'ai commencé par soigner des individus puis me suis mise à soigner des organisations. Puisque l'entreprise rendait les gens malades, c'était elle qu'il fallait traiter avant tout !

Grâce à toutes ces années de terrain, j'ai beaucoup réfléchi sur la compréhension des maladies et sur leurs causes. Malheureusement, nous avons encore en France une culture exclusivement axée sur la réparation et peu sur nos capacités à éviter les maladies. Aussi bien sur le plan individuel que collectif, on le voit dans nos politiques publiques.

Ma conviction est qu'il ne faut pas attendre d'aller mal pour aller mieux et que les citoyens ont déjà compris et décident petit à petit de sortir des chemins balisés de la médecine traditionnelle. Ils empruntent de nouvelles voies plus écologiques et se tournent vers l'anticipation. Je suis convaincue que nous pouvons tous prendre la main sur notre capital santé. Il s'agit d'un véritable changement de culture que l'on voit apparaître. Les vrais progrès en santé viendront demain de la prévention. Ce changement ne viendra que de l'intérieur, de nous-mêmes. Notre espérance de vie en bonne santé n'est que de 64 ans pour les hommes et 65 ans pour les femmes. Cela veut dire que nous allons vivre pendant vingt ans avec des maladies. Alors qu'aujourd'hui nous savons ce qu'il faut faire pour éviter la majorité de ces maladies. Pourquoi ne le faisons-nous pas ? Pourquoi prenons-nous si peu soin de notre santé ? Quels sont nos freins pour agir ? Qu'est-ce qui peut nous motiver vraiment à changer nos habitudes et à prendre en main notre santé ? Qu'a-t-on à y gagner ? Par où démarrer ? Ce livre a comme seule ambition de vous accompagner dans cette belle aventure, en explorant les moyens de préserver votre capital santé. Il est essentiel d'ajouter des années à la vie mais surtout de la belle vie aux années. Ensemble, refusons de tomber malades !

L'ignorance : « Avant, on ne savait pas. »

« Ignorance est mère de tous les maux. »
François Rabelais

« Avant on ne savait pas. » C'est toujours ce que l'on entend quand on travaille sur la prévention. Que cela soit sur les infections – avant, on ne connaissait pas les germes –, sur l'alimentation – trop grasse et trop sucrée –, la sédentarité, le tabac ou l'alcool, avant on ne savait pas que c'était mauvais pour la santé. C'est comme avec le réchauffement climatique. Dès 2002, Jacques Chirac affirmait : « Notre maison brûle et nous regardons ailleurs. » Et vingt ans plus tard, en 2023, le sixième rapport du Giec[1] parle d'urgence pour changer nos comportements et beaucoup disent encore : « On ne sait pas vraiment. » En réalité, c'est juste quand on refuse de voir notre part de responsabilité.

L'ignorance a toujours fait le lit de la mortalité. « Moins on sait et plus on meurt jeune » reste vrai, encore aujourd'hui. Ne pas savoir ou ne pas vouloir voir, là est encore trop souvent la question.

À l'origine des infections, il y a des microbes, soit des bactéries, soit des virus, soit des parasites. Mais avant 1750, on ne savait pas, on ne connaissait pas les microbes. On mourait très jeune, entre 25 et 35 ans. La mortalité infantile était un fléau. Arriver à l'âge adulte était presque un exploit. À l'époque, on parlait de « miasmes », ces souillures, ces émanations dont on disait qu'elles venaient des maladies contagieuses. Vers 1650, Molière, avec beaucoup d'humour, dénonce dans ses pièces de théâtre la suffisance des médecins souvent réfractaires au progrès. Ils cachent leur ignorance par des théories fumeuses, comme celle des humeurs, enrobées dans une langue étrange aux consonances latines et volontairement incompréhensibles. Il faut purger le corps de ses humeurs excessives, disaient-ils : « *Clysterium donare, postea saignare, ensuita purgare, resaignare, repurgare et reclysterisare.* » Que ce soit dans *Le Malade imaginaire* ou *Le Médecin malgré lui*, le dramaturge présente le praticien comme un être cupide et peu utile pour ses patients. À l'image de Sganarelle, le charlatan qui se félicite dans *Le Médecin malgré lui* des avantages d'une profession dont les victimes ne sont plus en mesure de se plaindre.

De 1750 jusqu'en 1950, l'espérance de vie a formidablement progressé, en particulier chez les enfants hormis durant les périodes de guerre, grâce à l'accès à une meilleure alimentation, à la connaissance sur les infections et à la mise en place d'une santé publique. Elle est alors passée de 35 ans à 65 ans. Grâce au siècle des Lumières, la science a été valorisée et, avec la Révolution française, de nouvelles idées politiques en matière de santé ont vu le jour. En 1796, Edward Jenner, un médecin anglais, réalise le premier vaccin contre la variole. Puis ce furent les grands mouvements politiques et sanitaires qui sont nés d'abord en Angleterre avec Edwin Chadwick, qui n'est pas médecin mais avocat et parlementaire. Il a mis en place, en 1832, la première loi sur la pauvreté et la santé, avec des motivations purement économiques, car il avait compris qu'une population en mauvaise santé était moins performante. Il a alors « nettoyé » le Royaume-Uni avec des travaux d'assainissement des canalisations, la mise à disposition d'eau potable, ce qui conduisit à la disparition du choléra.

À la fin du XIXe siècle, ce sont de nouveau les scientifiques qui élaborent la théorie des germes, menés par le chimiste Louis Pasteur en France. Il a compris, avec l'outil technologique de l'époque qu'était le microscope, que les infections étaient dues à des micro-organismes, non visibles à l'œil nu. Il inventa la microbiologie et réalisa le premier vaccin contre la rage. Il est aussi l'inventeur de la pasteurisation qui tue les germes par débactérisation. C'est un procédé de conservation des aliments par chauffage à une température comprise entre 70 et 100 °C, pendant une durée définie, suivi d'un refroidissement rapide. Il dépose le brevet de la pasteurisation en 1865. Ce procédé est encore utilisé parfois pour conserver le lait dit « pasteurisé ».

Lait cru, pasteurisé ou UHT

Le lait cru est celui qui sort du pis de la vache à 38 °C, il est ensuite refroidi à 4 °C et se conserve uniquement soixante-douze heures environ. Le lait pasteurisé est chauffé à plus de 75 °C pendant plus de quinze secondes, puis il est refroidi. Ce lait conserve son goût originel tout en étant débarrassé des germes pathogènes. Il se conserve sept jours au réfrigérateur et doit être bu dans les quarante-huit heures quand il est ouvert. Enfin, le lait UHT (ultra haute température), procédé le plus courant aujourd'hui, est chauffé à 135 °C puis refroidi rapidement. Il se conserve alors trois à quatre mois à température ambiante fraîche.

Peu de temps après, en Allemagne, le médecin Robert Koch découvre la bactérie de la tuberculose ainsi que l'agent du choléra. On lui doit l'édification de la bactériologie des maladies contagieuses. Enfin, en Angleterre, en 1869, le chirurgien Lister inventa l'antisepsie. Il découvrit que l'apparition de pus dans une plaie n'est pas un facteur de cicatrisation, comme on le croyait alors, mais au contraire une preuve de la mortification des tissus conduisant à la gangrène. Il décide d'identifier ce qui peut détruire ces organismes minuscules découverts par Pasteur. Pour les tuer, Lister vaporise du phénol selon un dosage précis, découvert en 1834 par Runge, inventant ainsi le premier antiseptique. Il nettoie alors les instruments médicaux, les blouses et les blessures avec cette solution, et parvient ainsi à réduire le taux de mortalité opératoire de 60 % à 20 %. Les phénols, qui sont des alcools aromatiques produits par les végétaux, ont été très utilisés à la fin du XXe siècle, par la chimie industrielle dans les plastifiants, les adhésifs, les résines, et les dissolvants. Le fait de les retrouver en très grand nombre et à forte dose dans des produits d'usage courant (comme le bisphénol A ou BPA dans la fabrication des biberons en plastique) a révélé leur toxicité, car ce sont aussi des perturbateurs endocriniens. Depuis septembre 2018, le BPA est d'ailleurs interdit dans les biberons en plastique et les emballages contenant des aliments pour bébés et pour enfants de moins de 3 ans. L'utilisation du BPA est interdite aussi dans les reçus en papier thermique depuis janvier 2020. Comme quoi, tout est souvent une question de dosage !

Mais avant Lister et Pasteur, c'est à un jeune médecin hongrois, Ignace Semmelweis (1818-1865), que l'on doit cette première grande révolution de l'hygiène. À la fin de ses études de médecine à Vienne, le fait que près de 20 % des femmes qui venaient accoucher à l'hôpital mouraient d'une fièvre inexpliquée l'interpelle. Il découvre alors que ce sont les médecins qui, passant des salles de dissection aux salles d'opération, apportaient les germes à l'origine de cette fièvre. Fort de cette découverte, il préconise simplement le lavage et la désinfection des mains avant tout contact avec des patientes, ce qui fait chuter drastiquement la mortalité. Malheureusement, en tant que médecin étranger, accusé de donner des leçons à ses confrères et de pointer leurs responsabilités, il fut rejeté par ses pairs. Cet état d'esprit fit perdre un temps précieux à la communauté médicale et sa découverte capitale mettra des années à entrer dans les mœurs. Malgré les nombreuses preuves scientifiques qu'il apporta pour étayer sa découverte, rien ne fit le poids face à sa jeunesse et à la xénophobie ambiante. Il fut pourtant le premier à préconiser le lavage des mains, permettant de prévenir la propagation des microbes.

Toutes ces découvertes ont conduit, pour éviter les épidémies, à la mise en place de l'hygiénisme et des premiers cordons sanitaires par Adrien Proust, père de l'hygiénisme en France et père aussi de Marcel, le grand écrivain.

En 1928, le Dr Alexander Flemming découvre à Londres, au retour de ses vacances, complètement par hasard, dans ses boîtes de Petri, où il faisait pousser des cultures de staphylocoques, des moisissures d'un blanc verdâtre. Il constate que cette moisissure est une contamination par un champignon microscopique, le *Penicillium*, et que celui-ci empêche la propagation de son staphylocoque. Il vient de découvrir, avec la pénicilline, le premier antibactérien. L'utilisation des moisissures pour traiter des infections était déjà connue dans l'Antiquité. Néanmoins, jusqu'ici on ne pouvait alors ni distinguer, ni isoler, ni produire la substance active.

En dépit de cette découverte, il faudra attendre des dizaines d'années pour que la pénicilline soit exploitée sous forme médicamenteuse. Deux équipes scientifiques ont contribué à son utilisation, l'une est française et l'autre anglaise. Le Dr Bovet de l'Institut Pasteur, remarqua dans les années 1930 que le prontosil, un colorant, a des propriétés antiseptiques, appelées sulfanilamides. Si la molécule est toujours utilisée aujourd'hui, son usage d'alors était restreint, raison pour laquelle l'équipe menée par Howard Florey et Ernst Chain s'est, en 1940, de nouveau penchée sur le *Penicillium notatum* obtenu par Flemming. Elle parvient à stabiliser la molécule et créa ainsi le premier antibiotique. Il sera très utilisé lors de la Seconde Guerre mondiale dans les soins prodigués aux soldats. Une nouvelle ère s'ouvre alors pour le médicament et l'aventure des antibiotiques démarre.

À partir de 1950 et jusqu'en 2010, l'espérance de vie progresse encore de 65 ans à 85 ans, grâce aux innovations de la médecine individuelle, de la pharmacie et à la découverte des traitements des maladies chroniques, tels les maladies cardiovasculaires et les cancers. Les médecins ont appris à traiter les infarctus du myocarde et les accidents vasculaires cérébraux, pour en empêcher de nombreux ou en améliorer le pronostic. Pour vaincre une majorité de cancers, le corps médical a développé des stratégies thérapeutiques avec plusieurs approches qui allient chirurgie, chimiothérapie, radiothérapie, curiethérapie et immunothérapie.

Le médicament est alors roi, tout le monde veut guérir avec une pilule. J'ai participé au lancement, en France, de produits révolutionnaires qui ont réellement transformé la vie d'innombrables patients, tels l'oméprazole, le premier inhibiteur de la pompe à protons, devenu l'antiulcéreux de référence qui a sauvé de nombreux patients, et les statines, qui ont permis de réduire de 50 % les maladies cardiovasculaires. Ou encore les anticorps anti-VEGF[2], qui sont de puissants anticancéreux permettant aussi de traiter les maladies de la dégénérescence oculaire, comme la DMLA[3].

J'ai eu la chance d'interviewer le découvreur de l'oméprazole, en Suède, en 1989 et de travailler en 2004 avec le codécouvreur de l'anti-VEGF. J'ai été fascinée par leur curiosité, par leur humilité, par leur amour de la science mais aussi par leur humour. Très modestement, à leurs côtés, j'avais œuvré à la mise en application de leur découverte et à l'information du corps médical. J'avais l'impression de participer à l'écriture d'une page de l'histoire des sciences et d'être au cœur du progrès pour les patients. Par la suite, j'ai contribué à lancer des antidouleurs, des antihypertenseurs, des antibiotiques et même le fameux Viagra qui améliore la santé sexuelle.

Nombreux sont ceux qui pensaient alors que nous pourrions tout guérir et continuer la progression infinie de notre espérance de vie. Mais rien de moins sûr aujourd'hui. Depuis 2010, dans certains pays, la courbe s'aplatit, l'espérance de vie stagne ou décroît, en raison des maladies dues à la croissance économique – la pollution, la malbouffe et l'obésité en particulier – et des infections nouvelles qui apparaissent régulièrement.

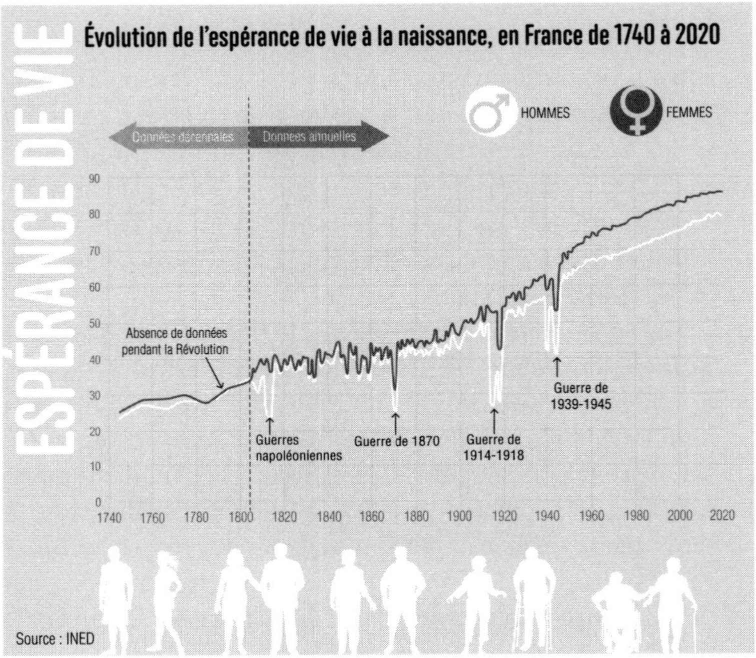

La durée de vie moyenne a plus que triplé en France en deux siècles et demi, passant de 25 ans en 1740 à plus de 80 ans aujourd'hui[4]. En 2023, l'espérance de vie à la naissance est de 85,7 ans pour les femmes et de 80,0 ans pour les hommes. Je voudrais insister dans les deux tableaux suivants, sur l'espérance de vie en bonne santé. Que cela soit chez les femmes ou chez les hommes, elle correspond à moins de la moitié de notre espérance de vie après 65 ans. Cela veut simplement dire que nous allons vieillir, oui, mais souvent en mauvaise santé !

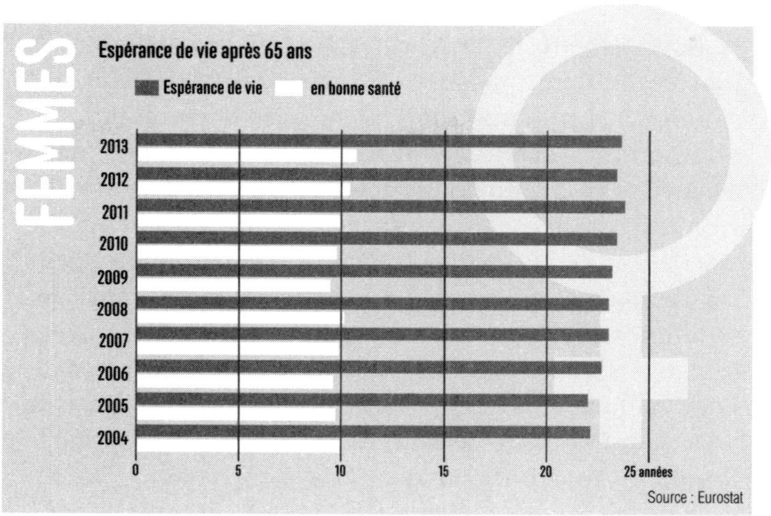

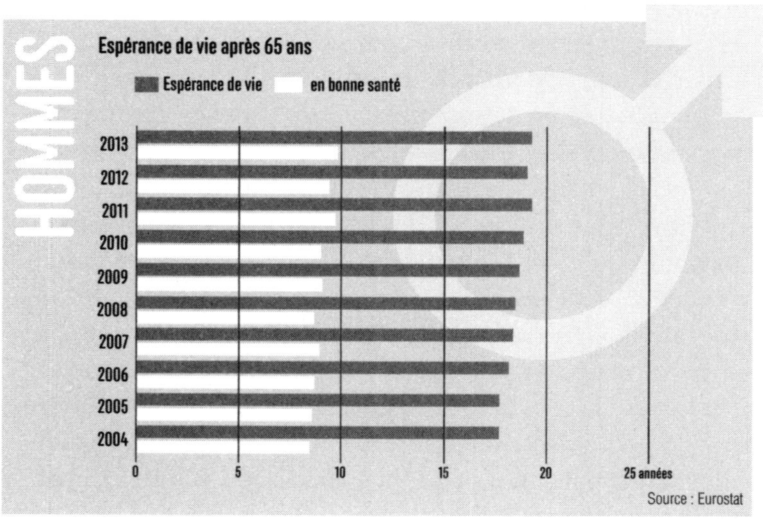

L'histoire de l'homme est ainsi jalonnée de maladies épidémiques. En plus de la peste et du choléra, s'ajoutent la variole, le typhus, la fièvre jaune, la grippe espagnole de 1918 et, plus près de nous, le virus Zika, la fièvre Ebola, le Sras, sans oublier le VIH[5]/sida[6] et plus récemment encore le Covid-19. Il faut savoir que si, depuis le milieu du xxe siècle, avec la révolution des antibiotiques et la découverte de la pénicilline, nous avons des médicaments efficaces contre les bactéries, il n'en existe pas contre les virus ! Nous n'avons toujours pas de traitement contre la grippe. Raison pour laquelle les campagnes de vaccination se succèdent depuis des décennies, car elles sont notre seul rempart. Ainsi que le lavage des mains, une mesure aussi simple qu'efficace. Pour mémoire, la grippe espagnole a causé la mort de 20 à 40 millions de personnes en 1918, bien plus que la Première Guerre mondiale.

Dans les années 1980, le sida a été la première maladie virale très médiatisée. À ce jour, aucun traitement n'a permis de l'éradiquer mais l'administration d'antirétroviraux permet de stopper sa progression. Le virus a causé la mort de plus de 42 millions de personnes dans le monde depuis son identification. Comme chaque fois sur ces nouvelles maladies, de fausses informations circulent. Ne disait-on pas, il y a quarante ans, sans aucun support scientifique, qu'il se transmettait par le simple baiser et qu'il était une punition divine contre les homosexuels ? Pourtant, rapidement la médecine a démontré que le virus pouvait toucher tout le monde, car il se transmettait par voie sanguine et sexuelle, y compris les fœtus via leur mère. Rappelez-vous le baiser télévisé que la princesse Diana donna à un homosexuel, malade du sida. Il a fait plus que tous les discours scientifiques pour éviter leur ostracisation.

Au début du xxie siècle, ce qui change, c'est que les épidémies, souvent localisées jusqu'ici, se mondialisent à grande vitesse. On les appelle alors des pandémies. Les virus ne connaissent pas les frontières et la capacité que nous avions à mettre les malades en quarantaine, pour en éviter la propagation, est beaucoup plus difficile à réaliser à grande échelle. Le nombre de décès comme l'indique le tableau ci-dessous passe de la centaine au million selon le virus concerné.

GRIPPE

Les pandémies de grippe des temps modernes

Année	Dénomination	Localisation	Nombre de décès
1918-1920	Grippe espagnole	France, États-unis	20 à 40 millions
1957	Grippe asiatique	Chine	2 millions
1968	Grippe de Hong Kong	Chine	4 millions
1977	Grippe russe A (H1N1)	-	Chiffre inconnu
1997 puis 2003 et 2018	Grippe aviaire (H5N1)	Hong Kong et Chine	400
2002	Syndrome respiratoire aigu sévère (SRAS)	Chine	440
2009-2010	Virus A (H1N1)	Mexique	18 500 confirmés

Sources : World Health Organisation (WHO) 2009-2010 ; Paulès C. *et al.*, "Influenza", *The Lancet*, 390, 2017.

Fin 2019, dans la ville de Wuhan, en Chine, est apparue une nouvelle maladie infectieuse à coronavirus, le Sars-CoV-2, ensuite dénommé Covid-19. Il a été dit que le virus était passé de la chauve-souris à l'homme, peut-être par l'entremise d'un hôte intermédiaire qui pourrait être un autre animal, le pangolin. L'OMS et la Chine ont tardé à reconnaître la réalité épidémique et à y réagir. C'est un jeune médecin hospitalier chinois de 34 ans, Li Wen Liang, qui a donné l'alerte sur cette maladie extrêmement contagieuse, fin décembre. Il sera arrêté par les autorités chinoises qui veulent le faire taire. Il mourra du Covid-19 en février, comme de nombreux médecins et personnels soignants à ce moment-là. Et l'OMS attendra le 11 mars 2020 pour qualifier cette épidémie de pandémie, c'est-à-dire touchant une large zone géographique internationale. Durant ces deux mois de retard, le virus, inconnu jusqu'alors, s'est propagé et a conduit le 17 mars 2020 au premier confinement mondial de la moitié de la planète, avec interdiction quasi totale de déplacement.

Le 16 mars 2020 au soir, le président de la République française annonce à la télévision que la France est en guerre contre le Covid-19. Après une campagne sanitaire de recommandation des « gestes barrières » hygiéniques et de distanciation physique, nous avons connu trois confinements successifs en France (du 17 mars au 10 mai, puis du 30 octobre au 14 décembre 2020 et enfin du 3 avril au 2 mai 2021), soit cent vingt-huit jours. Au XXIe siècle, nous avons dû nous protéger de ce virus, avec les mêmes armes qu'au Moyen Âge, par le confinement, la distanciation et le lavage des mains !

Au début de la pandémie, nous savions peu de chose. On ignorait la vitesse de propagation du virus, ce que l'on appelle la contagiosité, sa durée et son taux de mortalité. Au départ, le plus difficile est justement de dire que l'on ne sait pas. Face aux informations parfois incohérentes, les dirigeants politiques ont choisi, pour rassurer la population, de s'appuyer sur un conseil scientifique, sur la transparence des chiffres, les gestes barrières et le « quoi qu'il en coûte » pour protéger à la fois les individus et les entreprises. La mort est réapparue dans nos vies avec le comptage quotidien du nombre de décès, affiché chaque soir à la télévision, par Santé publique France[7].

Nous avons tous craint la mort, la maladie, pour nos proches déjà malades et âgés. Alors chacun a cherché légitimement à se protéger et à protéger sa famille au mieux. Les plateaux de télévision et les réseaux sociaux sont devenus les principales sources d'information et de désinformation. De nombreux intervenants et même des médecins ont pris des positions parfois étranges et sans fondement scientifique sur des vidéos devenues virales. C'est ainsi qu'ont pu fleurir les théories complotistes, les plus fantaisistes et délirantes culminant avec les antivaccins ou antivax. Résultat : le monde scientifique a perdu en crédibilité. La gravité du Covid-19 a été très souvent sous-estimée au début de sa propagation. Qualifiée souvent de « grippette », lors de sa détection, cette maladie peut en réalité entraîner des complications beaucoup plus durables, graves (sur les poumons et de nombreux autres organes) et plus fréquentes que la grippe saisonnière. Elle serait dix fois plus mortelle que la grippe. C'est un virus malin, qui mute sans cesse, multipliant les nouveaux variants.

Les soignants en première ligne, eux aussi, ont été surpris par cette terrible maladie qui, comme une peste, tuait vite et au départ par insuffisance respiratoire. Ils manquaient de tout, de lits de réanimation, de respirateurs et de connaissances pour faire face. Cependant, ils se sont rapidement adaptés et ont donné le meilleur d'eux-mêmes, au prix souvent de leur vie ou de leur propre santé avec de nombreux épuisements professionnels. Reste que tous mes amis médecins, dans l'est de la France, qui a été la zone la plus touchée, et qui se sont battus lors de cette période extrêmement difficile, m'ont dit aussi que cela a été un moment formidable, où les soignants avaient retrouvé de l'autonomie, de la capacité à agir, sans supervision de l'administration. Ils se sont mobilisés pour inventer de nouvelles techniques, pour soulager et sauver leurs patients. Chaque petite innovation était saluée, encouragée et diffusée. Un engouement général a porté leur combat contre cette maladie pernicieuse, avec les applaudissements à 20 heures tous les soirs durant ces semaines éprouvantes. En parallèle, nous nous sommes collectivement adaptés avec la mise en place du télétravail notamment et de nouvelles habitudes de vie. Nous avons formidablement progressé avec les outils digitaux permettant de travailler et garder le lien avec autrui, mais cette distanciation forcée a aussi multiplié les pathologies touchant à la santé mentale (solitude, anxiété, dépression...) en particulier chez les jeunes. Pour certains, le confinement avait des allures de vacances quand pour d'autres il ressemblait à un cauchemar. La pandémie aura permis à tous de questionner son lien au travail et d'interroger ses priorités sur le plan tant professionnel que personnel. Enfin, la communauté scientifique a dû affronter nombre de fausses informations et autres théories douteuses, mais elle a surtout pu se mobiliser dans son ensemble, et travailler de concert en vitesse accélérée grâce à Internet et à la digitalisation massive des données et échanges. La capacité de la communauté scientifique à se mobiliser dans les laboratoires a été extraordinaire, pour concevoir, fabriquer et produire un vaccin en un temps record. Là où il fallait dix ans pour aboutir, moins d'un an aura été nécessaire. Des moyens fabuleux ont été concentrés sur cette recherche et une nouvelle espèce de vaccin est même née lors de cette pandémie, ce qui a permis de la stopper.

D'une alimentation artisanale à une alimentation industrielle

Si la découverte de l'hygiène a permis aux hommes de survivre entre autres aux épidémies, l'alimentation est l'autre pan essentiel à la survie de l'espèce. Les famines ont jalonné l'histoire de l'humanité avec les révoltes des peuples affamés, et le fait de pouvoir se nourrir de façon régulière a été un véritable progrès qui a contribué à l'évolution collective de l'espérance de vie lors des XIXe et XXe siècles. Dès ses origines, l'humanité a ressenti la nécessité de conserver les aliments pour assurer sa subsistance : stocker la nourriture en période d'abondance pour faire face à la disette et à la famine des périodes moins fastes (fin d'hiver, année à faible rendement...). L'histoire de l'alimentation est étroitement liée à l'évolution des procédés de conservation. Déshydratation pour le séchage, fumage, congélation, salaison par un agent conservateur (sel, alcool, vinaigre, graisse, sucre...) et fermentation (alcool, choucroute, fromage, yaourt) ont une efficacité partielle et souvent limitée en quantité. Raison pour laquelle ils ont été longtemps des processus artisanaux.

En 1810, Nicolas Appert a inventé le principe à l'origine des conserves. Il avait compris qu'en chauffant des aliments à plus de 115 °C, puis en les mettant dans des pots en verre, étanches de façon hermétique et stérile, il éliminait l'oxygène et les micro-organismes. Ce qui permettait de conserver les aliments récoltés en été tout au long de l'hiver. Les boîtes de conserve d'aujourd'hui sont les descendantes de cette « appertisation » en conservant fort bien les propriétés nutritionnelles des aliments.

Nous avons tous ou presque eu de la famille vivant à la campagne. Il est souvent question des habitudes de nos aînés qui semblent d'un autre temps pour les jeunes générations. Mes parents et leurs amis réalisaient eux-mêmes leurs conserves de fruits et légumes pour pouvoir les consommer tout l'hiver. Je me souviens d'avoir participé dans la grande cuisine à cette activité familiale et amicale de la fin de l'été, où tout le monde s'y mettait pour équeuter les haricots, écosser les petits pois, nettoyer les champignons puis couper les pêches, les abricots, les mirabelles et les mettre en bocaux avant le passage obligatoire dans le grand stérilisateur en métal. Nous pouvions les ranger et les classer par catégories dans la cave. Quelle fierté, car nous avions de quoi nourrir toute la famille ! J'avais alors l'impression de pouvoir tenir un siège. Mais gare à la stérilisation ! Si elle n'était pas bien réalisée, elle pouvait être pourvoyeuse du botulisme, une maladie qui peut être mortelle à cause d'une bactérie appelée *Clostridium botulinum* ou toxine botulique.

Les boîtes de conserve, une véritable alternative aux produits frais

Les conserves de nos grands-mères ont été remplacées, petit à petit, par les boîtes de conserve de l'industrie. Elles ont mauvaise presse et pourtant, elles sont bonnes pour la santé et économiques à condition de prendre des légumes et fruits non cuisinés. Bonnes pour la santé, car elles conservent les valeurs nutritionnelles puisqu'elles sont mises en boîte tout de suite après la récolte, alors que de nombreux légumes et fruits de nos supermarchés ont tellement traîné dans des entrepôts qu'il ne leur reste plus beaucoup de vitamines. De plus, les aliments ne sont plus en contact avec le fer depuis longtemps, puisqu'une fine pellicule, à l'intérieur de la boîte, les protège du contact avec le fer. N'hésitez pas à en consommer, elles offrent des fruits et des légumes en toutes saisons et à un coût très raisonnable.

Après la Seconde Guerre mondiale, avec la mécanisation de l'agriculture et surtout depuis les Trente Glorieuses (1945-1973), la population française a eu accès à une alimentation plus riche, plus variée, plus saine grâce à une industrie agroalimentaire moderne et hygiéniste. Chacun a pu manger à sa faim. À l'époque, il était même de bon ton de montrer un certain embonpoint, qui était le signe de la réussite sociale et financière, les personnes maigres étant souvent assimilées à des personnes pauvres.

Dans les années 1960, les premiers supermarchés font leur apparition. C'est un boom économique extraordinaire rendant l'alimentation accessible au plus grand nombre, à des prix raisonnables. C'est une période de plein-emploi, la société de consommation explose et les salaires permettent de plus en plus à chacun de se loger et de nourrir correctement sa famille. Les femmes se mettent à travailler, une avancée majeure qui les éloigne des cuisines, entraînant un changement des mentalités et des habitudes. Les cantines d'entreprise se développent et les déjeuners sur le pouce également. La restauration rapide prend racine avec l'implantation du premier fast-food en France en 1972.

Progressivement, les aliments industriels se transforment et deviennent plus gras, plus salés et plus sucrés. Il n'y a encore pas si longtemps, même les scientifiques ne connaissaient pas les méfaits de la consommation excessive de viande rouge en raison de sa forte teneur en mauvais gras, les acides gras saturés. Leur rôle dans le développement du cancer colorectal, de maladies cardiovasculaires ou encore du diabète de type 2 n'était pas démontré. On ignorait alors les conséquences que cela allait avoir sur notre santé. Désormais, nous savons que troquer notre traditionnel steak frites contre des sardines riches en oméga-3 est le bon geste santé. Cependant, les menus des restaurants, notamment ceux des fast-foods sont devenus toujours plus gras et plus gros, on les appelle même « XXL ». Le constat est sans appel : nous mangeons trop, nous sommes plus sédentaires, nous ne savons plus vraiment ce que nous ingérons et nous prenons collectivement du poids. En France, en 2020, les hommes sont plus souvent en surpoids que les femmes (36,9 % contre 23,9 %), mais c'est l'inverse pour l'obésité : 17,4 % d'obèses chez les femmes contre 16,7 % chez les hommes[8]. Les derniers chiffres montrent que 48,8 % des Français sont atteints d'obésité[9], un taux en constante augmentation, soit près de 1 adulte sur 2.

Des écrans qui cachent une forêt de maladies

Dans ce même temps, alors que nous mangeons plus, les écrans prennent une place démesurée dans nos vies et nous ne bougeons plus assez. Tous les ingrédients sont réunis pour que se développe une maladie au départ silencieuse : l'obésité.

En 2022, 95 % de la population des 15-24 ans possèdent un téléphone mobile, 87 % possèdent un smartphone et nous passons en moyenne 4,6 heures par jour devant des écrans[10]. Santé publique France, en avril 2023[11], confirme que le temps passé par les enfants sur les écrans augmente : cinquante-six minutes par jour en moyenne pour un enfant de 2 ans ; plus d'une heure et demie à 5 ans ; six à sept heures par jour en dehors des jours de classe pour les adolescents. Alors que le temps maximal recommandé est de deux heures et que l'excès des écrans entraîne des troubles de la vision (notamment la myopie), nuit au sommeil, perturbe le développement du cerveau chez les tout-petits, expose les jeunes adolescents à des contenus pornographiques et développe l'anxiété et la dépression chez eux.

Une autre des évolutions majeures est que les enfants ne regardent plus la télévision ni en famille ni entre amis, mais plutôt des vidéos chacun sur sa plateforme de streaming ou son réseau social. Cela individualise les activités et leur permet de visionner des contenus pornographiques ou violents, auxquels ils ne devraient absolument pas avoir accès. De plus, les circuits de la récompense sur les réseaux sociaux, qui sont activés par la dopamine, à chaque signal positif reçu par ses amis ou sa communauté, créent une envie de toujours plus de « pouce en l'air ». Tout est fait, par les géants du numérique, pour que cela devienne une véritable addiction. Nous passons, enfants comme adultes, des heures à scroller, ce qui permet aux Gafam, l'acronyme donné aux géants du Net, d'engranger nos données personnelles, qui sont pour eux des sources de revenus.

La technologie est donc devenue une addiction. Nous l'avons tous développée face aux écrans qui ont envahi notre univers professionnel autant que personnel. Et le danger pour nos enfants est plus important que nous ne le pensions.

Un rapport d'experts commandé par le gouvernement[12] préconise, en date du 30 avril 2024, d'interdire l'usage des écrans aux enfants de moins de 3 ans et des téléphones portables aux moins de 11 ans, en limitant strictement l'accès à Internet jusqu'à 13 ans, et en particulier aux réseaux sociaux les années suivantes pour les adolescents, afin de limiter le cyberharcèlement par exemple. Le rapport alerte sur la « réalité de l'hyperconnexion subie des enfants » et les « conséquences pour leur santé, leur développement, leur avenir », mais aussi pour l'avenir de « notre société, notre civilisation » en soulignant que c'est la jeunesse qui fait la nation. La lune de miel entre les jeunes et les ordinateurs semble terminée. Ce même rapport voudrait aussi voir interdire les ordinateurs et téléviseurs dans les crèches et les classes maternelles et propose de ne pas avoir d'écran personnel à l'école primaire, c'est-à-dire du CP au CM2. De nombreuses écoles, en particulier en Suède, reviennent à une méthode plus classique par l'écriture, qui forme non seulement la main mais surtout les apprentissages par le cerveau. C'est à vous parents de vous saisir de ce rapport pour remettre du bon sens dans la gestion des écrans.

L'avant-garde australienne

Le Parlement australien a approuvé le jeudi 28 novembre 2024[13] une législation qui proscrit l'accès aux plateformes comme X, TikTok, Instagram ou Facebook pour les jeunes de moins de 16 ans. En théorie, il s'agit d'une des mesures les plus strictes au monde. En cas de non-respect de cette interdiction, des amendes pouvant aller jusqu'à 50 millions de dollars australiens (30 millions d'euros environ) s'appliqueront aux plateformes. Le Premier ministre de centre gauche, Anthony Albanese a qualifié les réseaux sociaux de « plateformes favorisant la pression sociale et l'anxiété », de « canaux pour les escrocs et d'outils pour les prédateurs en ligne ». Avec cette mesure, il souhaite voir les adolescents australiens choisir les terrains de sport plutôt que leur téléphone. En France, une loi du 7 juillet 2023 instaure la majorité numérique à 15 ans, obligeant les utilisateurs et les plateformes à demander l'autorisation et à apporter la preuve pour s'inscrire.

Essayer de faire bouger de son canapé un adolescent, c'est difficile. J'ai toujours poussé mes deux fils à pratiquer un sport, en particulier collectif, pour qu'ils se dépensent en s'amusant. Le rugby a été un formidable catalyseur de performance sportive, de transmission de valeurs et de relations amicales. Cela leur a donné le goût de l'effort et la joie de gagner ou simplement de participer. Mon aîné a eu son premier téléphone portable en classe de cinquième après ses 12 ans uniquement, parce qu'il avait voulu être interne et que nous voulions garder un lien avec lui. Pour mon cadet, j'ai résisté non sans mal jusqu'en classe de seconde. Ce fut difficile car à chaque rentrée, depuis la classe de sixième, il me répétait qu'il était le seul à ne pas avoir de portable. J'avais beau lui expliquer que cela n'était bon ni pour sa santé mentale ni pour sa santé physique, il me disait que cela le marginalisait et donc nuisait à sa bonne santé amicale !

Durant leur scolarité, il est important pour les collégiens et lycéens de se valoriser sur les réseaux sociaux. Ils sont tous rapidement devenus des professionnels du selfie et de la mise en valeur de soi, alors qu'en même temps ils manquent souvent d'estime d'eux-mêmes. Avant l'arrivée de la 4G et de la 5G, pendant les périodes de vacances, nombre de parents étaient confrontés à un problème de taille, celui de l'accessibilité. Je me souviens que pour mon plus jeune fils le Wi-Fi était plus important que l'oxygène ! Et pourtant, passer trois jours sous une tente dans un pays africain lui a fait redécouvrir qu'il était possible de vivre... sans son téléphone. Il faut dire que même nous, les adultes, ne sommes pas exemplaires. Mes activités professionnelles, parfois sans limites, font que j'ai été longtemps hyperconnectée, devenue addict à mon smartphone. La première chose que je faisais le matin était de mettre mes lunettes et de le regarder. Au-delà de la prise de conscience, il faut une véritable volonté pour laisser son appareil à l'extérieur de la chambre et pour se défaire d'une addiction, quelle qu'elle soit.

Le tabac, un tueur puissant et largement sponsorisé

Avant d'être obnubilés par nos écrans, nous avons donné dans un autre type d'addiction, légale mais terriblement nocive : le tabac. C'est fou, quand on regarde les films des années 1960, de voir à quel point les acteurs fumaient tous et comme l'alcool coulait à flots. Ils n'étaient que le reflet de la société. Chacun rêvait de la vie à l'américaine et éprouvait la liberté vantée par le cow-boy des publicités du cigarettier Marlboro. La cigarette et le geste associé vous donnaient même une certaine contenance en société, d'autant que la marque que vous fumiez servait de marqueur social : les Gauloises pour les prolétaires et les Dunhill pour les cadres aisés.

Pourtant dès les années 1980, le milieu scientifique alertait sur les méfaits du tabac, en tout cas de l'excès de tabac. Mais les lobbies très puissants des vendeurs de cigarettes ont tout fait, pendant des années, pour discréditer les études scientifiques qui régulièrement publiaient les effets toxiques pour la santé et maintenir le grand public dans une ignorance orchestrée. Les quelques campagnes antitabac ne pesaient pas lourd face aux spots publicitaires des cigarettiers, jusqu'à la loi Évin, qui a été conçue au départ pour protéger les non-fumeurs. Une petite cigarette de temps en temps cela n'est pas grave, mais tout le problème est le pouvoir addictogène des substances contenues dans la cigarette, comme la nicotine par exemple et celui cancérogène des autres composants. Le risque de cancer, en particulier du poumon et de la gorge, augmente avec l'intensité de la consommation tabagique mais plus encore avec sa durée. Ce risque est important à partir d'un paquet par jour pendant vingt ans. Les chiffres sont aujourd'hui sans appel. En France, le cancer du poumon est le troisième cancer le plus fréquent et la première cause de décès par cancer. Plus de 50 000 nouveaux cas de cancer du poumon par an en France, dont plus de 33 000 morts. Il progresse fortement chez les femmes. Même si le taux de survie à cinq ans s'améliore, le pronostic reste mauvais[14]. Désormais, nous connaissons la dangerosité du produit, cependant, si le tabagisme diminue, il subsiste. Le pourcentage de fumeurs dans notre pays reste stable encore aujourd'hui, autour des 20 à 25 %. Ce sont principalement les jeunes qui sont les plus fragiles, le souci étant de ne pas commencer et de ne pas mettre le doigt dans l'engrenage rapide de la dépendance. Des campagnes de publicité comme « Jamais la première cigarette » sont relayées dans les écoles avec un message simple : mieux vaut ne jamais commencer à fumer.

Tabac et pilule, un cocktail explosif

Julie a 25 ans. De CDD en CDD, elle avance comme elle peut et sa santé est le cadet de ses soucis. Elle sent bien que dans les petits boulots qu'elle a enchaînés on lui fait remplir des rayons toute la journée, avec une cadence intense sans jamais lui faire vraiment confiance. Alors dans ce travail très physique, seules les pauses clope lui permettent de tenir. Elle fume depuis le lycée, elle mange les plats tout prêts qu'elle trouve dans le supermarché où elle travaille. Elle rentre fatiguée, après une heure et demie de transports en commun, dans un petit studio qu'elle occupe au fond d'un jardin, en banlieue. Durant tout son trajet elle est sur son téléphone portable, hyperconnectée aux réseaux sociaux, ou avec ses potes de lycée, mais elle ne les voit plus beaucoup. Ce soir, elle regardera une série sur Netflix. Elle n'a pas vraiment les moyens de s'offrir une sortie au ciné avec le Smic, son reste à vivre est de 300 € par mois, une fois payés le loyer, l'électricité, l'assurance, les transports, les cigarettes, l'alimentation, le téléphone et ses abonnements Spotify et Netflix. Cela ne fait pas lourd, 10 € par jour. Elle n'a pas de quoi déraper. Elle s'habille dans les foires aux vêtements et elle trouve cela plus écologique. Elle passe aux Restos du Cœur dans les périodes de creux. Cela fait sept ans que cela dure. Elle a quitté sa famille à 18 ans et n'a presque plus de contact avec elle. Heureusement, il y a Kevin, son petit copain qui travaille à l'usine. Ils se sont connus à la fin du lycée. Ils ne se voient que le week-end mais s'appellent souvent le soir. Ensemble ils rêvent de partir au bout du monde. Son seul contact avec des professionnels de la santé est le Planning familial, quand elle a besoin de sa pilule contraceptive. Le médecin lui a dit qu'il fallait absolument qu'elle arrête de fumer vu qu'elle prend la pilule. Elle a promis qu'elle allait le faire, mais n'a jamais réussi à arrêter. Elle en parle à Sandy, sa copine de toujours, qui galère aussi. Elles papotent pendant des heures dès qu'elles le peuvent, du poids qu'il faudrait qu'elles perdent et du coût de leurs cigarettes. Cela fait plusieurs jours que Julie est fatiguée, elle ne dort pas bien et a donc du mal à récupérer, elle a même de légers picotements dans la main et le bras gauche depuis hier. Ce soir, dans le métro, elle s'écroule sur le plancher. Ses voisins essaient de lui parler, elle ne répond plus. À la station suivante, un des voyageurs, déclenche le signal d'alarme et appelle les pompiers. Ce voyageur les attend avec elle. Quand ils arrivent vingt minutes plus tard, Julie est toujours inconsciente mais son pouls est encore là, ils l'emmènent au plus vite à l'hôpital. Arrivée là, l'infirmière a ouvert le sac de Julie, pour chercher ses papiers, elle y trouve une plaquette de pilules entamée et un paquet de cigarettes. Très vite le diagnostic tombe comme un couperet : accident vasculaire cérébral (AVC) à la suite d'une interaction entre la pilule et le tabac. Julie a été prise en charge à temps, elle retrouvera lentement la parole et la mobilité de ses membres, au bout d'un an. Elle savait, mais n'avait pas cru le médecin. Combien de jeunes femmes comme elle ai-je vu arriver à l'hôpital ? Je ne peux vous le dire. On pense que cela ne devrait jamais arriver. Mais cela arrive encore aujourd'hui. Le tabac est déjà un destructeur des artères, mais avec la prise de pilules contraceptives, son effet se potentialise et crée des thromboses vasculaires, ces bouchons dans les artères, à l'origine de ces AVC.

La loi Évin du 10 janvier 1991 a réglementé et interdit l'usage de la publicité pour l'alcool et le tabac. Depuis 1995, la loi relative à l'interdiction de fumer a été appliquée dans les lieux publics et les transports en commun puis dans les écoles et les entreprises. En 2008, cette loi a été étendue jusqu'aux lieux de convivialité (bars, restaurants...). Dans tous les lieux publics fermés ou accueillant des employés, il est interdit de fumer, sauf dans des espaces aménagés à cet effet. Enfin, depuis 2010, « Fumer tue », « Fumer nuit gravement à la santé » ou « Fumer provoque des maladies graves » sont inscrits en gros sur tous les paquets de cigarettes.

La hausse continue des prix du tabac a aussi fortement contribué à la diminution de la consommation. Pour preuve, ce rapide calcul. Si le paquet de cigarette coûte aujourd'hui, en moyenne, plus de 12 euros, cela représente 360 euros par mois (soit plus de 25 % du salaire minimum légal) et 4 320 euros par an. Sur dix ans, cela équivaut à plus de 40 000 euros. De quoi se payer de belles vacances ou un apport pour un appartement.

Durant de nombreuses années, en travaillant dans un centre anticancéreux, j'ai constaté les dégâts produits par le tabac sur la santé et la vie dégradée de mes patients. Cela n'était pas seulement des statistiques, ni des articles mais de vrais gens que je voyais mourir dans mon service, et le tabac revenait toujours dans l'historique de ces cancers de l'oropharynx et du poumon. Le doute n'était pas possible.

L'alcool, un patrimoine culturel à double tranchant

Pour l'alcool, l'histoire est un peu la même, mais là on touche en plus à un élément culturel très fort de notre pays. Le pays de la bonne chère et des bons vins. Soyons clairs, il n'est pas question de dire qu'il faut totalement supprimer le vin. Boire un bon vin entre amis de façon raisonnable est un véritable plaisir qu'il faut savoir préserver. Boire tout seul de façon importante et régulière de l'alcool est une maladie que l'on nomme alcoolisme. « Un verre ça va, trois verres bonjour les dégâts », comme l'énonçait une campagne de prévention en 1984, résume assez bien les limites que nous devons nous mettre. On pourrait même dire deux verres pour les femmes et zéro pour les femmes enceintes et pour les enfants de moins de 15 ans. Enfin, la formule « Boire ou conduire, il faut choisir », en 1977, mettait en garde contre les nombreux accidents de la route dus à l'alcool. Cependant, si les slogans restent en mémoire les mauvaises pratiques persistent. Selon la Sécurité routière, « chaque année en France, près de 30 % des accidents mortels sont dus à une prise excessive d'alcool[15] ». Pendant des années, on a inventé un truc formidable, le « french paradoxe », pour protéger les ventes de nos vins français. Il était dit que les vins de bonne qualité, plutôt rouges, avaient démontré un effet bénéfique pour la santé. Des publications scientifiques montraient que selon les cépages, les polyphénols contenus dans le vin rouge pouvaient améliorer la circulation sanguine et donc l'espérance de vie. Or ce n'est pas le vin qui est mauvais, mais l'excès d'alcool. Je pense qu'il y a un grand avenir pour les vins sans alcool… L'engouement récent pour ce type de produits pointe dans ce sens également.

Un des écueils majeurs est que les jeunes ont facilement accès à l'alcool et aux alcools forts. La loi interdisant la vente d'alcool aux mineurs est utile, mais elle ne couvre qu'une partie de la jeunesse. La vodka est depuis des années à la mode et chaque week-end les jeunes consomment dans un temps très court de grandes quantités d'alcool, avec pour unique objectif l'ivresse comme pour échapper au réel. Ce phénomène appelé *binje drinking*[16] vient du Royaume-Uni. Il entraîne perte de contrôle, comportements violents et impulsifs pour les autres mais également pour soi. Au-delà des accidents de la route ou de sport, la personne alcoolisée devient la victime idéale de rixes, de manipulations et de violences physiques, morales ou sexuelles. Des complications médicales graves peuvent survenir lors de ces intoxications aiguës : le coma éthylique en est la principale, pouvant aller jusqu'au décès, dans certains cas.

La jeune femme qui n'avait jamais bu d'eau

Quand j'étais encore externe dans un service de gastro-entérologie, j'ai rencontré une jeune femme atteinte d'une grave cirrhose du foie. Elle devait avoir 22 ou 23 ans. En la questionnant sur son environnement et son parcours de vie, je découvre qu'elle vient de Normandie et qu'elle consomme de l'alcool depuis son enfance. Quand je l'interroge sur sa fréquence de consommation, lui demandant si elle est occasionnelle ou régulière, elle me fait cette réponse : « J'en bois tous les jours. » Incrédule, je lui demande de confirmer, ce qu'elle fait et, abasourdie, je lui demande si elle boit de l'eau également. Elle me répond cette phrase que j'ai gardée en mémoire : « Non, cela ne se fait pas chez nous et même on met du calvados dans le biberon des enfants pour les calmer. » Nous étions au début des années 1980 et j'avais l'impression d'être revenue à la préhistoire. Comment pouvait-on encore laisser des enfants boire de l'alcool, tous les jours qui plus est ? Cette jeune femme est décédée dans les mois qui ont suivi, de sa maladie du foie, par méconnaissance des méfaits de l'excès d'alcool.

Les drogues illicites douces et dures

Au-delà de l'alcool et du tabac qui sont des drogues licites, les autres drogues sont devenues un véritable fléau pour notre pays et pour notre jeunesse en particulier. Les prix ont baissé car la fabrication se fait chimiquement et massivement dans des laboratoires parfois de fortune. La distribution s'est généralisée, les drogues se trouvent partout, de la sortie des lycées au pas de votre porte d'entrée avec la livraison à domicile via les réseaux sociaux. Sans oublier les boutiques de CBD qui ont maintenant pignon sur rue. Et les cas de culture à domicile de quelques plants de cannabis sont régulièrement mentionnés dans les journaux. Avec l'arrivée sur le marché du CBD sans THC, la question de la légalisation du cannabis dans l'Hexagone est revenue sur le devant de la scène sans toutefois être tranchée. Certaines voix prônent une consommation dite raisonnée quand d'autres alertent sur les possibles risques d'une consommation débridée. La plante de chanvre *(cannabis sativa)*, autrement appelée cannabis, est composée entre autres de cannabidiol (le fameux CBD). Elle contient également une centaine de substances chimiques physiologiquement actives appelées cannabinoïdes. La plus connue d'entre elles est le THC[17] qui procure des effets stupéfiants caractérisés par un risque de dépendance et des effets très nocifs pour la santé. Si le CBD est légal, le THC, lui, est illégal. Quand vous êtes un adulte, le cannabis peut être un choix récréatif ou même une thérapeutique prescrite en cas de douleurs intenses et qui, comme le tabac, entraîne des conséquences sur votre santé. Les méfaits du cannabis sur le cerveau des jeunes jusqu'à au moins 21 ans sont bien démontrés. Il est vraiment toxique sur tous leurs apprentissages. Il entrave leurs capacités à étudier, limitant ainsi leurs choix professionnels. En France, la conduite sous l'emprise du cannabis multiplie par 1,65 le risque d'être responsable d'un accident mortel et le cocktail drogues/alcool multiplie par 29 le risque d'avoir un accident mortel[18].

D'autres drogues ont fait leur apparition sous la forme de comprimés comme le MDMA[19], ou ecstasy, en 2013-2014. Leur principale propriété est de faciliter le contact avec un effet désinhibiteur (entactogènes). Il est particulièrement répandu dans le milieu festif, fréquemment associé au mouvement techno, aux rave-parties et à la musique électronique. En une seule prise, il peut y avoir des troubles de la personnalité importants avec des dépressions graves, psychoses, paranoïa, schizophrénie et, au long cours, la dépendance psychologique est très forte, avec irritabilité, anxiété, des amaigrissements et des insomnies avec cauchemars. Enfin, la 3 MMC[20], une drogue de synthèse, apparue en 2011, psychostimulant et entactogène aussi, qui se sniffe, fait des ravages chez les jeunes gens. C'est la « nouvelle cocaïne », vendue entre 10 et 30 euros le gramme contre 65 euros en moyenne. L'émergence de la soumission chimique et du chemsex, soit l'usage de substances psychoactives illicites lors de rapports sexuels en vue d'améliorer les performances est devenue une question de santé publique. Ces nouvelles drogues de synthèse connues depuis les années 2010 créent une dépendance puissante et rapide avec des effets dévastateurs sur la santé physique et psychique des consommateurs. Face aux incertitudes, à cette peur de la réalité, au sentiment de *« no future »* qu'ont toujours vécu les jeunes générations depuis quarante ans, s'ajoute la triple anxiété : politique, avec la guerre et les maladies qui se réveillent à nos portes ; écologique, avec le dérèglement climatique ; économique enfin, avec les difficultés à trouver un travail et à sortir du Smic. Parler des ravages de la drogue au plus tôt avec ses enfants, c'est-à-dire dès le cours moyen (CM1 ou CM2), est nécessaire.

L'enchaînement inexorable

Thibault a commencé à fumer du cannabis à son entrée au lycée. Il se posait les questions que se pose tout adolescent qui est en pleine mutation. Il voulait montrer qu'il était un homme et lors des soirées avec ses amis, il jouait avec l'alcool, en buvant des shots de vodka. Un soir, il est brutalement tombé après avoir bu huit verres de vodka l'estomac vide. Il a fait un coma éthylique. Ses amis ont appelé un parent médecin qui a heureusement rapidement fait le diagnostic et donné de l'eau sucrée à Thibault pour lui éviter de décéder. On peut mourir d'un coma éthylique, mais, à 16 ans, on ne le sait pas.

Cela n'a pas empêché Thibault de se lancer plus avant dans les paradis artificiels. Après le cannabis et l'alcool, poussé par un copain, il a essayé la cocaïne pour se stimuler et se désinhiber devant les filles. Facile à trouver aux abords du lycée ou sur Internet, tout son argent de poche y passait. Ses parents lui avaient offert son permis moto dès ses 16 ans et une petite 125 cm^3 pour se rendre au lycée. Un premier accident de moto, sans trop de gravité, a donné lieu à un prélèvement dans le camion des pompiers, lequel a révélé la présence de drogue dans son sang. Comme toujours, les parents n'avaient rien vu. Mais là, coup de tonnerre dans la famille : discussion, prise de rendez-vous avec un addictologue, et remontée de bretelles. Rien n'y fait. Lors du deuxième accident de moto, qui a failli lui coûter la vie, ses parents décident de la lui confisquer ou plutôt de ne pas la réparer. Ils essayent de nouveau de discuter avec leur fils pour comprendre les raisons de cette addiction, mais Thibault s'enferme. Il ne veut pas parler. Les parents désem-

parés proposent qu'il puisse échanger, s'il le souhaite, avec une psychologue. Pour avoir la paix et faire plaisir à ses parents, il consulte la thérapeute. Les parents réduisent l'argent de poche au strict nécessaire. L'adolescent perd pied en terminale, ses résultats scolaires s'effondrent. Il n'a plus d'estime de lui-même, vole à l'étalage pour se payer sa dose, ne va même pas aux épreuves du bac. Ses parents ne savent plus quoi faire et se disputent à son sujet, sa sœur ne comprend pas non plus. Les parents divorcent, la famille éclate et malgré le suivi médical de l'addictologue, Thibault ne s'en sortira pas. J'ai appris qu'il avait fait une overdose d'héroïne un an après. Voilà pourquoi mettre le doigt dans cet engrenage est souvent mortel.

Dans les métiers où la pression est intense et pour paraître toujours au top, la cocaïne, qui est un stimulant, est très utilisée, notamment dans le monde politique, financier, publicitaire, artistique et derrière les fourneaux. Elle fait presque partie de la panoplie indispensable dans ces jobs. Dans le quartier d'affaires de la Défense, en région parisienne, la médecine du travail alerte aussi sur le nombre important de consommateurs d'héroïne parmi les employés des multiples tours. Cela peut paraître étonnant, car là il ne s'agit plus de tenir. Ici, après une euphorie intense, il y a confusion mentale et diminution de l'état d'éveil avec altération du comportement (irritabilité, anxiété, troubles de l'humeur et comportements impulsifs et criminels pour financer l'achat). La dépendance nécessitant des doses toujours plus élevées, les consommateurs se transforment en de maigres zombies, vieillissent prématurément et souffrent de nombreuses infections en particulier locales au point d'injection et pulmonaires. Cela finit souvent par un isolement, une perte d'emploi et un déclin social et familial. Là, il n'est donc plus question de stimulation mais au contraire de vivre dans un monde parallèle pour se soustraire aux douleurs et difficultés de l'existence.

Quelles que soient les raisons, la drogue n'est jamais une solution. Elle tue les individus souvent par overdose ou à cause d'une piètre qualité. Elle détruit aussi des familles entières. Il est excessivement rare et toujours très difficile de sortir de l'addiction : moins de 5 % y arrivent ! Il faut impérativement se faire aider pour y arriver.

L'oxygène, à la fois bienfaiteur et toxique

Avant, on ne savait pas que l'oxygène, indispensable à la vie, et que l'on pensait un bienfaiteur, était aussi un ennemi, un toxique. En effet, il est grand pourvoyeur de radicaux libres. Il consume notre corps qui s'oxyde[21], se fragilise et vieillit. C'est le paradoxe de l'oxygène, que nous respirons toute notre vie, mais qui abîme et use petit à petit notre organisme. C'est parce que nous nous oxydons que nous vieillissons.

Lorsque notre corps est soumis à une surcharge de « radicaux libres » (ces molécules instables, issues du métabolisme de l'oxygène), il se produit alors ce qu'on appelle le « stress oxydatif ». Si ces radicaux sont essentiels dans certaines réactions biochimiques, leur excès peut être dangereux puisqu'ils attaquent les constituants de nos cellules, comme les protéines, les membranes lipidiques et même l'ADN. Ce qui peut entraîner un vieillissement prématuré, par mort cellulaire, et être impliqué dans des maladies chroniques, telles que le cancer, les maladies cardiovasculaires et dégénératives. Cette toxicité de l'oxygène vient d'un processus chimique simple. Pour fabriquer, réparer, renouveler les éléments constitutifs de notre corps et donc pour penser, créer, nous mouvoir et nous reproduire, nous avons besoin d'énergie. Au cœur de nos cellules sont logées de véritables « usines à énergie », les mitochondries. Ce sont elles qui utilisent l'oxygène comme carburant pour brûler le glucose apporté par notre alimentation. Au cours de cette chimie complexe, l'oxygène se transforme en « dérivés actifs de l'oxygène », ce sont les premiers radicaux libres. Ces molécules intermédiaires ont perdu un électron sur leur couche la plus périphérique, c'est ce que l'on appelle l'« oxydation ». Or, pour qu'une molécule soit stable et non agressive, tous ses électrons doivent être associés par paires. Une molécule présentant un « électron célibataire » n'a de cesse de vouloir récupérer son électron manquant pour retrouver sa stabilité chimique. La récupération d'électron est ce que l'on appelle la « réduction ». La chimie de notre corps est une succession de réactions d'« oxydo-réduction ».

Mais l'oxygène de l'air que nous respirons n'est pas la seule source de radicaux libres. Le tabagisme, la pollution, la consommation excessive d'alcool, les maladies, certains médicaments et le stress psychosocial augmentent la quantité ou la production de radicaux libres dans notre organisme.

Une année d'antioxydants

Chaque jour, nous sommes attaqués par une armée de radicaux libres, il faut donc mettre en face une armée d'antioxydants[22]. Nous avons notre propre système antioxydant avec des enzymes synthétisés par nos cellules, comme le superoxyde dismutase, les catalases et le glutathion peroxydase, mais souvent ces enzymes ne suffisent pas. Il existe alors ceux apportés par l'alimentation, tels les vitamines (C, A et E), les oligoéléments (cuivre et zinc), le sélénium et les polyphénols contenus dans les cinq fruits et légumes recommandés par jour (en particulier dans les

brocolis, choux verts, poivrons rouges, betteraves, épinards, tomates, cerises, myrtilles, mûres, framboises, noix de cajou, noix, amandes, le chocolat noir et le fameux thé vert…). La qualité et les couleurs de nos fruits et légumes sont de puissants antioxydants.

Pour savoir où vous en êtes et mieux comprendre l'état de votre santé, il est utile de faire un bilan de stress oxydatif. Une simple prise de sang suffit. Ce bilan, onéreux[23], n'est réalisé que dans quelques laboratoires très spécialisés, et n'est pas encore remboursé par la Sécurité sociale. C'est comme un outil de pilotage de votre santé, un véritable tableau de bord qui vous permet ensuite d'adapter vos habitudes de vie. Il est nécessaire de consulter un médecin très aguerri dans l'interprétation de ces résultats en fonction de votre parcours de vie. Il vous guidera ensuite vers la meilleure prévention pour vous.

Pollution atmosphérique et pesticides

Avant, on ne savait pas que les moteurs de nos voitures, des grands cargos et de nos avions polluaient l'air que nous respirons et contribuaient au réchauffement de notre planète. On ne savait pas que l'air de dehors contenait donc ces fameuses « particules fines » qui augmentent la pression artérielle et provoquent des maladies cardiovasculaires mais réduisent aussi la capacité respiratoire et développent des maladies telles que la bronchopneumopathie chronique obstructive, l'asthme, les allergies et le cancer du poumon. Plus elles sont fines et plus elles pénètrent profondément dans nos voies respiratoires. C'est pourquoi les villes ont décidé de mesurer la qualité de l'air. Il existe une carte de mesure de la qualité de l'air en temps réel[24], avec un indice, à l'image de celui pour la qualité des plages en été. Dans nos maisons aussi, l'air et les literies colonisées par les acariens peuvent être toxiques ou allergisants. La température, la mesure de l'hygrométrie (taux d'humidité intérieur) et la concentration en polluants deviennent des indicateurs essentiels dans nos habitats. Les principaux polluants sont les « composés organiques volatils » (COV) : ces polluants gazeux proviennent des produits ménagers, de la peinture, des meubles, etc. ; le dioxyde de carbone (CO_2), qu'il faut surveiller de près, car une concentration élevée peut entraîner des problèmes de santé très graves, voire mortels ; enfin, les particules fines (PM 2,5 et PM 10), qui proviennent de la combustion (tabac, chauffage, etc.), peuvent affecter la santé respiratoire.

Ouvrez les fenêtres, le matin tôt

Pour faire circuler l'air et sortir les miasmes de la nuit, avant le pic de pollution extérieur, ouvrez grand les fenêtres de votre chambre et de votre logement, dès le lever. Aérer les pièces est devenu un indispensable de la santé. Secouez vos couettes au moins une fois par semaine. Secouer les couvertures, les draps et les édredons et les aérer est un geste d'hygiène simple qui devrait revenir à la mode pour notre bien-être.

Avant, on ne savait pas que les fruits que nous mangions contenaient autant de pesticides et les poissons autant de métaux lourds et de plastique. Au début des années 2000, la France était d'ailleurs le premier utilisateur de pesticides de l'Union européenne (herbicides, insecticides et fongicides) et le troisième au monde[25]. En 2021, rapportée à la surface agricole, la France s'est améliorée et se situait dans la moyenne européenne avec 3,67 kg/ha, contre une moyenne de 3,2 kg/ha pour l'UE[26]. Les pesticides sont présents dans les fruits et légumes que l'on mange, mais aussi dans l'air que l'on respire, l'eau que l'on boit, sans compter ceux utilisés au jardin ou dans la maison : ils sont partout ! Selon de récentes études, ils peuvent contribuer à développer la maladie de Parkinson, ils favorisent les démences, en particulier pour les agriculteurs exposés sur une longue période, ils retardent aussi le développement mental des enfants et sont à l'origine de nombreux cancers, en particulier les cancers du sang (leucémies).

S'il existera toujours un « avant », la science de ces dernières décennies nous permet de nous appuyer sur un socle solide de connaissances indiscutables.

La connaissance : « Aujourd'hui, on sait ! »

« Mieux vaut faire soigner sa santé que sa maladie. »
Recueil d'apophthegmes et axiomes

Les scientifiques travaillent dans l'ombre pour faire avancer les connaissances. C'est cette somme qui nous éclaire sur les meilleurs choix à faire.

Au XVIIIe siècle, Denis Diderot et Jean Le Rond d'Alembert ont voulu mettre toute la connaissance disponible accessible dans leur projet d'*Encyclopédie*... Est-ce encore possible aujourd'hui ? Tout au long du XXe siècle, les progrès de la science ont été fulgurants pour améliorer la santé. L'information scientifique devenant extrêmement complexe, il est impossible à un individu de connaître l'ensemble des données et surtout de faire le tri entre les bonnes et les fausses informations.

En réalité, les grands principes de prévention sont assez simples et empreints de bon sens. Malgré des outils de diffusion de plus en plus sophistiqués, la vraie connaissance n'est pas diffusée massivement, ou du moins pas reçue par tous. Ajouté à cela que le domaine de la santé est lucratif, de nombreux individus en profitent en faisant miroiter tout et n'importe quoi à un public crédule car pas assez informé. Donc faites confiance à votre médecin, aux sociétés savantes et aux associations de patients qui partagent la connaissance fiable qui vous est utile. Ils sont en mesure de vous aider à mieux gérer votre maladie.

Prenons le temps de définir la santé. La bonne santé est un état de bien-être total. Il faut que le bien-être soit physique, mental et social[27], on parle d'approche holistique. Les aspects de la santé mentale, émotionnelle, financière et environnementale font désormais partie du débat. La bonne santé ne consiste donc pas seulement en une absence de maladie ou d'infirmité, même si c'est déjà un bon début. D'autant que nous allons le voir, être malade coûte toujours cher. La maladie nous affaiblit et elle nous empêche de travailler, de profiter de notre famille et de nos amis. Elle occupe notre esprit et nous gâche la vie. La première chose que nous devrions apprendre est de nous préserver des maladies évitables. Pour cela, il est nécessaire de comprendre le fonctionnement de notre corps et les grandes maladies à prévenir.

De nombreux éléments exercent une influence sur notre santé[28]. En plus de notre génétique individuelle et de nos choix de vie, les milieux où nous naissons, grandissons, vivons, travaillons et vieillissons ont leur importance. « On réalise de plus en plus, à quel point notre santé est liée à tout ce qui nous entoure, y compris notre environnement local et le monde en général. Cela va au-delà du microbiome de l'intestin ou du macrobiome de la maison[29]. » Il faut réfléchir aujourd'hui toujours à trois niveaux : moi, mon monde et le monde.

À peu près partout sur la planète, les populations ayant des revenus élevés ont une meilleure santé que celles ayant de faibles revenus. L'espérance de vie progresse partout mais avec de multiples et fortes inégalités d'accès à la prévention et aux soins. C'est un enjeu majeur que celui de la mise à niveau des systèmes et politiques de santé pour réduire ou compenser ces inégalités et accroître l'accès aux possibilités et aux conditions qui favorisent la santé.

Si nous prenons l'inverse de la santé, nous pourrions dire que la maladie est un mal-être physique, mental ou social. Si la bonne santé est un subtil équilibre entre ces trois éléments, alors la maladie est un déséquilibre au niveau biologique, psychologique et social qui entraîne des altérations organiques ou fonctionnelles et qui nous empêche de vivre. La maladie est toujours un déséquilibre, une crise.

Cependant, sur le plan biologique, nous sommes justement en permanence en équilibre instable, en perpétuelle construction et destruction. Prenons l'exemple de l'os : nos os nous paraissent durs et solides, mais ils sont en destruction/construction continuelle. Chaque jour des cellules, les « ostéoclastes », les détruisent et chaque jour d'autres cellules, les « ostéoblastes », les construisent. C'est cet équilibre dans le changement permanent qui crée la solidité de nos os. Si les cellules destructrices prennent le dessus, nos os seront alors plus fragiles. Si nous nourrissons correctement nos os avec du calcium et de la vitamine D, alors ils seront solides et résistants. Dans notre corps, tout fonctionne en équilibre, à peu près comme dans nos os.

En nous se trouvent un certain nombre de bactéries et de virus qui cohabitent en bonne intelligence, en revanche dès qu'il y a trop de virus ou de bactéries par rapport à ce que nous pouvons supporter cela provoque un déséquilibre et l'infection se déclenche. Cet excès de bactéries, par exemple le streptocoque au fond de notre gorge, va déclencher une angine. Cela va générer une réaction de défense de notre corps qui est l'inflammation (avec fièvre, douleur, rougeur). Cette inflammation appelle nos cellules de défense, mobilisées pour lutter contre l'infection et pour nous guérir.

La fièvre est donc un symptôme essentiel, une alliée, qui nous met au repos et permet à notre organisme de stimuler nos défenses. Nous pouvons guérir sans médicament, en cas d'infection par exemple, mais avec eux nous avons des chances de le faire plus rapidement et plus sûrement, surtout en cas d'infection bactérienne.

Nous portons en nous les principales maladies et notre système immunitaire est là pour nous en protéger. Quand il ne fonctionne plus correctement ou qu'il est affaibli, par le stress en particulier, les maladies peuvent proliférer. Dès que nous nourrissons les mini-cancers qui nous habitent par nos addictions (alcool, tabac, drogues) ou par des toxiques, nous permettons à ces cancers ou à des leucémies d'exploser. En revanche, tout ce qui va stimuler notre système de défense est très efficace pour préserver notre santé. Ainsi, nous avons le pouvoir d'influencer notre guérison ou notre maladie.

En France, on dit que l'on tombe malade. C'est le destin, le hasard, c'est le pas de chance ! Depuis 1945, la Sécurité sociale est là pour nous prendre en charge. Pourquoi donc développer une culture de prévention puisque, quel que soit mon comportement, je serai soigné gratuitement ? Mon numéro de Sécurité sociale est un « pass-santé » à vie et ma carte Vitale, une véritable carte bancaire des soins. Ce qui explique pourquoi la France n'a pas développé de véritable culture de prévention. Chez nous, on tombe malade, comme on tombe enceinte. Nous avons ce que l'on appelle un locus de contrôle externe des maladies. Nous pensons que la maladie n'est pas notre faute, que cela vient de l'extérieur, qu'elle nous tombe dessus. Cela ne semble pas de notre responsabilité. Cela est d'ailleurs vrai pour certaines maladies qui dépendent de nos gènes (diabète de type 1, mutation des gènes pour le cancer du sein, porteur du gène HLA B27 pour la spondylarthrite ankylosante ou myopathie héréditaire, par exemple).

Dans les pays anglo-saxons ou dans tous les pays où la protection sociale est moindre, le locus de contrôle est interne. C'est-à-dire que les individus pensent que, s'ils sont malades, c'est qu'ils n'ont pas suffisamment pris soin de leur corps et qu'ils ont une part de responsabilité. Cela change tout. C'est pour cela qu'ils prennent souvent plus soin d'eux. Le sport, par exemple, est le premier outil de prévention, mais en France il n'a pas toujours ni bonne presse, ni suffisamment de moyens pour permettre aux jeunes de s'y consacrer et aux plus anciens de garder les bonnes habitudes. Malgré une forte mobilisation des pouvoirs publics sur la question, en lien étroit avec les Jeux olympiques et paralympiques de Paris 2024, le sport pour tous souffre d'un manque de ressources et de reconnaissance. Dans l'Hexagone, il n'est pas valorisé comme il l'est aux États-Unis ou dans les pays anglo-saxons, avec dans les programmes scolaires, au moins un après-midi par semaine totalement dédié.

Le plus caractéristique des messages auquel nous sommes soumis, c'est la folie de tous les régimes qui vous promettent de perdre 14 kg en un mois. Que cela soit sur les réseaux, dans la presse, à la télévision ou dans les pharmacies, ils vous vendent des produits, des méthodes, des repas tout prêts, mais ne vous aident pas à changer votre comportement et ne vous apprennent pas à mieux vous nourrir de façon équilibrée, pour le restant de vos jours.

Je vais vous choquer avec une affirmation très péremptoire, mais juste sur le plan scientifique : « Aucun régime n'est réellement efficace dans le temps. » De nombreuses études ont même prouvé qu'au bout de dix-huit mois, TOUS les régimes vous font reprendre du poids. De même, méfiez-vous des produits « light » ou des plats préparés light, ils sont peu caloriques mais je les ai testés. Ils se mangent en trois ou quatre bouchées, n'ont pas assez de volume et ne font pas pression sur les barorécepteurs de l'estomac qui déclenchent la satiété. Bref, après ces repas, vous avez toujours faim. Ils créent une frustration intense qui entraîne, ensuite, des envies irrépressibles de nourriture et vous vous jetez alors sur des produits sucrés ou salés selon vos goûts.

En fait, la seule règle à connaître en matière de nutrition est d'avoir un régime équilibré et de manger de tout, en quantité raisonnable, avec la règle des 5 V (varié, végétal, vrai, volume et vivant) dont nous parlerons dans le chapitre « La décision ».

Et si nous apprenions à connaître notre corps ?

Le corps, pour certains, c'est une machine que l'on entretient. Pour d'autres, il n'existe pas ou ils n'en prennent conscience que quand ils sont malades. C'est un véhicule de la vie, qui peut paraître en conduite automatique et que l'on a souvent tendance à négliger. On le ressent, plus ou moins. Le corps parle souvent, mais on ne l'entend pas toujours ou plutôt on ne veut pas l'entendre.

On apprend même souvent dans notre enfance à le maîtriser. Par exemple, avec cette phrase : « Un garçon, ça ne pleure pas ! », comme des générations d'enfants l'ont entendue. Heureusement, cette tendance disparaît depuis quelques années. Et pour se protéger de certaines souffrances, on évite de ressentir. Quand on a vécu un traumatisme important, on l'enfouit au fond de soi et l'on devient malade ou dysfonctionnel, jusqu'à ce que l'on arrive à « le dire », à mettre des mots sur ce choc, à le surmonter et à trouver alors de nouvelles voies ou même à en faire une force pour mieux vivre, c'est la résilience. C'est aussi le sujet du harcèlement ou des violences de l'enfance, qui laissent des traces toute la vie jusqu'à ce que la parole libère. D'où l'importance de connaître son corps et de savoir dire non aux attouchements, dès le plus jeune âge.

Le corps a déjà en lui de grandes ressources pour se guérir seul. Il a été conçu pour consommer le moins d'énergie possible, pour résister au manque, aux famines de l'époque où nous étions des chasseurs-cueilleurs. Pendant des siècles, ceux-ci se sont soignés, seuls et grâce aux plantes, décoctions et saignées jusqu'à l'émergence de la médecine comme discipline. C'est Hippocrate qui créa, voilà 2 500 ans, la première école de médecine, car jusqu'ici le titre de médecin s'héritait de père en fils. C'est en observant attentivement les patients atteints de ce qu'on a appelé la grande peste d'Athènes, qui a vu mourir un tiers de ses habitants au ve siècle avant J.-C., qu'Hippocrate imagina une nouvelle façon de soigner. Les siècles passant et la science progressant, les hommes ont petit à petit désinvesti leur rapport à leur corps et délégué leur santé aux médecins.

L'organisme humain est une formidable machine très écologique, apte à résister à la famine mais en difficulté face à l'abondance. En effet, depuis plus de cinquante ans l'abondance alimentaire crée des maladies tels le surpoids, l'obésité, le diabète et les maladies cardiovasculaires. J'ai toujours été étonnée de voir à quel point mes patients étaient ignorants sur leur propre corps et sur les six fonctions principales de notre organisme.

Respirer, se nourrir, agir et bouger, se faire plaisir, ressentir avec nos cinq sens et enfin se reproduire sont les six fonctions essentielles de notre corps. Chacune peut être altérée et entraîner des maladies. Parcourons-les de haut en bas.

Respirer est la fonction primordiale. Elle est la première à s'exprimer par un cri, à la naissance, puisque nous passons d'un milieu aqueux (le liquide amniotique) dans lequel nous baignions dans le ventre de notre mère, au milieu aérien. C'est la première grande adaptation à laquelle nous sommes contraints. Respirer, cela veut dire inspirer dans nos poumons, nos bronches et nos alvéoles de l'oxygène (O_2), carburant de notre organisme et expirer du gaz carbonique (CO_2) vers l'extérieur. Et nous parlons de notre dernier souffle quand nous expirons pour la dernière fois. Cette fonction respiratoire est intimement liée à la fonction vasculaire (les vaisseaux) qui permet la circulation de l'oxygène dans chaque recoin de notre corps. Elle est animée par une pompe, le muscle cardiaque (le cœur) qui permet toute la circulation sanguine. Ces deux fonctions, respiratoire et circulatoire, donnent de l'énergie à toutes nos cellules. Elles font le lien avec tous les organes. Nous pouvons, en partie, être responsables de ce que nous respirons. Mais tout comme on a amélioré la qualité de l'eau pour éviter le choléra et les dysenteries, il est nécessaire aujourd'hui d'améliorer la qualité de l'air et de réduire la pollution, dès la source, mais aussi d'aérer de façon quotidienne, nos salles de classe, nos bureaux et nos maisons qui sont chargés de CO_2, de produits ménagers toxiques et des poussières de l'extérieur.

Se nourrir est la seconde grande fonction, elle permet, à partir de nos aliments, de prendre les nutriments (protéines, glucides, lipides), vitamines et minéraux dont ont besoin nos organes pour fonctionner. Elle nous donne l'énergie nécessaire, au cœur de nos cellules, pour agir. Elle utilise le système digestif et urinaire, pour digérer et ensuite éliminer les déchets (selles et urines). Récemment, nous avons découvert que notre intestin n'était pas qu'un simple tube digestif[30] mais aussi un deuxième cerveau qui maintient en équilibre, grâce à son microbiote, qui est une collection de diverses bactéries, de nombreuses fonctions. Nous avons quantité de bactéries depuis notre bouche jusqu'à notre colon, qui informent notre cerveau, au travers d'un immense réseau de nerfs et d'une vascularisation très développée, sur l'équilibre microbien nécessaire. Le microbiote joue un rôle essentiel dans plusieurs fonctions de l'organisme, notamment la digestion, le métabolisme et la modulation du système immunitaire. Si ces bactéries prolifèrent en trop grande quantité, elles peuvent nous rendre malades. Là encore, c'est une question d'équilibre subtil. D'autres modifications peuvent à l'inverse nous guérir de certaines maladies. Notre flore intestinale est une immense richesse qu'il faut savoir sauvegarder et qui est souvent mise à mal par notre alimentation, par le stress ou par les traitements antibiotiques. En somme, cette flore intestinale peut donc nous soigner ou nous empoisonner. Ces germes sont également présents dans les poumons et dans le vagin des femmes, constituant autant de microbiotes à protéger. Une nouvelle approche a éclos en médecine, le microbiote est devenu un acteur clef de notre santé car il porte en lui les médicaments de demain.

Focus entre microbiote et autisme

Le rôle du microbiote intestinal dans le traitement de l'autisme a fait l'objet d'un intérêt croissant ces dernières années, en raison des liens émergeant entre l'intestin et le cerveau. En effet, de nombreuses personnes atteintes d'autisme présentent également des symptômes gastro-intestinaux comme des douleurs abdominales, de la constipation ou des diarrhées, ce qui a mené les chercheurs à se demander si le microbiote pouvait jouer un rôle dans ces troubles.

Il existe une communication constante entre l'intestin et le cerveau, appelée axe intestin-cerveau. Cette communication bidirectionnelle se fait via trois systèmes.
Le premier est le nerf vague, c'est une voie nerveuse qui relie directement l'intestin au cerveau. Le deuxième est celui de certaines hormones et neurotransmetteurs qui sont produits dans l'intestin (comme la sérotonine, dont environ 90 % est produit dans l'intestin). Le troisième est le système immunitaire, influencé par le microbiote, qui peut jouer un rôle dans la neuro-inflammation, associée aux troubles du spectre autistique.

Le microbiote intestinal peut produire des substances qui affectent directement le cerveau et moduler son fonctionnement, notamment en influençant les niveaux de neurotransmetteurs comme la sérotonine, la dopamine, et le Gaba[31], tous impliqués dans les comportements et les émotions. Certaines interventions diététiques, avec des régimes alimentaires visant à améliorer la santé du microbiote, comme le régime sans gluten ni caséine, sont parfois utilisées pour traiter les symptômes de l'autisme. Bien que les preuves scientifiques soient encore limitées, certains parents rapportent des améliorations après ces changements alimentaires.

Nous sommes totalement responsables de ce que nous mettons dans notre bouche. À nous de le contrôler ! Les produits peu chers et qui donnent du plaisir immédiat, sont souvent ceux de la malbouffe. Les fast-foods devraient s'appeler « fat-foods[32] » car ils offrent principalement des produits très gras et très riches en calories. Pourtant, loin de moi l'idée de les dénigrer, aller au fast-food pour se faire plaisir, une fois de temps en temps, n'est pas problématique. En revanche, s'y nourrir quotidiennement ou trop fréquemment met notre santé en grave danger, comme l'avait très bien démontré Morgan Spurlock, dans son documentaire *Super Size Me* en 2004. Pendant un mois, il a mangé matin, midi et soir au McDonald's, il a pris 11 kg, augmenté son cholestérol et s'est retrouvé avec des douleurs d'infarctus, des problèmes de foie. Il mettra quatorze mois à retrouver son poids et sa santé. Dans notre bouche, qui est la principale porte d'entrée de notre organisme, passent aussi l'alcool, le tabac et bien souvent les drogues. Apprendre à contrôler ce qui y transite est salutaire.

La troisième fonction nous permet d'agir avec la force de nos bras et de bouger avec nos jambes. Depuis la naissance de l'humanité, les hommes ont utilisé la force de leurs bras pour travailler et se nourrir, ils ont inventé les outils puis les machines pour démultiplier cette force. Bouger était vital pour chasser et se nourrir. Alors qu'aujourd'hui ce sont les salles de sport qui musclent nos jeunes générations, plus pour se montrer sur les plages et sur les réseaux sociaux. Nous pouvons tous bouger trente minutes par jour pour lutter contre la sédentarité. Se lever de nos canapés, quitter nos écrans et marcher, danser, courir, jardiner, tous les jours au moins une demi-heure, c'est aussi montrer l'exemple à nos enfants. Trouver juste ce qui vous fait plaisir et qui s'intègre dans votre quotidien, car c'est le seul critère qui garantit la pérennité de votre activité physique. Voilà une chose simple et vraiment bonne pour notre santé. Elle ne coûte rien et a vraiment démontré son efficacité pour augmenter notre espérance de vie en bonne santé.

La quatrième fonction est celle de nos sens et du contact avec ce qui nous entoure. Se faire plaisir et ressentir le monde avec nos cinq sens. Sentir avec notre odorat est un sens profond car la mémoire olfactive est la plus archaïque de nos mémoires. Écouter le chant des oiseaux ou de la musique nous rend heureux et stimule notre cerveau. Voir avec nos yeux la beauté du monde et être capable de toujours s'émerveiller. Toucher, embrasser et caresser nos proches, avec tous les capteurs de notre peau est une médication essentielle pour les nourrissons et pour les adultes. Il a été démontré que prendre quelqu'un dans ses bras pendant plus de vingt secondes apaise et rend profondément heureux[33]. Enfin, goûter à la diversité des saveurs, manger quand on a faim et boire quand on a soif font partie des plus grands plaisirs de la vie. C'est d'ailleurs pour notre éloge du goût et de la gastronomie que la France se distingue. Nous sommes responsables de l'entretien physique de notre corps, par l'hygiène bien sûr, mais aussi par ce que nous mettons devant nos yeux, dans nos oreilles et dans nos assiettes.

La fonction reproductive, grâce à nos organes génitaux, est un bonheur à condition d'avoir la maîtrise de pouvoir faire un enfant, quand on le souhaite. C'est génial d'imaginer que, juste avec deux petites cellules, un spermatozoïde et un ovule, on peut fabriquer une machine aussi complexe qu'un être humain. Il y a une magie et un émerveillement face à cette puissance de la vie. Depuis les années 1960, c'est le planning familial qui a la charge de la promotion des moyens de contraception pour éviter de tomber enceinte et lutter contre les maladies sexuellement transmissibles (MST). C'est un travail qui doit se renouveler pour chaque génération. Comme on devrait tous apprendre les gestes qui sauvent, on devrait apprendre les outils de contraception dès le collège[34] et pourquoi pas avec un examen, lors du brevet des collèges. C'est aussi essentiel si l'on a eu un rapport sexuel non désiré et/ou non protégé, d'avoir accès à la pilule du lendemain ou à l'interruption volontaire de grossesse (IVG). L'IVG a été légalisée en France depuis l'adoption de la loi Veil du 17 janvier 1975. Quelle émotion pour les femmes, le 8 mars 2024, de voir inscrit dans notre Constitution de 1958 ce droit à l'IVG ou la liberté garantie de pouvoir y avoir recours ! Enfin, prendre du plaisir à une vie sexuelle épanouissante et régulière, avec un partenaire aimé et choisi sans aucune contrainte, contribue à rendre heureux et ça, c'est bon pour la santé. Nous sommes responsables de nos choix de partenaires. Blaise Pascal disait déjà que « le cœur a ses raisons que la raison ignore[35] ». Mais attention aussi aux violences conjugales (pour en prendre conscience, voir l'échelle de la violence sur le « violentomètre[36] ») et aux trop nombreux féminicides (en moyenne, un décès tous les trois jours en France). Aucune violence verbale, psychologique ou physique n'est tolérable dans un couple !

La fonction supérieure caractéristique de l'être humain est de pouvoir réfléchir, ressentir et penser avec notre cerveau. « Je pense, donc je suis[37] », disait Descartes. Notre pensée est donc au cœur de notre existence. Il est important de se former dès l'enfance et d'entraîner notre cerveau jusqu'à la grande vieillesse. Apprendre à vivre est un enjeu pour chaque enfant qui arrive. Apprendre à bien vivre est un défi pour chaque adulte. Lire des choses difficiles chaque jour est le meilleur moyen de ne pas vieillir. Échanger, converser avec les autres permet de se confronter à d'autres points de vue, cela rend moins dogmatique et plus humain. De nombreuses fonctions passent à différents endroits du cerveau, la parole avec le langage, la vision, les émotions, la pensée, la moralité et la vie sexuelle aussi. Pratiquons une gymnastique neuronale salutaire.

On sait depuis longtemps maintenant que la santé physique influe sur la santé mentale. Lorsqu'on pratique une activité sportive, le corps sécrète des hormones telles que l'endorphine, la dopamine ou l'adrénaline qui permettent d'améliorer la qualité du sommeil, de réduire le stress, de diminuer les douleurs et d'agir comme un antidépresseur. En somme, une sorte de plaisir. Lorsque nous sommes heureux, nous sommes moins sujets aux maladies, et davantage résistants s'il faut en affronter. Et inversement, le mental et la pensée positive ont un pouvoir sur notre corps bien démontré par la fameuse méthode Coué. Elle repose sur des principes psychologiques liés à l'autosuggestion et à l'imagination. Émile Coué a développé cette approche en s'appuyant sur le concept d'idéodynamisme, qui stipule que toute idée gravée dans l'esprit tend à devenir une réalité dans les limites du possible. Il a également mis en avant la puissance de l'imagination, affirmant qu'elle surpasse la volonté dans la réalisation de nos actions.

La puissance de l'imagination

Léon Marchand, notre quadruple champion olympique de natation, raconte l'importance du mental dans sa pratique. Lors d'un 4 x 100 mètres nage libre, il explique qu'au bout de 3 x 100 mètres, tous les nageurs sont épuisés : « On n'a plus de souffle, les jambes brûlent, les bras n'en peuvent plus. Il reste pourtant un dernier 100 mètres à réaliser en crawl, c'est dur ! Alors je me dis juste dans ma tête que c'est le premier 100 mètres et cela m'aide à passer au-dessus de la douleur. Cela peut paraître fou, mais cela marche ! »

Maintenant, déroulons tout simplement les quatre grandes parties de notre corps et identifions les grands axes de prévention.

Démarrons par la tête. La première action de prévention, qui est sans doute la plus grande réussite en France, est le brossage des dents. Il a été promu par les dentistes et les vendeurs de dentifrice mais, au moins, comme tout le monde a envie d'avoir un beau sourire, on apprend aux enfants à se brosser les dents, dès la plus tendre enfance. Et cela marche, évitant au maximum les caries et des soins coûteux. Le nez, les oreilles, la gorge sont trois portes d'entrée dans notre corps dont il faut prendre soin. En particulier en hiver, pour éviter les maladies infectieuses, il convient de bien se couvrir. La mode des écouteurs dans les oreilles a vu monter le nombre de décibels qui rendent sourds nos enfants. Il faut veiller à une écoute qui soit d'un volume inférieur à 70 dB pour protéger leur santé auditive. Les yeux sont une émanation directe de notre cerveau, ils nécessitent des rendez-vous réguliers chez l'ophtalmologiste. En particulier dans les grandes transitions scolaires (cours préparatoire, sixième, seconde et entrée à l'université) et en cas de migraines répétitives. Les yeux qui sont soumis à de trop longues durées devant les écrans contribuent à la fatigue mentale. Notre cerveau, bien à l'abri dans sa boîte crânienne, est l'organe le plus important puisqu'il commande l'ensemble de notre corps et reçoit les informations de partout et en particulier de notre intestin. C'est un organe complexe, dont nous découvrons les immenses fonctionnalités avec les neurosciences et grâce à l'imagerie médicale de plus en plus précise. C'est le chef d'orchestre pour tous les membres et organes du corps humain. Il contrôle et coordonne les actions involontaires comme la respiration et le rythme cardiaque, ainsi que les actions volontaires telles que le mouvement des membres. Il a donc des fonctions motrices, mais aussi cognitives et émotionnelles. Il est essentiel dans la prise de décision. Lire, faire du calcul mental, apprendre et marcher sont des outils de prévention efficaces de notre mémoire et de protection de notre cerveau.

Le tronc est une boîte semi-rigide qui contient le cœur et les poumons, qui agissent en synergie. Chaque jour, le cœur pompe environ 8 000 litres de sang. Et toute activité physique permet de développer la capacité respiratoire et de renforcer le muscle cardiaque. L'œsophage, juste après la bouche, est l'entrée dans le système digestif logé dans l'abdomen. Il conduit à l'estomac, au duodénum et ensuite à l'intestin grêle puis au colon avant de se terminer par le rectum et l'anus. C'est tout ce système qui transforme notre alimentation en nutriments et en énergie pour nos organes. Toute notre alimentation passe au travers de ce système. Il nous nourrit au sens où il nourrit nos cellules, mais il informe aussi le cerveau sur les équilibres nécessaires et permet d'éliminer les déchets. Il est primordial de prendre soin de ce que l'on fait passer par ce système. Opter pour une nourriture saine et diversifiée en quantité raisonnable est la meilleure prévention.

Trois autres organes sont essentiels dans l'abdomen : le foie, le pancréas et la rate. Le foie est une véritable usine de filtration et d'épuration du sang, il métabolise et stocke aussi nos nutriments. Les protéines ingérées, par exemple, sont transformées en acides aminés et il peut refabriquer des protéines, constituants de nombre de nos cellules. Il fabrique aussi la bile, stockée dans la vésicule biliaire. C'est pourquoi réduire la consommation d'alcool est bénéfique pour notre foie et pour notre pancréas.

Le pancréas produit principalement du suc pancréatique composé d'enzymes digestifs (fonction exocrine), qui se chargent de dégrader les aliments, tels que l'amylase (digérant les sucres complexes) et la lipase (digérant les lipides) et les enzymes protéolytiques (digérant les protéines). Il sécrète aussi l'insuline, qui régule la glycémie (le taux de sucre dans le sang). La rate est un réservoir des différentes cellules du sang (plaquettes, globules rouges et globules blancs), c'est un organe très vascularisé. On peut vivre sans rate, mais attention aux infections, idem pour la vésicule biliaire où il faut être plus prudent sur l'alimentation. Le système urinaire ensuite permet d'éliminer les déchets de l'organisme, sous forme d'urine, produite par les reins et évacuée par la vessie. Boire un à deux litres d'eau par jour est la meilleure façon de bien faire fonctionner ses reins, surtout en cas de chaleur. Limiter la prise de médicaments est aussi un moyen de les préserver.

Enfin, le système reproducteur est différent selon le genre. Chez les femmes, à partir de la puberté et jusqu'à la ménopause, les ovaires produisent chaque mois un ovule, qui voyage dans la trompe jusqu'à l'utérus. S'il n'est pas fécondé par un spermatozoïde, il finira en écoulement sanguin (les règles) tous les 28 jours en moyenne. Mais s'il y a un rapport sexuel au moment de l'ovulation, le spermatozoïde pourra venir féconder l'ovule puis faire sa nidification au fond de l'utérus. C'est LA rencontre de ces deux petites cellules, qui est le début d'une nouvelle vie. Dans ce monde où tout s'accélère, un enfant met toujours neuf mois[38] pour arriver à maturité dans l'utérus. Les règles ne sont normalement pas très douloureuses ; si c'est le cas, une consultation est nécessaire car il peut alors s'agir d'une endométriose[39]. Dès qu'une grossesse est en cours, il y a une nécessité d'arrêt de toute consommation de tabac et d'alcool, pour protéger le développement de l'enfant à venir. Pour la contraception, consultez un gynécologue ou le Planning familial pour voir ce qui est le plus adapté pour vous (tampons locaux, diaphragme, pilule, stérilet...). Chez les hommes, la production des spermatozoïdes se fait dans les testicules. Mais pour la fonction sexuelle, tout commence dans les noyaux paraventriculaires au niveau du cerveau, au-dessus de l'hypothalamus. C'est là que se trouvent les centres de contrôle de la sexualité. Localement, le processus est vasculaire et musculaire. Les artères qui apportent le sang aux tissus érectiles (corps caverneux et corps spongieux) répondent à ces influx nerveux en se dilatant (relaxation et dilatation). Ce processus déclenche l'érection, indispensable à la pénétration. Après l'orgasme et l'éjaculation, le pénis se relâche. La contraception masculine est dominée par le préservatif (qui est efficace aussi contre les IST[40]) et le retrait (qui n'est pas toujours efficace), mais peut être aussi définitive par la vasectomie, soit la ligature des canaux déférents qui amènent les spermatozoïdes aux testicules.

À l'instar de cet état des lieux du corps humain, la médecine a trop longtemps segmenté les pathologies en spécialités et en univers par organes. Cohabitaient la santé personnelle, la santé publique, la santé au travail et la santé environnementale. Aujourd'hui, on sait que tous ces univers sont intimement liés. Il n'y a qu'une seule santé – *one health*, comme disent les Anglo-Saxons. Cette nouvelle approche plus globale, plus holistique, oblige les spécialistes à se parler entre eux, à identifier les passerelles entre les différents univers. Cela fait progresser rapidement les connaissances et ôte les œillères. La science mais aussi les patients que nous sommes ont beaucoup à y gagner.

Ceux qui ont la connaissance vivent plus longtemps

Comme évoqué plus tôt, s'il est indéniable que les connaissances en matière de bonne santé sont à disposition de tous, force est de constater qu'elles restent encore ignorées de beaucoup. Et cela pour diverses raisons.

La première grande injustice aujourd'hui en matière de santé vient de cette connaissance qui n'est pas partagée par tous. Il existe un écart important sur l'espérance de vie, entre les populations éduquées et les autres. En moyenne, les populations dites défavorisées fument plus, se nourrissent moins bien, sont davantage en surpoids et en obésité et ont donc une moins longue espérance de vie[41]. Par exemple, les ouvriers ont une espérance de vie inférieure de six ans à celle des cadres, selon l'Insee. Les 5 % les plus riches vivent en moyenne treize ans de plus que les 5 % les plus pauvres[42]. C'est une véritable injustice !

La seconde injustice vient de l'inégalité d'accès aux soins avec en particulier les déserts médicaux, qui progressent partout dans notre pays. Il est souvent difficile de trouver un médecin traitant. Malgré une acceptation croissante de la distance entre domicile et structures de santé, les disparités territoriales accentuent les difficultés d'accès aux soins. Les ruraux en particulier ont un accès beaucoup plus limité aux spécialistes. Les temps d'attente pour les rendez-vous ont plus que doublé, pour tous, en cinq ans, malgré des services facilitant la recherche et la prise de rendez-vous médicaux tel Doctolib. Les services d'urgences sont surchargés et certains au bord de l'implosion avec des personnels soignants en burn out. Environ 54 % des Français disent s'être rendus dans un service d'urgences pour des raisons qui ne relevaient pas d'une urgence médicale contre 42 % en 2019, et cela à cause de la difficulté d'accès aux soins et de la dégradation de l'offre des soins près de chez eux. Cette situation conduit de plus en plus de Français à renoncer à se soigner, avec des conséquences parfois graves[43] pour leur santé. Selon cette même étude, « entre difficulté d'accès aux soins et difficultés économiques, ce sont plus de 6 Français sur 10 qui ont déjà renoncé à au moins un acte de soin au cours des cinq dernières années ». D'où l'importance, pour tous, de prendre soin de sa santé au quotidien.

La science progresse tous les jours grâce aux chercheurs et aux cliniciens. En particulier dans les centres hospitaliers universitaires (CHU), où ils sont impliqués à la fois dans le soin, dans la recherche et dans l'enseignement. Aujourd'hui, un des grands enjeux est d'avoir la bonne information, mais surtout de comprendre que l'information n'est pas la connaissance. Il faut donc reconnaître la bonne information dans le flot qui nous submerge tous les jours. Je vous avoue que, même moi, je n'y parviens pas toujours. Vérifier une information en croisant les sources demande du temps. Les bons journalistes le font mais parfois happés par la rapidité des informations en continu, ils peuvent manquer de rigueur. Tout ce qui paraît dans la presse ou sur les réseaux est loin d'être vrai.

Et une fois que l'on a la bonne information, a-t-on la connaissance suffisante pour en faire quelque chose d'utile pour nous et notre famille ? C'est-à-dire a-t-on une culture scientifique pour comprendre l'importance d'une nouveauté et lui donner la place qu'elle doit réellement avoir dans nos vies ? Savoir quelle place lui donner n'est malheureusement accessible qu'à des spécialistes. Au milieu de tout cela, la vraie découverte a elle aussi beaucoup de mal à sortir du lot.

D'abord, donc, faire le tri entre les vraies et fausses informations. Les fausses informations circulent toujours beaucoup plus vite que les vraies. Comment croire la science face aux fausses informations, aux effets de mode, à la publicité et aux injonctions des marques ou des stéréotypes de beauté qui nous sont envoyés par des relais d'opinion en tout genre... qui sont là uniquement pour vous influencer ? L'intelligence artificielle saura-t-elle nous aider à identifier le vrai du faux ? Ou bien véhiculera-t-elle les informations sans discernement ? Nous n'avons pas encore le recul nécessaire pour répondre à ces questions mais les prémices n'augurent rien de bon.

La science est plutôt modeste et humble, elle ne s'affiche que rarement. Il faut aller la chercher dans des revues spécialisées. Et même les publications scientifiques ne sont pas indemnes de toute influence financière de certains lobbies. Pendant des décennies, les grandes entreprises du tabac, telles que Philip Morris, ont financé des études minimisant les dangers du tabagisme[44]. Une enquête publiée en 2016 dans *Jama Internal Medicine* a révélé comment l'industrie sucrière avait orienté la recherche avec des études minimisant le rôle du sucre dans les maladies[45]. Aujourd'hui, ce sont les lobbies de l'industrie pharmaceutique, pétrolière, chimique[46] ou technologique[47] qui sont pointés du doigt pour leur faculté à tordre les faits.

Ces lobbies utilisent des stratégies telles que le *greenwashing* pour exagérer les bienfaits écologiques de leurs pratiques ou le *cherry-picking* pour sélectionner uniquement les données qui soutiennent leurs arguments ou bien les publications biaisées pour financer directement des revues ou des chercheurs pour des résultats spécifiques et enfin des campagnes de désinformation pour diffuser des arguments contradictoires et semer le doute.

Bref, cela n'est pas évident, mais soyez tout simplement méfiant face à toute information nouvelle ou « miraculeuse ». Ne vous laissez pas manipuler par des messages qui laissent croire qu'il existe des aliments « brûleurs de graisse » par exemple et surtout demandez conseil à votre médecin ou votre pharmacien. Ce sont des hommes et des femmes de l'art, qui n'auront pas peur de vous dire ce qu'ils en pensent ou bien qui sont capables de dire « je ne sais pas ». Et dans ce cas, il vaut mieux passer son chemin.

La véritable science est validée par des sociétés savantes qui réunissent les plus grands experts dans un domaine. Chaque spécialité médicale possède sa société savante[48]. Leur objectif est de promouvoir la recherche et de diffuser une information scientifique fiable dans un champ précis. Ses membres sont les seuls capables d'exercer véritablement un jugement. La science est devenue complexe et bien marri celui qui peut se targuer de la connaître de façon universelle.

Pour vérifier si votre rumeur dit juste

L'Institut national de la santé et de la recherche médicale (Inserm) a lancé en 2023 « Canal Détox », la série qui lutte contre les fausses informations. Pour combattre la désinformation et rendre la parole à la science, l'Inserm lance sa nouvelle série de vidéos courtes destinée à valoriser la parole scientifique. Et à lutter contre toutes les fausses informations qui circulent sur les réseaux sociaux. Courez-y !

Ma liberté face aux risques de maladie en France

Face à tous les progrès de la science, nous savons mieux aujourd'hui ce qu'il faudrait faire pour éviter de tomber malade, mais nous ne le faisons pas. Combien de fois n'ai-je pas entendu : « Oui, je sais, le tabac tue, mais c'est ma vie, je fais ce que je veux. Et si je veux fumer, c'est mon petit plaisir, c'est ma liberté. Et puis après tout, il faut bien mourir de quelque chose. »

Il ne suffit donc pas de savoir que le tabac tue pour ne pas fumer. Il ne suffit pas de savoir que les drogues sont toxiques pour ne pas y succomber. Il ne suffit pas de savoir qu'il faut manger peu, varié et équilibré pour réussir à le faire. Il faut choisir de le faire. Il faut accepter de faire des choses pour soi et qui auront des effets à court terme mais surtout à plus long terme. Dans ce monde de l'immédiateté, c'est presque contre-intuitif. Dans notre France où l'on est surprotégé en matière de santé, pourquoi se poser toutes ces questions ? Pourquoi ne pas se laisser aller à la facilité qui nous est proposée, par tous les vendeurs de plaisirs instantanés ? Puisque les conséquences de mes comportements, même toxiques, seront prises en charge.

Nous avons la liberté de choisir d'agir pour notre santé. D'ailleurs, l'action diminue l'anxiété et les risques de dépression. La prévention est une action puissante qui optimise notre santé. Je fais partie des personnes qui pensent que nous devons pourtant ne pas vivre qu'en ascètes et garder des petits plaisirs de la vie. Mais chacun doit assumer ses choix, en connaissance de cause.

Mettre sa liberté au service de sa santé. Cela veut dire apprendre à mieux connaître le fonctionnement de son propre corps, mettre en œuvre les grands principes de la prévention, rester à l'écoute des nouveautés que la science peut apporter et garder un esprit critique sur tous les remèdes miracles.

Générations sans tabac : interdiction au Royaume-Uni

À l'inverse, face à cette liberté individuelle et à la responsabilisation prônées en France, le Royaume-Uni veut

interdire définitivement la vente de cigarettes pour les générations futures. Compte tenu des connaissances sur les méfaits du tabac et afin d'éradiquer le risque tabagique pour leur population, le mardi 16 avril 2024, les députés britanniques ont adopté un projet de loi selon lequel les jeunes de moins de 15 ans aujourd'hui, donc tous ceux nés en 2009 et après, ne se verront jamais vendre légalement de cigarettes de toute leur vie. Les Britanniques font aussi un calcul purement économique, car s'il n'y a plus de tabac en vente, 70 000 cancers par an seront évités, ce qui représente de sacrées dépenses de santé en moins. Après tout, maintenant que l'on connaît les méfaits du tabac, certains se demandent, chez nous, si on doit continuer à prendre en charge un cancer du poumon chez un patient qui a fumé un paquet par jour, pendant plus de vingt-cinq ans. C'est un cas de conscience pour de nombreux médecins. Oui, sans doute aucun, il faut continuer à soigner les individus, c'est une clause du serment d'Hippocrate, nous ne devons pas faire de tri de patients comme cela avait été discuté lors du Covid. Mais devrait-on rembourser les soins à quelqu'un qui a choisi de s'empoisonner quotidiennement et qui est devenu dépendant et donc malade ? Quand on achète un paquet de cigarettes, on paie déjà beaucoup de taxes, mais ne devrait-on pas chiffrer, précisément, un montant supplémentaire destiné à se faire traiter en cas de besoin ?

On peut regarder aussi les choses différemment et voir ainsi le retour de la prohibition non plus sur l'alcool mais sur le tabac. On pourrait se réjouir de voir disparaître un produit toxique. On sait pourtant que la prohibition n'a jamais empêché la consommation. Les moins de 15 ans demanderont à tous ceux nés avant 2009 de leur fournir des cigarettes, et un marché parallèle se mettra en place. Il y aura toujours besoin d'une responsabilisation de l'individu sur sa santé.

N'attendez pas que cela soit la société ou votre entreprise qui prennent soin de votre santé ; c'est d'abord à vous de le faire. Vous êtes le ou la mieux placé(e). Posez-vous donc simplement la question : suis-je dépendant à la cigarette ou à l'alcool ? Pour cela, remplissez l'autoquestionnaire dans le cahier pratique à la fin de ce livre.

Une des grandes évolutions du XXIe siècle[49] est la guérison et la chronicisation de certaines maladies. Grâce aux progrès de la science, nous avons à la fin du XXe siècle d'abord réduit de moitié les maladies cardiovasculaires qui figuraient, jusqu'en 2004, à la première place du podium. Seules celles des femmes sont encore en forte progression, car elles fument aujourd'hui davantage que les hommes. Nous avons également pu guérir un grand nombre de cancers[50]. Ces deux pathologies représentent à elles seules plus de la moitié des décès en France[51], suivies par les maladies neurodégénératives. Désormais, l'un des nouveaux enjeux est la santé mentale, qui s'est fortement dégradée durant les dix dernières années.

Les cancers : près de 50 % sont évitables !

Ils dépendent souvent de nos comportements et de l'environnement ! Pendant longtemps, la France a été championne du monde des cancers, car nous avions la consommation la plus élevée au monde de boissons alcoolisées. Nous sommes aujourd'hui en deuxième place au niveau européen[52], en raison de notre consommation de boissons alcoolisées entre 1960 et 2018 divisée par plus de deux. Un Français buvait en moyenne 26 litres d'alcool par an à l'époque, il n'en boit aujourd'hui plus que 11,7 litres. Mais vous allez le voir, nous pouvons encore faire mieux, sur tous les autres facteurs de risque.

Entre 1990 et 2018, le chiffre des nouveaux cas de cancers a doublé, en raison de l'amélioration des méthodes de diagnostic et parce que notre population vieillit. Les cancer les plus fréquents sont ceux de la prostate, du sein, du côlon-rectum et du poumon. Les connaissances scientifiques d'aujourd'hui démontrent amplement que le cancer est principalement aussi une maladie environnementale due à la pollution atmosphérique, aux pesticides et aux perturbateurs endocriniens. L'épidémie de cancers ne pourra pas reculer par l'effet du seul progrès thérapeutique et de la prévention, raison pour laquelle une politique de santé environnementale est plus que jamais nécessaire.

La bonne nouvelle est que le cancer est devenu une maladie chronique. Dans les années 1980, le cancer était une maladie aiguë et mortelle : les patients mouraient rapidement. J'ai des souvenirs très précis d'avoir vu et suivi des femmes de 25 à 30 ans, souvent jeunes mamans, atteintes d'un cancer du sein. Et qui décédaient en quelques mois, laissant un mari, jeune veuf, et des enfants en bas âge, orphelins. C'était toujours un drame humain et familial mais aussi médical. Quel échec c'était pour la médecine, souvent si prétentieuse !

À cette époque, j'ai vu beaucoup de mes patients mourir. Chaque soir, alors que je sortais de mon centre anticancéreux, je respirais un grand coup pour savoir si je n'avais pas en moi ce crabe caché au fond de mes entrailles et si j'étais bien vivante, car j'avais l'âge de mes patientes. Je désespérais et me disais que je n'avais pas choisi la médecine pour voir mourir des gens tous les jours. Je me sentais confrontée quotidiennement à l'échec de mon métier. Chaque jour donc, au-delà de l'écoute attentionnée, de la précision diagnostique, des prises en charge thérapeutiques, du travail pour soigner et apprendre mon métier, je tenais la main de personnes que j'avais suivies une semaine ou trois mois et qui partaient. J'étais souvent à leurs côtés pour leur dernier souffle. Je me souviens d'avoir tapé du poing furieusement, souvent en vain, sur des thorax inanimés pour tenter de faire repartir le cœur. Seuls l'interne et l'infirmière sont toujours là dans le service, pour ces choses-là.

En amont, même si c'est toujours très difficile de prévoir le décès de quelqu'un, j'appelais les familles. Mais elles avaient rarement le temps de se déplacer. On meurt souvent seul à l'hôpital. C'est un deuil pour les soignants aussi. Même si on se protège un peu, on ne s'habitue jamais vraiment. Chaque jour, je signais ce que l'on appelait les « papiers bleus », les actes de décès. À l'époque, nous étions bien seuls, il n'y avait pas encore de psychologues et de soins de support, ni pour les patients ni pour les médecins.

Un de mes maîtres en cancérologie me disait alors : « Florence, il n'est pas nécessaire d'espérer pour entreprendre, alors continuons, nous finirons bien par vaincre ce crabe. » Je me suis dit alors que je ne voulais plus faire ce métier que j'aimais, car je ne voulais plus voir mourir des personnes tous les jours.

La profession peut être fière de ce qui a été accompli et des résultats obtenus au prix de grands efforts entre chercheurs et cliniciens. Au final d'ailleurs, contre le cancer, il n'y a aucun médicament ou traitement efficace ; c'est l'association des thérapeutiques et la mise en place de stratégies multithérapeutiques qui ont conduit au succès. Au fur et à mesure, les médecins ont compris le fonctionnement des cancers, ils ont amélioré ces stratégies thérapeutiques avec des protocoles standardisés pour donner les mêmes chances à tous les patients. De nos jours, un cancer sur deux est soigné et ralenti dans son processus d'évolution. Les médicaments ont été plus ciblés, plus efficaces mais surtout un diagnostic plus précoce combiné à ces associations thérapeutiques et au soutien de l'entourage ont conduit à vaincre de nombreux cancers et à prolonger l'espérance de vie des patients. Elle se comptait en semaines, désormais c'est en années. En ayant réduit la mortalité des cancers, et puisque les gens ne mouraient plus de leur cancer dans les mois qui suivaient le diagnostic, le cancer est bien devenu une maladie chronique qu'il faut suivre sur plusieurs années. Cela a permis à des patients de reprendre confiance en eux, de retrouver du travail et de pouvoir envisager l'avenir.

La valse de nos cellules immunitaires

En cas d'infection ou de cancer, nos cellules immunitaires s'agitent et s'engagent dans une communication pour coordonner leurs actions et protéger l'organisme de ces menaces. C'est comme une valse de nos cellules immunitaires qui dansent entre elles. Les immunothérapies, ces traitements médicaux s'attaquant aux cellules atteintes tout en épargnant les tissus sains autant que possible ont permis de franchir un nouveau pas dans la lutte contre le cancer. Selon le Dr Philippe Bousso, « elles permettent de booster l'activité de nos cellules de défense pour qu'elles s'attaquent aux cellules cancéreuses de manière plus agressive. Mais elles ne fonctionnent pas encore chez tous les patients, ni pour tous les cancers. L'idée serait de créer des immunothérapies plus accessibles et plus personnalisées. Le système immunitaire est aussi un élément clef de diverses pathologies infectieuses, de maladie auto-immune ou encore du rejet de greffe[53] ».

De plus, désormais, on ne soigne plus seulement le cancer, on soigne aussi la personne dans son contexte, avec ses émotions et son environnement. Certains instituts[54], comme l'Institut Rafaël, sont très en pointe sur ces sujets et ont de bien meilleurs résultats en soignant la personne dans toutes ses dimensions au lieu de se concentrer seulement sur la maladie. Au-delà des traitements classiques, ils s'intéressent à la nutrition, à l'activité physique, à l'état émotionnel, à l'estime de soi, à l'esthétique, au bien-être global avec des médecines que l'on appelle intégratives. Quel chemin accompli depuis l'époque où les médecines dites complémentaires ou alternatives étaient dénigrées à l'hôpital !

Regardez bien le schéma ci-après. Il montre que 50 % des cancers peuvent être évités, soit par des modes de vie sains (sans tabac ni alcool, sans surpoids et obésité avec une alimentation saine et une activité physique régulière), soit par une réduction des risques environnementaux (pollution, radiation, soleil), soit par des vaccins. Même si les chiffres sont issus du Centre de prévention des cancers canadien[55], les tendances sont les mêmes chez nous. Cela doit nous aider à concentrer la recherche pour comprendre quels sont les déclencheurs de nos cancers et diffuser les informations essentielles en matière de communication pour une prévention efficace.

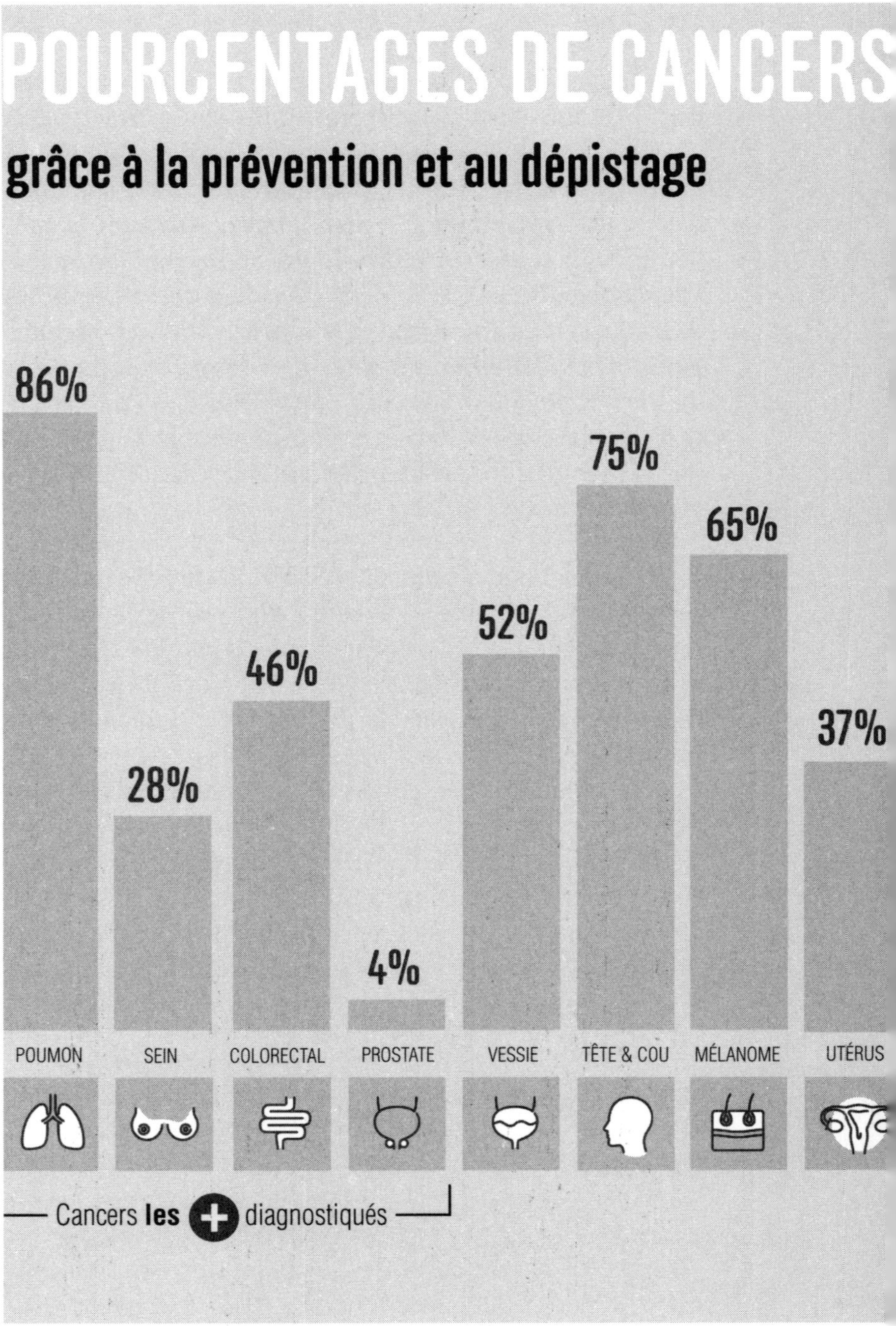
POURCENTAGES DE CANCERS
grâce à la prévention et au dépistage
86%
28%
46%
4%
52%
75%
65%
37%
POUMON
SEIN
COLORECTAL
PROSTATE
VESSIE
TÊTE & COU
MÉLANOME
UTÉRUS
Cancers les + diagnostiqués

ÉVITABLES

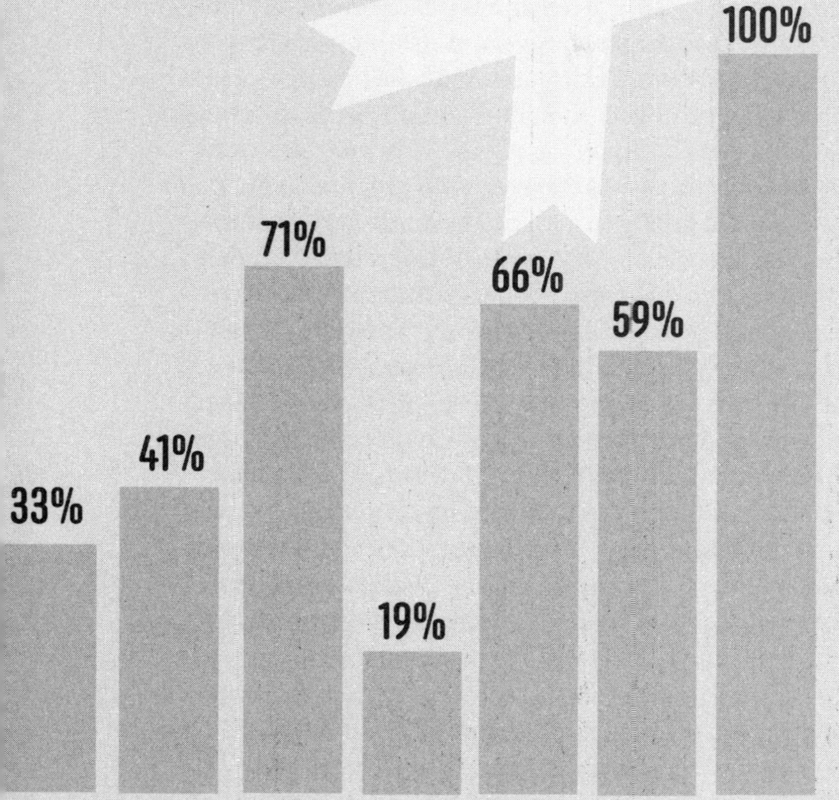
33%
41%
71%
19%
66%
59%
100%
REIN
PANCRÉAS
ESTOMAC
OVAIRE
ŒSOPHAGE
FOIE
COL de L'UTÉRUS
Cancers les – diagnostiqués

La prévention collective par les pouvoirs publics est elle aussi essentielle. Car il est des risques, comme ceux liés à la pollution, à la croissance économique et à l'usage des produits chimiques, qui finissent par nous empoisonner et contre lesquels en tant qu'individus nous ne pouvons pas grand-chose. Ces risques liés à la pollution (en particulier les gaz d'échappement provenant des moteurs diesel) sont responsables de nombreuses maladies respiratoires (bronchopneumopathie chronique obstructive, insuffisance respiratoire, asthme...), de l'explosion des allergies mais surtout des leucémies et cancers chez les enfants. Et là, par exemple, le fait d'habiter à 500 mètres d'une gare routière, d'une station-service ou d'un centre où transitent des poids lourds multiplie par douze le risque de contracter un cancer chez les enfants[56]. Cela fait près de vingt ans qu'on le sait !

Enfin, sur cette maladie, je voudrais partager avec vous mon expérience de clinicienne sur l'avant-cancer et sur la mort par ce dernier. Pour avoir interrogé des centaines de malades, sur leur vie avant le crabe, leurs antécédents médicaux et familiaux, mais aussi leurs parcours, je me suis rendu compte que, très souvent, mes patients avaient vécu des traumatismes, parfois cinq ou dix ans avant l'expression de la maladie. Ils avaient mal vécu ou ruminé un décès, difficilement surmonté une séparation ou un divorce, sont tombés en dépression ou ont été déchirés par des conflits familiaux ou professionnels. Je me suis longtemps demandé si ces événements avaient pu être des déclencheurs du dysfonctionnement de leurs cellules. Mon hypothèse à l'époque était que, si à un moment de notre existence nous étions en conflit interne ou « conflit de valeur », cela pouvait déclencher des maladies. Comme si le fait de ne pas être aligné avec soi-même ou de ne pas savoir surmonter certaines épreuves pouvait créer un conflit aussi entre nos cellules. Cela implique de bien comprendre que notre esprit, notre psychologie est en relation intime avec notre corps et exerce une influence directe sur nos cellules.

Aujourd'hui, il est connu que nous portons tous en nous des mini-cancers, qui ne sont pas toxiques tant qu'ils restent de toute petite taille. Notre corps a les capacités d'éliminer régulièrement ces cellules cancéreuses, tant que nous sommes bien portants. Cependant, ces cellules peuvent se réveiller, s'emballer et s'exprimer de façon péjorative, si nous offrons à nos mini-tumeurs des aliments à même de les nourrir, soit après un traumatisme physique soit après un choc psychologique. La morale de cette histoire à mettre en œuvre au plus vite est qu'il vaut mieux être heureux, vivre aligné avec ses valeurs si l'on veut protéger sa santé et agir par une prévention en offrant à notre corps un environnement hostile à ces cellules précancéreuses. Bref, nos cellules aussi ont besoin d'être heureuses et de vivre en harmonie.

À chaque personne que j'ai accompagnée dans ses derniers instants, j'ai demandé, dans une relation de grande humanité, sans aucune gêne, dans un échange simple et en vérité, ce qu'elle avait appris de la vie et ce qu'elle regrettait le plus. La réponse la plus fréquente que j'ai entendue et retenue était : « Je regrette de ne pas avoir passé assez de temps avec les gens que j'ai aimés et d'avoir consacré trop de temps à des choses qui n'en valaient pas la peine. » Toutes m'ont dit que l'essentiel était de choisir d'être heureux et de rendre les autres heureux.

Les maladies cardiovasculaires : 90 % des infarctus sont évitables !

Ce sont les maladies du cœur et des vaisseaux. Elles se terminent souvent par une amputation, un infarctus du myocarde ou un accident vasculaire cérébral et causent environ 400 morts par jour dans notre pays. Mais avant d'en arriver là, il existe tout un processus d'évolution, ignoré de beaucoup, mais qui est écrit.

Avant de parler de maladies, je dois vous dire un mot de la santé cardiovasculaire. Elle représente la capacité de notre corps à absorber, faire circuler dans les artères et utiliser l'oxygène que nous inspirons, et à transporter vers les poumons via les veines l'oxyde de carbone que nous expirons. Le principal indicateur de cette santé est la VO_2 max (soit le volume maximal d'oxygène que notre corps peut utiliser pendant un exercice). Celle-ci diminue avec la rigidification de nos artères et avec l'âge.

Une chose est sûre, nous avons bien l'âge de nos artères ! Vous pouvez mesurer cet âge biologique. Prenez rendez-vous pour faire le point en mesurant cette VO_2 max avec un cardiologue en faisant une « épreuve d'effort » ou dans une salle de sport. Plus votre VO_2 max est élevée, plus vous êtes en forme. Et c'est souvent dans nos chaussures, dans notre assiette et dans notre verre que se trouve la solution pour conserver des artères de champion, comme nous le verrons plus tard.

Deux types de maladies sont à distinguer : les maladies des artères et celles du muscle cardiaque. Il est question de maladie des artères quand elles se bouchent ou bien quand elles éclatent. Elles peuvent se boucher à tous les niveaux de notre système circulatoire, au niveau aussi bien du cœur, des jambes que du cerveau.

Au niveau du cœur, on parle d'infarctus. Les artères du cœur portent le joli nom de coronaires. Elles sont petites et peuvent donc plus facilement se boucher. Elles irriguent la pompe et alimentent en oxygène le moteur de notre organisme. Or, quand une artère se bouche ou explose sous la pression trop forte, elle ne peut plus irriguer les cellules qui sont en aval, ni leur fournir l'oxygène et les nutriments nécessaires. Ces cellules du muscle cardiaque vont alors mourir et créer un infarcissement, un tas de cellules mortes, qui ne peuvent plus exercer leur rôle et finissent par empêcher le cœur de battre si cette zone est trop importante. Cette paralysie du muscle est ce que l'on appelle l'infarctus du myocarde. Un tiers des infarctus sont dits massifs et mortels. Pour les autres, s'ils sont pris en charge dans les 4 heures, il est souvent possible de les récupérer par des traitements appropriés. Plus le diagnostic est précoce et meilleure sera la récupération.

Les deux grands traitements sont la dilatation de l'artère bouchée suivie de la pose dans l'artère d'un stent, un petit ressort pour maintenir l'artère ouverte et permettre la revascularisation du territoire. Cela se fait soit en passant par l'artère de la cuisse, ce qui ne nécessite qu'une hospitalisation de courte durée, soit par une chirurgie plus invasive, la chirurgie cardiaque avec la réalisation de ce que l'on appelle un pontage, car on fait un pont pour remplacer les artères coronaires trop abîmées par de nouvelles. Pour cela, le cœur doit être arrêté et une circulation extracorporelle (CEC) mise en place, ce qui entraîne une période de rééducation cardio-vasculaire plus longue.

Aujourd'hui, 90 % des infarctus sont évitables ! Si on traite, en amont, les facteurs de risque tels que le tabagisme, l'hypertension artérielle, le diabète, le stress chronique et l'excès de cholestérol. Si vous avez des douleurs ou des crampes dans les mollets à la marche ou une douleur dans la poitrine à l'effort, cela veut dire que tout votre système artériel est déjà touché. Il faut rapidement consulter un médecin. Les fumeurs sont très sujets à ces maladies artérielles puisque le tabac attaque toutes les artères et provoque ces accidents de la circulation.

Le tabac enfume nos artères

Je me souviens de mon père, grand fumeur, qui aimait beaucoup marcher dans la nature. Il se plaignait dans sa quarantaine de quelques crampes dans les mollets à la marche. Au fur et à mesure que la maladie progressait, la distance parcourue avant la douleur raccourcissait. Je lui parle alors de son artérite. Malgré mes incitations pour le faire arrêter de fumer, il ne voulait rien entendre. Il était de cette génération qui avait démarré très tôt la cigarette, pour ressembler au cow-boy Marlboro et qui ne savait pas. Il avait doucement mais régulièrement, avec l'âge, pris du poids et malgré les traitements, son cholestérol n'avait pas été jugulé. Il a fini par faire un premier infarctus à 55 ans qui a pu être pris à temps et traité en urgence, par le passage d'un petit ballonnet pour dilater et reperméabiliser l'artère et lui permettre d'irriguer à nouveau les cellules cardiaques. La pose d'un stent juste après la dilatation, véritable petit ressort qui empêche l'artère de se reboucher, a donc permis de garder l'artère ouverte. Il a eu ainsi quelques années de répit. Dix ans plus tard, alors qu'il avait diminué un peu sa consommation de tabac, mais pas réussi à arrêter, il a refait un infarctus plus important qui a nécessité à nouveau la pose de deux stents à l'intérieur de ses artères coronaires. Ces deux épisodes lui ont fait comprendre que la fin pour lui approchait. Le tabac lui permettait de gérer son angoisse et le précipitait en même temps vers son troisième infarctus, qui serait alors fatal, à l'âge de 72 ans. Les progrès de la médecine lui avaient fait gagner dix-sept ans !

Pour le cœur, on parle d'infarctus, et pour le cerveau, on parle d'accidents vasculaires cérébraux (AVC), parfois précédés d'un accident ischémique transitoire (AIT) qui dure de quelques secondes à une minute et souvent passe même inaperçu. Quand je remplaçais des médecins généralistes à la campagne, lorsque le diagnostic d'AVC était posé, on disait « La mamie, elle a fait une attaque » ; elle avait en général 80 ans, elle se retrouvait hémiplégique, ne pouvant plus bouger de son lit. De nos jours, les AVC touchent de plus en plus de personnes jeunes de 40 à 65 ans, soumises à des stress très intenses. Personne n'est à l'abri, de l'infirmière surchargée au grand patron.

Quand la pression monte au cerveau

À plusieurs reprises, j'ai rencontré Christian Streiff pour parler de ses AVC et de son rapport à la maladie. Il a fait son troisième AVC à 54 ans, après avoir négligé les deux premiers, plus minimes, alors qu'il dirigeait Peugeot-Citroën, un grand groupe automobile. Lors de nos échanges, il est ressorti qu'il n'avait pas conscience de l'importance du stress subi à son poste, ni surtout du manque de marge de manœuvre qui le minait, puisqu'il était coincé entre les objectifs contradictoires de ses actionnaires français et chinois. Il a fait son dernier AVC un matin aux premières heures du jour, alors qu'il était seul dans son bureau. Si son assistante n'était pas arrivée, elle aussi très tôt, pour le trouver effondré sur le sol, il n'aurait jamais pu récupérer. Il avait une légère paralysie physique (hémiplégie) et perdu sa capacité d'élocution, de trouver ses mots et de calculer, un comble pour ce premier de la classe, major de l'École des mines. Sa volonté féroce et un travail acharné pendant plus de deux ans, réalisé avec l'aide de ses soignants, lui ont

permis de réapprendre à parler et à retrouver une capacité de calcul. À la suite de cet accident, il a perdu la confiance des marchés et n'a jamais pu retrouver un poste de dirigeant de haut niveau. Mais il a rebondi et mis son expérience de grand industriel au service de l'accompagnement de jeunes entreprises. Pour mieux faire connaître cette maladie, il a ensuite raconté son histoire dans un livre[57] dont a même été tiré un film.

L'AVC est un accident... de la circulation. C'est généralement une artère du cerveau, très fine elle aussi, qui se bouche ou qui explose (hémorragie) à une intersection de deux artères. Cela est dû à un ensemble de facteurs de risque que nous accumulons tout au long de notre vie et auxquels nous ne prêtons pas assez attention. Le premier et le plus répandu est l'hypercholestérolémie, provoquée par une alimentation souvent trop riche en graisses animales. Le cholestérol vient alors se déposer en plaque à l'intérieur de nos artères pour finir par les boucher complètement, comme le calcaire dans nos machines à laver. Ce phénomène est aggravé par le tabac, l'âge et le stress chronique qui rigidifient nos vaisseaux. Nos artères finissent par se rétrécir tandis que la pression à l'intérieur augmente, c'est ce que l'on appelle l'hypertension artérielle (HTA). Et plus la pression est importante, plus elle fragilise les artères au niveau des intersections, jusqu'à la rupture.

Les symptômes de l'AVC sont assez simples à identifier. Il existe souvent un coma ou une perte de conscience, une anesthésie sur le visage ou les membres, une perte de la motricité et des troubles cognitifs, en particulier sur la parole.

La paralysie ou faiblesse musculaire est le symptôme le plus fréquent : 75 % des personnes présentent un bras et une jambe affectés ou paralysés du même côté du corps (hémiplégie). Éventuellement, l'écriture peut être perturbée, si la paralysie du membre n'est pas totale. Des troubles de la vue, des pertes de l'équilibre ou de la coordination, des vertiges, des maux de tête inhabituels, accompagnés de nausées et de vomissements sont autant de symptômes.

Tout comme une certaine confusion dans l'élocution qui tend à s'atténuer, passé quelques jours, et des pertes de mémoire visuelle ou verbale. Avec, au début, de l'anxiété et de la frustration, souvent suivies de dépression et d'un sentiment de rage. Les problèmes de langage sont les plus fréquents, si le centre de contrôle du langage est affecté. On parle d'aphasie motrice quand le patient comprend parfaitement le langage, mais ne peut pas, ou mal, s'exprimer lui-même par la parole ou l'écriture, ou d'aphasie de compréhension quand le patient peut parler et écrire, mais a des difficultés à comprendre ce qui est dit ou écrit. Se profilent alors de longues journées de rééducation pour essayer de récupérer un maximum.

Que faire face à une personne qui présente de légers troubles du langage ou une faiblesse musculaire ?

D'abord penser à l'AVC, puis l'allonger, lui demander de serrer votre main et l'interroger sur la date du jour, lui demander de nommer le président de la République, ou les personnes présentes autour d'elle. Si les réponses sont incohérentes et si la force musculaire est diminuée, appelez immédiatement les secours, le 15 ou le 17, car chaque minute compte. Plus le diagnostic est précoce, plus la récupération sera possible et rapide. Si vous

connaissez une personne qui a vécu ce type d'accident, je vous recommande vivement de leur parler des associations d'aide aux victimes, telles que France AVC[58], car elles sont d'un soutien précieux pour faciliter la récupération.

Après les artères, revenons désormais aux maladies du muscle cardiaque. Quand le muscle cardiaque est fatigué, pour pouvoir continuer à battre, il s'épaissit, il gonfle, c'est ce que l'on appelle l'hypertrophie. Elle démarre souvent au niveau du ventricule gauche (VG), celui qui est le plus important pour éjecter le sang dans l'aorte, vers tout le reste du corps. Les patients ressentent alors un essoufflement à l'effort (difficulté à monter une côte ou des escaliers) puis de plus en plus de difficultés pour réaliser des mouvements simples. Cette hypertrophie ventriculaire gauche qui l'empêche de se contracter conduit progressivement à une insuffisance ventriculaire gauche (IVG). Ensuite, c'est l'ensemble du cœur qui a du mal à faire l'effort. C'est alors l'insuffisance cardiaque (IC). Puisque le cœur n'arrive plus à effectuer son travail de régulateur de la circulation, des œdèmes des jambes (c'est-à-dire les jambes gonflées) apparaissent et l'essoufflement devient persistant.

En synthèse, c'est un véritable processus évolutif[59] qui existe dans ces maladies cardiovasculaires et les trois questions à se poser sont :

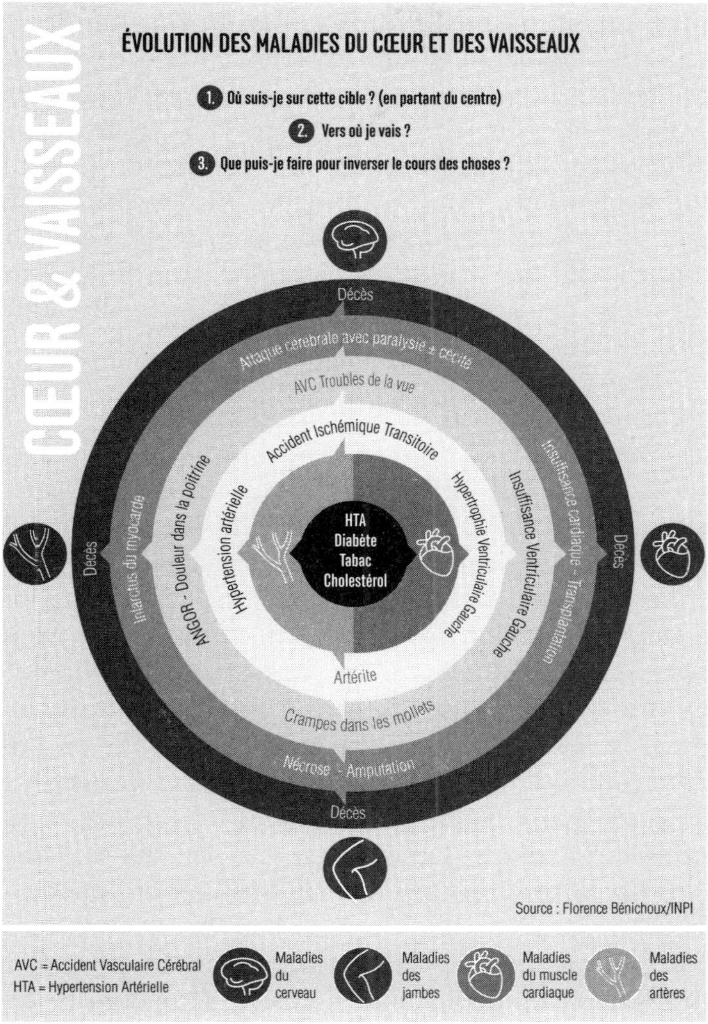

De nos jours, la maladie chronique la plus fréquente en France est l'hypertension artérielle (pression élevée dans les artères). Un adulte sur trois est concerné et un sur deux ne le sait même pas. Elle correspond à une pression trop élevée dans les vaisseaux sanguins (supérieure à 140/90 mm de mercure (Hg)) qui peut provoquer ces fameuses ruptures de vaisseaux, en particulier aux embranchements entre deux artères. Elle est fréquente et possiblement grave, si elle n'est pas traitée. C'est un tueur silencieux, car l'HTA progresse à bas bruit, avant que les premiers symptômes n'apparaissent. Les principales conséquences de cette pression trop élevée dans les vaisseaux sont les accidents vasculaires cérébraux (AVC) et les infarctus du myocarde. C'est pourquoi les médecins traitent l'hypertension et chaque patient doit suivre cette pression artérielle régulièrement en faisant une automesure avec des appareils spécialisés. L'excès de sel et d'alcool la favorise clairement. Elle augmente aussi avec l'âge, les prédispositions génétiques, la surcharge pondérale et le manque d'activité physique.

En 1950, la mortalité par maladies cardiovasculaires était d'environ 600 décès pour 100 000 habitants et, en 2017, on comptait 120 décès pour 100 000 habitants[60]. Ce sont les années 1970 à 1990 qui ont réduit drastiquement la mortalité de plus 50 % en France. Les progrès des médicaments hypocholestérolémiants (statines) et de la coronarographie (radiographie des coronaires, les artères du cœur), la pose de stents par des cathéters endovasculaires, la chirurgie de précision des pontages et des réparations de valves cardiaques ont considérablement amélioré les pronostics vitaux. Les nouveaux protocoles d'opération, moins invasifs et tout aussi efficaces, ont permis aux patients de récupérer plus rapidement. Après toute chirurgie cardiaque, une rééducation cardiovasculaire est obligatoire, afin d'aider les patients à prendre des habitudes de vie plus saines. Ces traitements performants associés à une prévention ciblée ont réellement fait progresser l'espérance de vie. Ce fut un très grand succès de la médecine.

En pratique, que ce soit pour la prévention des cancers ou celle des maladies cardiovasculaires, les principales actions de prévention sont quasiment identiques et nous les connaissons toutes.

Cela fait des années que nous entendons parler de l'excès de graisses. Il est vrai que les graisses dites saturées, (celles qui figent lorsqu'elles sont à température ambiante), comme la graisse de votre entrecôte et le beurre, sont responsables de l'hypercholestérolémie. Cependant, notre organisme a aussi besoin de bonnes graisses, en particulier riches en oméga-3. Il ne faut donc pas supprimer toutes les graisses de notre alimentation mais mieux les choisir. Préférez les huiles au beurre et à la margarine, et variez les plaisirs avec l'huile d'olive, de colza, de noix ou de noisette...

Le fléau du diabète

Le prochain scandale dont on ne parle pas encore suffisamment est la consommation excessive de sucre. Il y a bien sûr le sucre blanc raffiné, celui qu'on met soi-même, dans le café ou le chocolat chaud, qui est visible. Mais il y a surtout le sucre invisible, qui est présent dans toutes les boissons gazeuses, les jus de fruits, les plats préparés, les sauces pour les pâtes, les sucreries (biscuits, tablettes de chocolat, pâte à tartiner, bonbons, viennoiseries...). Environ 80 % des produits alimentaires achetés en supermarché, contiennent du sucre et souvent en trop grande quantité. Apprenez à regarder le nouveau Nutri-Score pour éviter ces produits souvent en D ou E. Le sucre et le gras sont omniprésents ou presque dans une large quantité de produits transformés ce qui provoque aujourd'hui une véritable épidémie de diabète. En France, en 2023, plus de 3,8 millions de personnes étaient traitées par médicament pour un diabète, soit 5,6 % de la population[61].

Lorsqu'un sucre rencontre une protéine dans notre organisme, cela entraîne une cascade d'événements qui aboutit à un « stress oxydatif » majeur. Pour contourner cela, il faut éviter les aliments à index glycémique élevé, ceux que l'on appelait les « sucres rapides », car ils déclenchent, dès leur absorption, une hyperglycémie importante et durable. Les sucres rapides sont le glucose, le maltose, ils se trouvent dans les biscottes, le riz, les purées en flocons, les confiseries gélifiées, les chips, le pain blanc, le miel, les gaufres, les frites, le maïs, le couscous, les cornflakes, les croissants, les cookies, les crèmes glacées, les pommes de terre, le chocolat et tant d'autres... Les aliments à index glycémique bas à privilégier sont le fructose en poudre, les pois cassés, les lentilles, les pois chiches, les haricots rouges et blancs, les petits pois, le soja, les cacahuètes nature, les abricots secs, le lait, les cerises, les pêches, les pamplemousses, les pommes, les poires, les oranges, le raisin, les pâtes complètes, le son, le seigle, l'avoine, les divers pains aux céréales, pour ne citer qu'eux.

En fait, l'excès de sucre chez les adultes fait aussi sécréter de l'insuline en abondance par notre pancréas, pour le juguler. On peut finir par épuiser le pancréas, qui ne peut plus produire l'insuline régulatrice, ce qui conduit inévitablement à la maladie diabétique. Or avoir trop de sucre qui circule dans notre sang est un véritable poison. Il conduit à une insensibilité des membres, il touche les artères au niveau des yeux, du cœur et des jambes. Cela aboutit à des cécités, des maladies cardiovasculaires et des amputations. Le problème est que cette maladie diabétique de type 2 qui se développait avant vers 55 ou 60 ans se déclare désormais chez des personnes beaucoup plus jeunes. Plus les jeunes consomment du sucre et des calories précocement et en grande quantité, plus le diabète se développe tôt. Et plus ses conséquences désastreuses vont réduire l'espérance de vie des générations futures.

Attention, il ne se confond pas avec le diabète de type 1 ou diabète du sujet jeune, qui est une maladie auto-immune qui inhibe la production d'insuline, ce qui provoque le déséquilibre du taux de glycémie (sucre dans le sang). Une récente découverte explique que ce diabète serait dû à un virus, le Coxsackie B, qui attaquerait les cellules du pancréas. Et que les anticorps des jeunes patients seraient incapables d'éradiquer. Cet agent pathogène n'est pas un inconnu. Il est aussi responsable d'infections du système respiratoire, chez le jeune enfant. Cette donnée ouvre la voie prometteuse à la fabrication d'un vaccin.

La santé mentale se dégrade

Comment allez-vous ? C'est d'abord en pensant à notre humeur et à notre moral que nous répondons à cette question. La santé mentale des Français se dégrade alors que nous étions déjà les champions du monde de la consommation de psychotropes et d'antidépresseurs, avant la crise du Covid-19. La dépression touchait 10 % de notre population ; elle touche aujourd'hui une personne sur huit[62]. Les femmes et les jeunes de 20 à 25 ans sont les plus concernés. La dépression n'est pas un trouble de santé à prendre à la légère. Au-delà des dépressions, le monde dans lequel nous vivons est saturé de stress chronique, de violences verbales et physiques et d'isolement.

La solitude est devenue une urgence sanitaire, accentuée par l'isolement et les confinements dus au Covid-19 de 2020, car elle a des conséquences graves sur notre santé. Elle sape le moral jusqu'à pousser au suicide. Ce phénomène connu sous la forme de la mélancolie chez les personnes âgées confrontées à la disparition de leur entourage amical existe aussi chez les plus jeunes où elle est souvent corrélée à des pathologies physiques, comme le diabète ou les maladies cardiovasculaires. Quand la solitude devient chronique, elle augmente de 29 % ce risque de maladies cardiaques, de 32 % celui de subir un AVC[63] avec un risque de surmortalité. Il n'est donc vraiment pas bon que l'homme vive seul.

D'où la nécessité d'améliorer la prévention, l'information et la prise en charge. En fait, plus il y a de crises sanitaires, sociales, environnementales, plus l'anxiété, le stress et les maladies mentales augmentent. Cela paraît logique. Depuis 2020, on parle de la triple crise sanitaire, économique et climatique. Ce qui fait trois raisons de s'inquiéter, et ces trois crises sont apparues dans un monde qui bouge vite, trop vite pour certains. Avec en plus les attentats islamistes, l'émergence de la guerre aux portes de l'Europe avec le conflit en Ukraine, et le pogrom du 7 octobre 2023 en Israël, avec une flambée de l'antisémitisme que l'on croyait ne plus jamais revoir dans l'Hexagone et ailleurs.

Dans la vie professionnelle aussi, les maladies dites de la santé mentale ont véritablement explosé avec les différents confinements et le télétravail, puisqu'en 2022, elles sont devenues les maladies professionnelles majoritaires, dépassant pour la première fois les troubles musculosquelettiques qui occupaient le haut du podium depuis plus de vingt ans.

Le monde du travail a terriblement changé depuis dix ans. Tout s'est accéléré, complexifié et digitalisé. La technologie est omniprésente, inexorable, elle semble aspirer nos vies et effraie aussi. La recherche permanente de l'hyper-performance avec une pression temporelle intense a entraîné une montée du stress notamment chronique avec des conséquences néfastes sur la santé. Les premières sont les troubles du sommeil avec réveil nocturne entre 4 heures et 6 heures du matin, puis les troubles du comportement alimentaire avec perte ou prise de poids (anorexie ou hyperphagie), ensuite la prise de drogues (licites ou illicites) pour maintenir la cadence et enfin les troubles de l'humeur avec l'irritabilité et l'anxiété. Tout cela est réversible, si on s'en rend compte à temps et que l'on peut reprendre sa vie et sa santé en main.

J'ai accompagné des centaines de personnes piégées par le rouleau compresseur d'un travail épuisant physiquement mais surtout aujourd'hui psychiquement.

Histoire banale d'un burn out

Marine, jeune chef de produit de 28 ans, vit seule dans son 35 m² à Paris. Elle a terminé ses études de commerce à Reims trois ans plus tôt. Elle est arrivée avec toutes ses compétences et son enthousiasme dans le monde du travail. Elle avait choisi de travailler dans une grande entreprise pour apprendre son métier avec une équipe de grands professionnels de la communication et du marketing. Avec son équipe, tout se passe au mieux. Pour montrer son implication à ses managers et réussir, elle travaille énormément. En dehors du bureau, elle pratique le handball assidûment et un week-end sur deux participe à des compétitions. Son salaire de débutante lui permet de payer son studio, mais elle veut gravir les échelons rapidement et gagner en salaire. À ses yeux, un peu de stress, c'est bon pour le travail. Cependant,

au bout d'un an, une fusion est réalisée avec un concurrent et un nouveau manager prend la direction de l'équipe et là... ce n'est plus la même histoire, les objectifs ont été multipliés par deux. La pression se fait intense : plus le temps de respirer, les journées s'enchaînent et elle travaille même le soir et le week-end désormais. Plus le temps de dîner avec ses amis, ni d'aller au cinéma, ni de faire du sport. Elle a lâché son équipe de handball pour les compétitions. Elle s'est même mise à fumer pour réduire son anxiété. Elle craint de ne pas être à la hauteur, en perd le sommeil, se réveille vers 4 heures du matin tous les jours, obnubilée par son travail. Petit à petit, elle éprouve des difficultés à se lever, sent qu'elle travaille moins efficacement mais veut toujours en faire plus. Pour ne pas perdre de temps, elle déjeune face à son écran de plats préparés ou sandwichs rapidement avalés. La constante pression a fait voler en éclats la cohésion de l'équipe où chacun se retrouve seul désormais. La charge de travail devient à la limite du supportable. Désormais, c'est chacun pour soi. Le manager a même lancé une compétition avec une prime à la clef, pour le meilleur de l'équipe. Marine devient irritable, elle se laisse aller et ne prend plus le temps de se pomponner. Ses amis commencent à s'inquiéter pour elle, pourtant elle les rassure, en arguant que c'est une période chargée mais passagère. Cela fait plus d'un an et demi qu'elle tient le rythme. Elle dort avec son téléphone et son ordinateur et ne prend plus tous ses congés. Un matin, elle n'arrive plus à se lever. C'est comme si son corps ne répondait plus à sa volonté. Elle ne peut même pas lever le bras. Sa mère, qui s'inquiète pour sa fille, l'appelle. C'est elle qui contacte un médecin en urgence pour la prendre en charge. Ce dernier pose le diagnostic d'un syndrome d'épuisement professionnel (SEP) ou burn out et hospitalise Marine pour qu'elle récupère, loin de son travail. Elle mettra un an pour s'en remettre. Elle changera d'entreprise et gardera longtemps la culpabilité

de ne pas avoir su tenir et d'avoir craqué ainsi. Mais peut-on tenir l'intenable, sans soutien et sur la durée ?

....

Ce n'est jamais le travail qui rend malade, mais les conditions dans lesquelles on l'exerce. Aujourd'hui, les quatre principales causes du stress chronique au travail en France sont bien connues. Ce sont la charge de travail excessive, le manque d'autonomie pour organiser son travail, l'effritement du collectif qui entraîne un manque de soutien, de solidarité et de reconnaissance par la hiérarchie. Pour éviter cela, il est impératif de prendre soin de soi. Se traiter et soulager les maux issus des conséquences du stress chronique est une chose nécessaire mais il est tout aussi utile de mettre en place une véritable stratégie de prévention collective au sein des entreprises et organisations. Cela en agissant sur les causes racines de ce stress chronique, en poussant les entreprises et organisations à les traiter et les collègues à travailler autrement. Le burn-out n'est que le signal individuel d'un dysfonctionnement organisationnel et collectif.

Comme pour les individus, il faut mettre en place un véritable diagnostic scientifique et éthique dans votre organisation, souvent avec l'aide de la Direction des ressources humaines (DRH) qui permet d'abord et avant tout la prise de conscience de toutes les parties prenantes sur le niveau de stress, ses causes et ses conséquences sur la santé des personnes et de l'organisation. Ensuite, par des actions simples, concrètes et adaptées au diagnostic, il est possible de faire évoluer la culture des organisations, de changer le management « commande & contrôle » par un modèle plus participatif et collaboratif, qui fait confiance à l'individu, à condition que chacun y trouve son intérêt. Ce ne sont pas les baby-foots ou les tables de ping-pong qui rendent heureux et fiers. Il ne faut pas confondre le « bien-être » personnel avec le yoga, la sophrologie et la méditation et l'« être-bien » au travail qui dépend des conditions de travail et de la qualité du management, la fameuse qualité de vie et conditions de travail (QVCT[64]), qui a remplacé la qualité de vie au travail (QVT). Et il est essentiel de promouvoir non pas le bien-être au travail mais l'être-bien. Car être bien au travail permet d'apprendre toujours plus pour réaliser un travail de qualité, ce qui rend fier, réduit l'anxiété, développe ou consolide l'estime de soi, permettant l'épanouissement, et finalement rend vraiment heureux.

En pratique, si vous vivez un stress excessif dans votre organisation

Protégez-vous d'abord : si vous avez des troubles du sommeil, des douleurs, des difficultés de concentration ou un épuisement physique qui résiste au repos, demandez de l'aide, consultez un médecin du travail ou votre médecin traitant. Apprenez aussi à gérer votre stress et à en faire un ami. Il existe au moins six clefs à développer pour gérer son stress :

la confiance en soi ;

la prise de recul ;

le lâcher-prise ;

l'équilibre vie professionnelle/vie personnelle ;

apprendre à communiquer sainement et à désamorcer les tensions et l'agressivité, par des techniques de communication et de respiration ;

savoir se faire entendre et respecter sans blesser et résoudre les conflits sans perdant.

Protégez vos collègues : parlez-en autour de vous avec votre équipe ou votre manager, ne restez surtout pas seul. Développez l'intelligence collective, l'apprentissage permanent, le soutien et l'entraide dans votre équipe.

Protégez votre organisation : voyez si une démarche qualité de vie au travail (QVCT) peut être mise en place par votre DRH avec l'aide des partenaires sociaux.

Quand, au début des années 2000, nous avons été quelques pionniers[65] à vouloir lancer une prévention dans les entreprises en travaillant sur les causes organisationnelles et pas seulement sur les symptômes, personne ne voulait nous écouter et tous les dirigeants refusaient la possibilité d'un stress chronique dû au travail. Ils pensaient que nous étions des « Bisounours » souhaitant nous immiscer dans leurs entreprises. La vague de suicides au travail en 2007 a changé la donne. Il aura fallu presque vingt ans pour qu'advienne la prise de conscience. J'avais déjà la conviction que les organisations ne doivent pas seulement s'occuper des murs et des machines et être fières d'être dans des bâtiments haute qualité environnementale (HQE) mais qu'elles devaient aussi s'occuper des hommes et des femmes. C'est pourquoi j'ai inventé et promu le développement des organisations haute qualité humaine (HQH®) pour permettre à chaque salarié de donner le meilleur de lui-même au travail et valoriser les hommes et les femmes qui contribuent aux bénéfices *(bene facere)* au sens du « bien-faire ». Les bénéfices viennent toujours après un travail de qualité. Désormais, les entreprises ont compris qu'elles ne pouvaient pas être performantes avec des salariés en mauvaise santé, en particulier mentale. Elles avancent sur le sujet mais la mise en pratique reste un défi. Si le sujet est d'actualité et la prise de conscience réelle, le chemin à parcourir est encore long.

L'envie de nouvelles voies plus écologiques et moins médicamenteuses

Depuis des années, certains de nos concitoyens ont réalisé l'importance des voies plus écologiques, c'est-à-dire moins gourmandes en médicaments. S'ils ne remettent pas en cause les traitements classiques dans les maladies aiguës, ils rejettent les médicaments au long cours pour toutes les maladies chroniques. Ils privilégient alors les médecines dites alternatives, en quête d'une santé plus durable.

Pendant longtemps, les individus pensaient qu'un médecin, c'était fait pour prescrire un traitement. Aujourd'hui, ce qui est paradoxal, c'est que nous avons développé des maladies justement parce que nous consommons trop de médicaments. Des études sont d'ailleurs mises en place dans les Ehpad[66] pour réduire la consommation de médicaments des résidents. En les responsabilisant, en les socialisant beaucoup plus et en facilitant l'activité physique, on constate une baisse de la prise d'anxiolytiques, d'antalgiques et des chutes.

Certains médecins aujourd'hui veulent dé-prescrire. C'est-à-dire réduire les prescriptions et supprimer les médicaments à l'efficacité moindre. Même le Leem, qui regroupe les entreprises du médicament, a lancé une campagne publicitaire en octobre 2024 prônant : « Réduisons le volume. Au-delà de 5 médicaments par jour, surtout après 65 ans, demandez à votre médecin ou pharmacien si vous pouvez en prendre moins. » Moins de médicaments, c'est mieux !

Je me réjouis de cette initiative, car je dois à un de mes maîtres en médecine interne[67] un raisonnement simple mais très efficace. Lorsque jeune interne dans son service, nous voyions arriver un patient de 62 ans avec plus de 12 ou 15 médicaments, il nous expliquait qu'il fallait être sobre avec les médicaments, car les interactions sont nombreuses et notre premier devoir était de ne pas nuire à nos patients. Il commençait donc par nous faire arrêter tous les médicaments du patient. Ensuite, nous réintroduisions progressivement les médicaments indispensables. Dans la majorité des cas, le patient ressortait de l'hôpital avec trois ou quatre médicaments au maximum. Facile à faire et salutaire quand on peut surveiller le patient au long cours, dans un lit d'hôpital, pendant une dizaine de jours. Il y avait déjà et il y a encore trop de sédimentation des médicaments, par couches successives. À chaque consultation par un médecin ou un spécialiste, ce dernier prescrit un traitement pour répondre au problème ponctuel constaté, mais aucun ne prend le temps de faire le point sur ce qui est indispensable et ce qui ne l'est pas. De plus en plus de médecins traitants sont attentifs à cette écologie et de plus en plus de patients le réclament.

À cela s'ajoute un constat : la médecine allopathique est très efficace sur les pathologies aiguës et les médecines douces semblent plus probantes sur les pathologies chroniques.

Plus de 100 millions d'Européens ont recours aux médecines douces que l'on appelle interventions non médicamenteuses (INM[68]). Environ 150 000 médecins et 178 000 paramédicaux en ont fait une spécialité en Europe. Leur popularité grandit comme en témoignent les best-sellers sur le sujet, les couvertures de magazines, l'audience des reportages télévisés, et la fréquentation en hausse des supports numériques. L'offre se diversifie. Elle est accessible partout, des hôpitaux à la médecine de ville, des pharmacies aux sites internet. Un régime par-ci, un complément alimentaire par-là. Des boissons, des plantes, des tisanes, des régimes, des jeux vidéo, des objets connectés-santé, des pratiques orientales, des techniques de gestion du stress, du yoga, des massages, de l'hypnose... La liste est infinie. Tout semble bon pour la santé. D'obscurs noms de métiers finissant par « pathe » ou « logue » s'affichent sur les plaques des immeubles.

Face à cette expansion aux raisons multiples, une demande d'évaluation et de surveillance se fait de plus en plus forte de la part des usagers, des autorités[69] et des financeurs du système de santé[70]. Quels sont leurs bénéfices réels sur la santé ? Quels sont leurs risques ? Sont-ils des compléments aux autres traitements ou des alternatives ? Sont-ils essentiellement des pratiques de prévention ? Est-ce aux médecins de les prescrire ?

Il est aujourd'hui difficile de faire le tri entre les médecines alternatives et les charlatans qui pullulent. Je suis intimement persuadée que le diagnostic doit rester médical, car des années de formation sont nécessaires pour en livrer un bon. En revanche, les thérapeutiques peuvent être multiples, complémentaires ou intégratives[71].

Je voudrais saluer le formidable travail qu'effectue un universitaire français, le Pr Grégory Ninot[72] qui a décidé de travailler avec une équipe de médecins et de chercheurs sur les interventions non médicamenteuses et sur leur efficacité. Il ne s'agit plus de parler de médecine douce en général mais d'INM[73]. « Il s'agit d'une intervention non invasive et non pharmacologique fondée sur la science qui vise à prévenir, soigner ou guérir un problème de santé. Elle se matérialise sous la forme d'un produit, d'une méthode, d'un programme ou d'un service dont le contenu doit être connu de l'usager. Elle est reliée à des mécanismes biologiques et/ou des processus psychologiques identifiés et fait l'objet d'études d'efficacité. Elle a un impact observable sur des indicateurs de santé, de qualité de vie, comportementaux et socio-économiques[74]. Sa mise en œuvre nécessite des compétences relationnelles, communicationnelles et éthiques. » Ainsi, parler d'hypnose en général n'a pas de sens. En revanche, parler d'une méthode d'hypnose pour arrêter de fumer, sur une durée précise, prend tout son sens. Il a été aussi démontré que l'activité physique régulière trois fois par semaine, réduisait le risque de récidive du cancer du sein.

Durant mon internat, les médecines douces étaient très dénigrées par la médecine traditionnelle, enfermée dans son *Evidence Based Medecine*, soit la médecine basée sur les preuves. Il fallait des études cliniques réalisées sur des milliers de patients pour avoir le droit d'exister. Cela a permis à la recherche, en particulier pharmaceutique, de réaliser des progrès extraordinaires et de mettre sur le marché des thérapeutiques qui ont vraiment fait la différence sur les maladies cardiovasculaires et les cancers en particulier. Je suis une adepte des travaux de Claude Bernard[75] qui disait que la médecine devait être expérimentale. Au XIXe siècle, le manque d'efficacité de nombreux médicaments lui inspire du mépris pour l'art médical. Il décide alors de faire médecine et devient l'un des principaux fondateurs de la démarche expérimentale hypothético-déductive. Il va décrire une méthode rigoureuse d'observation des faits qui permet de poser un problème. Puis d'élaborer des hypothèses pour le résoudre par l'expérience. Et enfin de les valider, ou pas, et d'en tirer des conclusions. Tout ce qui n'avait pas démontré son efficacité par cette méthode n'existait pas. Tout ce qui n'était pas classique et dûment démontré, comme l'ostéopathie, était considéré comme de l'exercice illégal de la médecine.

En France, l'ostéopathie a fini par être reconnue en 2004. En un peu plus de dix ans, le nombre d'ostéopathes a été multiplié par cinq. L'ostéopathe utilise des thérapies manuelles pour harmoniser l'individu et faciliter l'homéostasie et s'adresse à l'ensemble du corps pour soulager la douleur et améliorer la fonction. Quoi de plus vertueux que cet esprit ostéopathique ? Toutes les parties du corps sont reliées par la vascularisation, le système nerveux, le tissu conjonctif, le tissu lymphatique et endocrinien, mais aussi par le tissu cutané. Dès 2012, des essais randomisés[76] comparant la manipulation ostéopathique *versus* des soins usuels, chez des militaires adultes entre 18 et 35 ans ayant mal au dos, ont montré que la douleur était améliorée, de façon significative, chez les patients traités en ostéopathie, que l'effet antalgique était plus rapide et enfin qu'il y avait une meilleure satisfaction des soins. Souvent, elle permet aussi de réduire les doses d'antalgique.

L'acupuncture, pilier de la médecine chinoise, a sans aucun doute fait ses preuves depuis longtemps. L'hypnose utilisée aujourd'hui à l'hôpital pour accompagner des gestes douloureux (comme la ponction lombaire) tout comme la méditation de pleine conscience et le tai-chi ont démontré leur efficacité et ont été validés par notre très prudente Académie de médecine. Enfin, découvrir que de nombreux types de médecine peuvent s'intégrer dans une stratégie thérapeutique permet de traiter non seulement la maladie mais aussi le malade avec une vision plus globale, plus holistique.

Toutes ces connaissances progressent à pas lents, ce qui permet d'éviter le charlatanisme que l'on trouve depuis toujours à tous les coins de rue ou de site internet. Nous allons voir à présent ce qui fait que l'on décide de prendre en main sa santé et celle des siens. La connaissance aide mais elle ne suffit pas.

La prise de conscience : « Seul ce qui me touche me fait changer. »

« Ce qui touche l'esprit se retient pour un temps, ce qui touche le cœur se retient pour longtemps. »
Marcel Bleustein-Blanchet

À l'époque où je dirigeais le cabinet Better Human, quand je le vois pour la première fois, Xavier, la cinquantaine, gros fumeur, ressemble à une armoire à glace : 1 m 95, plus de 100 kg, c'est sûr ! C'est un ingénieur de formation, devenu un directeur commercial puissant et sûr de lui. Il est membre du Comex[77], très apprécié dans sa société de plus de 1 000 salariés. Il connaît parfaitement ses produits et gère son équipe d'une main de fer avec une stratégie quasi militaire. Son équipe rapporte 90 % du chiffre d'affaires de la société. Il est réticent au fait que nous réalisions une enquête sur la qualité de vie au travail dans son entreprise. Dès le départ, il est surpris et dénigre notre méthode : « Comment cela vous allez interroger mes collaborateurs sur leur qualité de vie au travail ? Vous rigolez, ils sont pas là pour boire du thé ou faire de la méditation. »

Je passe un peu de temps à lui expliquer ce que nous allons faire, c'est-à-dire une méthode de diagnostic fondée sur un référentiel scientifique. Ce qui compte, c'est l'être-bien au travail plus que le bien-être. Nous allons donc proposer à tous les salariés de remplir un questionnaire, pour identifier les points forts et les points d'amélioration de l'entreprise. Nous réaliserons ensuite quelques entretiens individuels pour comprendre ce diagnostic et coconstruire un plan d'action, le plus efficace possible. En tant que manager, il aura ainsi une vision de son équipe qu'il pourra comparer à la vision globale de la société. Il me répond qu'il ne croit pas à nos blablas, c'est de la « connerie RH » et que cela va lui faire perdre du temps et de l'argent à lui et à son équipe, car leur boulot ce n'est pas de répondre à des questionnaires.

Je lui précise alors qu'il doit laisser trente minutes à chacun de ses collaborateurs pour répondre au questionnaire, dans le strict respect de la confidentialité, et une heure et trente minutes si l'un d'eux a été tiré au sort pour participer aux entretiens avec notre psychologue du travail. Il se plaint du côté anonyme du processus, déplorant ne pas pouvoir identifier qui va mal. Je lui confirme et ajoute que si nous n'avons pas 80 % de répondants dans son équipe il n'aura pas de résultats spécifiques tangibles. Il me rétorque qu'il s'en moque et je vois bien que, malgré mes explications, il ne va pas mobiliser son équipe à répondre. C'est un dur à cuire à qui on ne la fait pas, comme ils disent dans l'entreprise.

Au bout de deux mois, nous avons un diagnostic clair de l'ensemble des salariés. À mon grand étonnement, l'équipe de Xavier a très fortement participé au questionnaire. En revanche, les résultats ne sont pas bons et très en deçà de la moyenne de l'entreprise. Je me suis engagée, avec mes collègues, à restituer à chaque manager ses résultats. Je me réserve personnellement le cas de Xavier, car je sais que cela ne va pas être facile.

Dans l'intimité de son bureau, je me dis qu'il va me falloir beaucoup de douceur pour lui annoncer que ses résultats sont en rouge. Je lui demande de m'écouter attentivement sans m'interrompre pendant dix minutes et qu'ensuite nous les commenterons. Je lui détaille que plus de 75 % des membres de son équipe sont en stress chronique avec une charge de travail très élevée, une activité hyper-intense, une autonomie malgré tout faible pour des commerciaux et un soutien du collectif insuffisant. Ils sont en travail très tendu. Leurs conditions pratiques de travail sont bonnes (voiture, ordinateur, logiciels) mais pas leurs conditions psychologiques (ils sont très isolés, souvent attaqués par les clients, avec une pression quotidienne sur les chiffres, des objectifs individuels et en compétition permanente… pour gagner la prime du mois). Les trois quarts sont fatigués, plus de la moitié ne dort pas bien, ils ont des symptômes d'anxiété, des troubles digestifs et un sur cinq est en arrêt maladie régulièrement. Il y a une véritable dégradation de leur santé mentale et physique alors qu'ils sont plutôt jeunes. Au bout des dix minutes, je vois que Xavier regarde avec stupéfaction mes tableaux et les pyramides de son équipe en orange et en rouge, qui contrastent avec les pyramides vertes de la moyenne de l'entreprise. Je m'étonne de son silence. C'est alors qu'il se décompose et s'écroule sur son fauteuil en pleurs : « Docteur, c'est fou, je n'imaginais pas cela et à quel point mon équipe n'allait pas bien. Je n'ai pas été élevé pour faire du mal. Je n'ai pas assez pris soin d'eux. Et moi non plus je ne vais pas bien, car effectivement les objectifs sont fous. Je ne dors plus depuis des mois, je tiens grâce aux médicaments. Pour lutter contre mon stress, je fume, je grignote aussi, j'ai pris 15 kg en un an et le soir je ne peux plus me passer de ma bouteille de whisky. » Je l'écoute avec grande attention et lui tends un paquet de mouchoirs. Il reprend avec difficulté : « J'ai essayé de tenir, mais je n'y arrive plus. Je porte la boîte sur mes épaules. En fait, je vais vous dire, je n'aime pas mon métier de manager, je n'ai jamais voulu devenir manager, cela fait plus de quinze ans que cela dure et vous voyez bien, les résultats sont catastrophiques. » Quelques secondes plus tard, après un long moment de silence, il ajoute : « Mais pour évoluer, dans cette boîte, il faut forcément devenir manager. » Je suis presque émue de voir cette force de la nature s'effondrer ainsi. Le diagnostic a fait résonner quelque chose en lui, je ne sais quoi, sans doute en lien avec son éducation ou son enfance. Nous discutons pendant près d'une heure de son état de santé, de sa famille, de ses choix de vie, de ses non-choix professionnels, de ses postures, et de ses croyances. Je le remercie chaleureusement de la confiance qu'il m'a faite en s'ouvrant ainsi. Il répond qu'il n'avait jamais dit cela à personne et que me parler lui fait du bien. Il ajoute ceci : « Dites-moi ce que je peux faire pour que cela change. » Je lui explique que le plus difficile est fait, mais qu'il ne peut continuer ainsi, que lui aussi se met en danger et qu'on n'a qu'une seule santé ! Nous essayons de trouver ensemble des pistes de sortie honorables et justes. Il a pris conscience du fait que son comportement était néfaste autant pour lui que pour son équipe. Nous bâtissons alors un plan d'action et je m'engage à m'entretenir avec son président pour démontrer l'importance de recréer une filière d'expertise que Xavier pourrait diriger. En effet, tout le monde n'est pas fait pour être manager.

D'ailleurs, je pense depuis longtemps qu'il devrait exister un « permis de manager » à l'image d'un permis de conduire. Et que l'on ne devrait pas laisser un manager sans soutien non plus. Le message est passé auprès du président qui va procéder à une réorganisation profitable à Xavier et à son équipe. Je voudrais insister sur cette petite phrase : « Dites-moi ce que je peux faire pour que cela change. » Elle est fondamentale. Elle est la marque de la prise de conscience réelle, c'est le préalable à tout véritable changement de comportement. Car pendant des années avant ce diagnostic, la DRH avait proposé à Xavier des formations au management. Il y était allé à reculons, en traînant des pieds et sans aucune motivation. C'est tout le problème des formations obligatoires, sur des populations non demandeuses, cela glisse comme l'eau sur les plumes d'un canard. Souvent, elles font juste perdre du temps et ne servent à rien, puisque les managers retournent avec leur équipe, sans opérer de changement. Et en fait, pourquoi changer, tant que je pense que je fais bien ? Puisque chaque manager pense qu'il fait bien, surtout si cela fait déjà plus de dix ans qu'il exerce son métier. Ces derniers n'ont que peu de retours sur leur style de management et la perception qu'en ont leurs collaborateurs. Les évaluations à 360° telles que celle effectuée dans la société de Xavier sont des outils très efficaces pour faire prendre conscience des différents points de vue sur votre management, de vos collègues, vos subordonnés, vos patrons, vos clients et vos fournisseurs. Le regard croisé est souvent très instructif. Quand il est bienveillant et juste, il permet la prise de conscience et de comprendre pourquoi il faut changer quelque chose.

Découvrons ensemble comment le changement peut se mettre en place car, comme vous venez de le voir, seul ce qui me touche vraiment peut changer mes habitudes.

Mon attitude et mes comportements dépendent de mon éducation, de mon environnement familial, amical, professionnel mais aussi de la culture de prévention de mon pays.

La connaissance et la raison ne suffisent pas à changer nos comportements

Prenons l'exemple du tabac. L'OMS a chiffré les choses de façon précise, elle dit qu'« un fumeur sur deux mourra des conséquences du tabac ». Aucun autre produit ne tue autant. Tout le monde le sait désormais, mais pour autant les gens arrêtent-ils de fumer ? Non ! Chez nous, regardez comme l'information est partout, et sur tous les paquets de cigarettes il est bien inscrit en grosses lettres « Le tabac TUE » avec des photos sordides et des détails tout aussi explicites « Fumer bouche vos artères », « Fumer provoque 9 cancers du poumon sur 10 », « Fumer augmente le risque d'impuissance », « Fumer provoque des AVC et des handicaps », « Fumer augmente le risque de devenir aveugle ». Au Canada, les avertissements sont même inscrits sur chaque cigarette !

Camille, 30 ans, attend son premier enfant. Elle a arrêté de fumer et de boire de l'alcool, pour son bébé, car elle sait que cela peut provoquer des malformations graves. Elle se dit que c'est le bon moment pour faire ce qu'elle n'arrivait pas à faire avant. Elle a convaincu son compagnon de l'accompagner, et tout son entourage fait un effort dans ce sens. Elle le fait pour un autre qu'elle-même, pour quelque chose ou quelqu'un en l'occurrence qui la dépasse. Elle le fait simplement par amour. Ce qui rend la chose beaucoup plus facile.

Maxime, 35 ans, jeune père de deux enfants, que j'ai bien connu, a lui aussi arrêté de fumer, car il a vu son père mourir d'un cancer du poumon à l'âge de 57 ans, et cela l'a violemment révolté et touché en plein cœur.

Il avait aussi arrêté temporairement pendant les deux grossesses de sa femme, mais il avait repris. Lui aussi, le fait par amour pour son père perdu. Aujourd'hui, il se dit qu'il ne veut pas non plus donner ce modèle d'un père fumeur à ses enfants.

En pratique, si vous vivez avec un fumeur, demandez-lui simplement s'il lui est possible d'arrêter de fumer pour vous et pour vos enfants. Il ou elle le fera par amour, car l'amour est un puissant moteur de motivation. Finalement, vous éviterez le tabagisme passif et surtout vous préserverez l'avenir de votre conjoint. Vous aurez ainsi plus de chances d'éviter l'épreuve d'un membre de la famille atteint d'un cancer.

Pourquoi la cigarette tue-t-elle ?

Qu'est-ce qui est vraiment toxique dans la cigarette ? C'est d'abord l'addiction forte que la nicotine génère dans notre cerveau. Rapidement, le manque s'installe et les cigarettes s'enchaînent les unes après les autres jusqu'à finir le paquet chaque jour. Pourtant, ce qui est toxique, ce n'est pas la nicotine en soi mais la combustion du tabac, qui produit les goudrons cancérogènes et génère de l'oxyde de carbone (CO), dangereux pour les artères de celui qui fume mais aussi pour ceux à proximité qui le respirent, lors du tabagisme passif. C'est donc la fumée de cigarette qui est à l'origine de 90 % des cancers du poumon, 75 % des bronchites chroniques obstructives et 25 % des maladies des artères du cœur responsables des infarctus.

La cigarette est aussi un objet social. Combien de fois n'ai-je entendu les gens me dire que la « pause clope » leur fait du bien, qu'ils y partagent des infos et y tissent des liens forts avec leurs collègues… Pour arrêter, il faut donc aussi trouver un substitut qui permettra de remplacer cette pause conviviale. C'est pourquoi la cigarette électronique a tant de succès même si, à ce jour, on n'en connaît pas encore tous les effets secondaires.

Le déclic par le chiffre

Nous sommes tous frappés par le fait que l'on voit nombre de médecins en surpoids, qui continuent à boire et à fumer de façon excessive. Ils sont souvent stressés par le temps avec des consultations de plus en plus courtes et une complexité du travail administratif. De toute évidence, ils connaissent les risques, trop bien même, ce qui confirme que savoir ne suffit pas pour agir. Ils passent leur journée à faire de la prévention tout en ne se sentant pas vraiment concernés. Étrange, non ? Tournés vers le soin aux autres, ils ne savent souvent pas s'occuper d'eux-mêmes. Pourtant, un soignant qui ne va pas bien peut commettre des erreurs et délivrer des soins de moindre qualité. Prenons un cas concret, le mien. À de trop nombreuses reprises, j'ai repoussé des activités sportives sous prétexte que je n'avais pas le temps ou que j'étais trop fatiguée. Je sais que je suis en surpoids, ma balance est devenue un ennemi, à tel point que j'hésite à me peser. Les chiffres affichés sont effrayants, ils devraient me pousser à réagir, mais je ne veux rien voir. Un jour, je découvre qu'il est possible de calculer son « âge biologique ». Je me dis que c'est ce qu'il me faut comme outil, et que je vais enfin connaître l'âge de mes artères ! Pour cela, je me rends dans une salle de sport[78] proposant ce type de bilan complet évoqué plus tôt et dont la durée est estimée à une heure. Je vais tester ma force musculaire, mon efficacité cardiaque avec ma VO_2 max (ma capacité à bien utiliser l'oxygène lors d'un effort), mon métabolisme et ma souplesse. À la fin de l'exercice, je découvre que mon âge biologique est supérieur à mon âge réel. J'ai 60 ans et mon corps annonce 70 ! C'est le déclic, cela ne peut plus durer ! J'affiche 10 kg de trop, je sens bien que je n'arrive plus à faire ce que je veux de mon corps. Il faut que je change des choses dans ma vie, si je veux vieillir et surtout vieillir en bonne santé.

Contrôle technique et prévention santé

Dans notre pays, le contrôle technique des voitures est obligatoire tous les deux ans. Nous prenons le temps de réaliser ce contrôle technique pour notre voiture, mais nous ne prenons pas le temps de nous poser pour voir comment protéger notre organisme des agressions, éviter les accidents de la vie et améliorer notre santé physique et mentale.

Il n'existe pas de contrôle technique de notre santé. Nous n'avons pas la culture de ces rendez-vous de prévention, et les dépistages organisés peinent à faire le plein. Or notre espérance de vie « en bonne santé » n'est que de 64 ans pour les hommes et 65 ans pour les femmes. Elle peut encore s'améliorer, pour que la retraite ne soit pas synonyme de maladies.

En plus des bilans tels que celui-ci, il existe depuis 2024 le bilan de prévention santé[79], qui consiste en un temps d'échange avec un professionnel de santé pour faire le point sur vos habitudes de vie afin de déterminer vos priorités en matière de santé. Il est réalisable de préférence aux âges clefs de la vie – 18-25 ans, 45-50 ans, 60-65 ans, 70-75 ans – et remboursé par la Sécurité sociale. Cela veut dire choisir de vous occuper de votre santé et aller voir un médecin alors que vous n'êtes pas malade !

Après mes résultats au test, je prends une série de décisions comme marcher davantage, investir dans un vélo électrique pour mes déplacements en ville et modifier mon rythme de vie. Moins de stress, plus de temps pour les miens, moins de déplacements professionnels, un sommeil réparateur, une alimentation équilibrée et moins d'alcool. Ce changement s'accompagne d'une infection rhinopharyngée avec une toux difficile à juguler qui s'étire sur plus de six semaines. Comme si j'avais besoin de désintoxiquer mon organisme de mes excès de sel, de sucre, de gras et d'alcool. Au début, je me dis que cela va être dur de résister, mais, passé les quinze premiers jours, c'est incroyable, les desserts ne m'attirent plus, tout comme le sel, le beurre et la mayonnaise. Je prends plaisir à me rendre au marché, à cuisiner et goûter les légumes sous toutes leurs formes possibles. Fini les fringales qui me faisaient avaler n'importe quoi. J'ai réduit mes quantités, mes portions sont devenues plus raisonnables, je ne me ressers plus de chaque plat, car je n'ai plus faim, tout simplement. Je m'habitue assez vite à ce changement d'alimentation, plus riche en légumes et fruits. Mon corps semble heureux car il commence à m'envoyer des signaux positifs.

Malheureusement, j'ai un problème de capsulite à l'épaule droite que j'ai laissé traîner, qui me fait mal et m'empêche de me servir de mon bras droit que je ne peux plus décoller du corps. Je refuse de perdre l'usage de mon bras et décide de me faire aider par un kiné qui libère la capsulite et progressivement m'encourage à me remuscler. Je ne vous cache pas que j'en bave un peu à chaque séance. Au bout de huit mois, j'ai retrouvé la pleine mobilité de mon bras, et perdu 10 kilos. Je me sens vraiment mieux, sans fournir un gros effort. Je rajoute des trous à ma ceinture pour tenir mon pantalon, je monte plus facilement les escaliers, je marche 6 500 pas en moyenne par jour et je dors enfin mes 8 heures par nuit. Le plaisir et la satisfaction de constater mes résultats m'encouragent à poursuivre. J'éprouve l'étrange sensation de ressentir vraiment mon corps, ce que je vois aussi dans le regard des autres : « Tu as retrouvé ta silhouette d'il y a vingt ans, cela te va bien ! » Mon métabolisme semble m'aider aussi car je ne reprends aucun kilo alors que je ne m'interdis rien. Enfin, je m'achète un nouveau pantalon deux tailles en dessous ! Le plaisir se trouve aussi dans ces petites choses.

Quelle est l'émotion qui m'a fait agir ? Sans doute la peur, là encore. Celle de mal vieillir et surtout d'avoir des handicaps. Vous voyez, j'ai la connaissance et pour moi aussi il aura fallu attendre un déclic pour agir.

En fait, un individu a trois batteries, qui sont en interaction permanente : la tête, le cœur et le corps. Derrière la tête se cache la raison ; derrière le cœur, les émotions. Si je sais avec ma tête et que je ressens avec mes émotions alors je peux agir avec mon corps.

Par exemple, la joie et l'enthousiasme, la peur et l'anxiété sont des émotions que l'on pourrait qualifier d'opposées. Les premières nous donnent envie de bondir alors que les secondes nous pétrifient ou nous obligent à fuir ou à agir. Elles sont extrêmement puissantes. La colère peut nous faire sortir de nous-mêmes et la tristesse nous replier sur nous-mêmes. Sauf que chacun réagit différemment à ces émotions.

Ce sont nos émotions qui nous poussent à agir

L'émotion (du latin ***motio*** « action de mouvoir, mouvement ») est une expérience psychophysiologique complexe de l'état d'esprit d'un individu lorsqu'il interagit aux influences biochimiques (interne) et environnementales (externe). Ce sont donc bien nos émotions qui nous « mettent en mouvement ». Elles allument notre moteur intérieur, dans un sens ou dans l'autre, ce sont elles qui, au fond de nous, nous font agir.

C'est ce qu'on appelle la théorie du feu rouge. Imaginons une ville de taille moyenne, où la mairie renâcle depuis plusieurs années à installer un feu rouge dans un carrefour très passant aux abords d'un virage dangereux. Un accident, mortel cette fois-ci, vient d'avoir lieu, ce qui oblige le conseil municipal a enfin installer ce feu rouge. L'émotion dans la ville est telle que la municipalité a été contrainte d'agir.

Très souvent, j'ai entendu des patients venant de faire un infarctus ou après un triple pontage me dire : « Je crois que je suis passé tout près de la mort, j'ai une femme et trois enfants, je ne veux pas que cela se termine maintenant. » Ils ont tout à coup pris conscience de leur finitude. Cette peur de la mort les rend subitement plus sensibles au discours de prévention. Ils se demandent alors comment éviter qu'un incident se reproduise. C'est pourquoi la rééducation des patients cardiaques en post-infarctus a du succès. Elle guide vers une hygiène de vie plus saine, elle les aide à arrêter de fumer, à participer à des activités collectives, à cuisiner équilibré, à privilégier la marche au quotidien, etc.

Faut-il faire confiance à nos émotions ? Oui, mais il faut apprendre à les gérer, car elles peuvent être de formidables amies et nous faire du bien, tels la joie et l'amour. Alors que la colère peut nous entraîner dans la violence ou une hyperactivité, la peur dans une paralysie ou une maladie hypocondriaque et l'anxiété dans une rumination morbide souvent accompagnée de ressentiments envers les autres.

Attention à l'hyper-émotivité aussi qui gagne tous les secteurs, les émotions nous emmènent parfois sur des chemins loin de la rationalité et nous font surréagir. C'est pourquoi la tête, le cœur et le corps doivent être alignés pour nous conduire dans des choix cohérents et pérennes.

Les émotions, enfin, c'est ce qui nous caractérise en tant qu'êtres humains. Ce sont les véritables moteurs de nos vies. Quand nous n'éprouvons plus d'émotions, nous devenons des machines, des robots insensibles au monde et aux personnes qui nous entourent. Un subtil équilibre entre le savoir et la prise de conscience par nos émotions est essentiel à la décision.

Il faut avoir une sacrée bonne raison pour changer. Pourquoi à un moment se pose-t-on justement la question de vouloir changer ? Parce que je ne comprends plus mon corps, il ne m'obéit plus, parce que le regard des autres devient insupportable, je me sens gros et pas beau, je me dévalorise, je ne me sens plus, je ne m'aime plus. Donc soit je m'abandonne aux maladies, aux médecins qui sont là pour prescrire et ont peu de temps pour le soutien et le décryptage de mes vrais soucis et de tout ce que je ne dis pas, et à la Sécurité sociale qui va payer, soit je décide de reprendre le pouvoir sur mon corps et sur ma santé. La décision, c'est à moi de la prendre, mais je sais que je vais devoir ne plus tricher avec moi-même et me faire aider pour réussir.

Trouver son mobile personnel et ses modèles

Quel que soit le changement que vous souhaitez mettre en œuvre, il vous faut donc trouver votre objectif et votre mobile personnel. Comment voulez-vous vieillir ? Pourquoi voulez-vous maigrir ? Pourquoi voulez-vous faire du sport ? Pourquoi voulez-vous arrêter de fumer ou de boire de l'alcool ? Pourquoi voulez-vous mieux dormir ? Pourquoi et comment voulez-vous être heureux ?

Les réponses les plus courantes entendues dans mon cabinet sont : « pour vivre plus vieux », « pour voir grandir mes petits-enfants », « pour être moi-même et ne plus dépendre du regard des autres », « pour retrouver du plaisir à courir dans la nature », « pour ne plus tousser », « pour ne plus être malade », « pour ne plus dépenser bêtement mon argent avec ce tabac », « pour redevenir aimable » « pour reprendre la main sur mon destin ». Les raisons sont multiples et très variables selon l'âge, le milieu social, l'essentiel est d'identifier clairement les vôtres. Mais n'oubliez pas, le changement ne vient que de l'intérieur, c'est-à-dire de vous et pas des injonctions extérieures.

Il existe aussi des personnes inspirantes qui font bouger les lignes et des individus qui souhaitent les imiter. La prise de parole publique permet à chacun de ne plus se sentir seul face à ses questions et ses problèmes. Lorsque Kate Middleton annonce suivre une chimiothérapie pour vaincre son cancer, elle parle au grand jour de cette maladie terrible qui touche nombre de ses concitoyens. En en parlant, elle permet aux malades de sortir de leur isolement et libère leur parole. Ce fut la même chose en France lorsque Carla Bruni révéla en octobre 2023 qu'elle était atteinte d'un cancer du sein quelques années auparavant, afin d'encourager les femmes à se faire dépister tous les deux ans.

Dans le monde du travail, Arthur Sadoun, le patron de Publicis, a brisé le tabou du cancer en entreprise, en annonçant sa maladie à ses salariés et aux membres de son conseil d'administration. Tous ses collègues lui avaient conseillé de ne pas afficher sa faiblesse mais il leur a répondu que le soutien apporté compte à 50 % dans la guérison. Il a ensuite lancé, avec la Fondation Publicis, « Working with Cancer[80] » pour éradiquer la stigmatisation du cancer sur le lieu de travail. Pour que les malades chroniques se sentent en sécurité dans l'entreprise et sachent qu'un cancer ne vous condamne pas à une carrière avortée ou préjuge de vos compétences. Le groupe Publicis s'est engagé concrètement vis-à-vis de ses salariés malades ou aidants[81].

Pendant les deux mandats de son Président de mari, Michele Obama a fait bouger l'Amérique en surpoids et obèse. Elle a aussi appris à ses concitoyens à jardiner et à manger des légumes en cultivant un potager, dans le jardin même de la Maison-Blanche. Elle a convié des sportifs connus pour motiver des milliers d'Américains sédentaires à pratiquer une activité physique. Quelle visibilité donnée à ses actions et quelle efficacité pour développer les activités sportives chez les enfants ! Elle a sensibilisé aussi sur la nécessité de cuisiner à la maison pour limiter la consommation des produits tout préparés, ultratransformés, et vite ingérés.

En mars 2025, c'est Nicolas Demorand, coprésentateur de la matinale de France Inter qui s'affiche en une du journal *Le Point* en disant « Je suis un malade mental » pour briser le tabou sur les maladies mentales et expliquer ce qu'il vit en tant que patient bipolaire. Il explique aussi que c'est parce qu'il est bien traité qu'il peut travailler avec sa maladie.

Les sportifs, les artistes qui mettent leur notoriété au service d'associations ou de thérapeutiques validées, ou de messages de prévention, sont des relais efficaces. C'est bon pour le message, mais c'est bon aussi pour leur image. Depuis toujours, les stars fascinent, et dans notre monde hyperconnecté d'image et d'émotion leur poids médiatique s'est démultiplié. Par exemple, la chanteuse multiprimée Taylor Swift ne compte pas moins de 283 millions de followers sur Instagram, sa communication est d'or. Elle a été un important relais dans la lutte contre les violences sexuelles en racontant son histoire. En France, Patrick Bruel a sorti en 2022 une chanson intitulée « La chance de pas » sur le fléau de la cocaïne auprès des jeunes.

La plupart du temps, il faut qu'ils se sentent eux aussi touchés, personnellement ou dans leur famille, par le sujet pour s'investir dans une cause de santé. Le chef Yannick Alléno a créé une association à la suite du décès d'un de ses fils, fauché par un chauffard sous l'emprise de stupéfiants et de l'alcool. Son combat vise à créer un délit d'homicide routier.

Les stars qui utilisent tel ou tel produit font beaucoup plus que les grands discours. C'est pourquoi les marques ne s'y trompent pas. Mais il peut y avoir aussi des effets pervers comme lorsque des stars comme Elon Musk, Oprah Winfrey, Amel Bent et Artus présentent des métamorphoses avec des pertes de poids spectaculaires grâce à un antidiabétique devenu[82] une pilule magique amaigrissante. En prenant la parole dans les médias et sur les réseaux sociaux, délestés de nombreux kilos, ils ont créé un engouement massif pour le médicament provoquant des ruptures de stock fort préjudiciables aux diabétiques. Là encore, la puissance du médicament fait rêver ceux qui cherchent à perdre du poids. Mais cette aide extérieure ne résoudra pas leur problème sur le long terme. La vraie solution, quand on n'est pas malade, est d'apprendre à se nourrir de façon équilibrée et sans aide médicamenteuse.

En revanche, attention à tous les « influenceurs ou influenceuses » qui se nomment eux-mêmes experts de ceci ou de cela, qui n'ont aucune formation ni connaissance médicale et qui lancent des modes alimentaires, cosmétiques ou vestimentaires, sans aucun support rationnel. Ils ne sont clairement pas à classer dans les personnes inspirantes. Tant qu'il s'agit de vêtement cela n'est pas important mais en matière de santé cela peut avoir des conséquences graves. Surtout en ce qui concerne l'arrêt de médicaments ou de traitements prescrits pour de bonnes raisons. La perte de chances de guérison est alors réelle. De même que les conseils sur des compléments alimentaires, interventions chirurgicales, et autres pilules magiques qui se révèlent être néfastes. Une récente loi oblige les influenceurs, leurs agents et les plateformes qui les diffusent à une transparence sur les produits ou prestations vantés sur leurs réseaux et à se conformer à la législation en vigueur en matière de vente et de publicité. Le but étant de protéger leur public, jeune dans sa majorité, de pratiques frauduleuses et dangereuses pour la santé.

Louis face aux charlatans

Louis est un professeur de lettres à la faculté. Il est âgé de 62 ans. Il a toujours craint la maladie. Un jour, il fait un infarctus. Il est très bien pris en charge par la médecine conventionnelle et repart avec un traitement efficace. Mais il se pose des questions sur les raisons de cet infarctus auquel notre médecine n'a pas le temps de donner de réponses. Sa fragilité psychologique lui fait consulter toute une série de charlatans. Le décodeur biologique qu'il consulte s'obnubile sur sa psychogénéalogie ; le naturopathe lui conseille des produits chers et incompatibles avec ses traitements ; le magnétiseur lui assure qu'il faut juste boire de l'eau dynamisée. Chacun lui fait croire qu'il détient une partie de la solution. Cette incohérence a généré beaucoup d'angoisses

chez Louis. Rien ne vaut des professionnels reconnus qui travaillent en cohérence, dans une véritable médecine intégrative, pour traiter l'individu autant que sa maladie.

Gardez à l'esprit qu'être malade affecte nos capacités de raisonnement. On est ainsi plus enclin à adhérer à toutes sortes de solutions, même les plus farfelues, pourvu que l'on pense qu'elles nous amènent vers la guérison.

Chacun à son niveau doit trouver ce qui le touche vraiment pour opérer un changement de mode de vie, car il n'y a rien de plus difficile que de changer ses habitudes, qui ont par définition la peau dure.

En effet, les freins au changement sont très nombreux. Le premier est sans doute notre vulnérabilité, notre fragilité d'être humain. Mais aussi ce manque de dignité vis-à-vis de nous-mêmes et le manque d'intériorisation de cette dignité, car nous sommes tous égaux et la vie qui nous habite a une valeur égale à celle des autres. C'est ce que nous a appris le siècle des Lumières. Cynthia Fleury, philosophe, le dit ainsi : « Les personnes qui n'ont pas cette dignité intime d'elles-mêmes ne se soignent pas ou disent que cela ne vaut pas la peine de s'occuper d'elles. » Elle ajoute que « si l'on prend conscience de notre dignité, alors la santé peut devenir un véritable levier pour transformer nos comportements[83] ».

Un stress chronique très élevé, une maladie grave ou la pauvreté entraînent une précarité qui nous rend vulnérables. Et quand nous sommes vulnérables, nous allons vers cette « indignité » qui nous empêche de nous prendre en main. De l'importance de retrouver l'estime de soi pour pouvoir se prendre en main.

Beaucoup d'entre nous savent ce qu'il faudrait faire pour améliorer notre santé, mais nous ne passons pas à l'acte. Souvent, on pense que c'est par manque de réelle envie, par paresse ou négligence qu'on laisse passer les occasions, qu'on se laisse aller. C'est juste profondément humain, on se dit que cela peut attendre encore un peu et puis on n'a pas le temps ! Les bonnes raisons et excuses ne manquent pas : les enfants, le travail, les tâches ménagères, la famille, les amis, etc. Quand trouverai-je le moyen de m'occuper de moi ? Ce manque de temps, pour se poser et mettre en œuvre une stratégie pour atteindre un objectif, est le plus grand des freins. Sauf que derrière ce manque de temps se cache un manque de dignité et d'intérêt pour soi-même. Car si nous étions honnêtes, nous prioriserions notre santé, mais nous trichons tous un peu avec nous-mêmes.

Ce qui nous fait régulièrement défaut aussi, c'est un accompagnement du cercle proche ou d'un professionnel à même de nous aider à garder le cap. C'est pourquoi il est important d'échanger et de savoir demander de l'aide à un membre du corps médical ou à des personnes de confiance. Si nous prenons l'exemple de notre alimentation, arrivés à 40 ans, nous avons déjà avalé environ 43 800 repas avec des habitudes qu'il est difficile de bousculer. Il paraît donc plus facile de se glisser dans le moule d'un régime strict pour y parvenir. Mais un régime quel qu'il soit ne pourra durer toute votre vie. Car chaque régime produit des restrictions que notre corps nous fait payer ensuite, avec le fameux « effet yo-yo » qui vous fera reprendre au bout d'un an plus de poids que vous n'en avez perdu ! Il vaut donc mieux prendre, le plus tôt possible, de bonnes habitudes alimentaires avec un équilibre nutritionnel à conserver sa vie durant.

Comment fait-on en France pour donner envie de changer ?

« Fais pas ci, fais pas ça ! »

On démarre le plus souvent par des interdits ou des injonctions. C'est même la litanie des injonctions « Mangez 5 fruits et légumes par jour, faites 30 minutes d'activité physique par jour, arrêtez de fumer, ne buvez qu'un à deux verres d'alcool par jour, mettez votre ceinture de sécurité, portez des gants, un casque, des chaussures de sécurité, des bouchons dans les oreilles, etc. »

Toutes ces injonctions deviennent vite insupportables lorsqu'elles n'ont pas été intégrées très tôt dès l'enfance ou insuffisamment expliquées et donc pas bien comprises.

Globalement, tout le monde les connaît, mais peu les pratiquent. Comment changer la donne ? En France, les succès de la prévention sont importants mais limités. Si je schématise à outrance, il s'agit principalement du brossage des dents, de la vaccination et de la ceinture de sécurité.

À l'âge de 7 ans, nous avons nos dents pour toute la vie ! Le brossage des dents est essentiel pour protéger notre santé bucco-dentaire. Les campagnes sur cette grande action de prévention sont sponsorisées par les dentistes, les vendeurs de dentifrice et par l'Assurance maladie avec la campagne « M'T dents ». Elle a très nettement amélioré l'état dentaire de nos enfants et des adultes qu'ils deviennent. C'est un succès, car dès qu'apparaissent les premières dents des brosses à dents adaptées permettent d'adopter au plus tôt cette bonne habitude qui deviendra un réflexe. C'est alors un geste de prévention, intégré dans la vie quotidienne et que l'enfant répétera toute sa vie.

Dès l'enfance, nous devrions apprendre aussi le lavage de nez[84] avec des seringues de sérum physiologique ou de l'eau tiède et du gros sel pour les plus âgés, qui permet de se préserver des rhumes en hiver. C'est très efficace aussi en cas de sinusite.

À noter que le fameux « Les antibiotiques, c'est pas automatique » est bien entré dans les mœurs, après une période d'abus où il était plus simple d'avaler un cachet que de patienter les sept jours nécessaires pour que le rhume disparaisse de lui-même. De plus, pour soulager les symptômes du rhume, l'Agence nationale de sécurité du médicament et des produits de santé (ANSM) exige depuis fin 2024 de présenter une ordonnance pour se procurer des vasoconstricteurs oraux contenant de la pseudoéphédrine.

Les campagnes de vaccinations obligatoires pour les enfants ont permis d'éradiquer un grand nombre de maladies infantiles mortelles, telles la poliomyélite, la variole, la diphtérie et la tuberculose. Mais avec la mondialisation et les antivax, la tuberculose et la coqueluche font leur grand retour. On déplore encore chaque année, en France, des morts dues au tétanos et à la grippe. Et la pandémie de Covid-19 a démontré l'efficacité de la vaccination pour limiter la mortalité des plus fragiles. Rien n'est parfait, mais la vaccination par les pédiatres et dans les consultations de Protection maternelle et infantile (PMI) accessibles à tous, dans chaque département, est essentiel. Les PMI proposent des consultations dédiées au suivi de la croissance et du développement psychomoteur et affectif de l'enfant jusqu'à ses 6 ans révolus et la vaccination gratuite. Elles sont aussi un précieux espace de dialogue et d'écoute pour parents et enfants.

Enfin, la ceinture de sécurité est apparue en France en 1967 et le port de cette ceinture est obligatoire sur tous les types de route en 1979. En 1972, la France connaît une année noire avec plus de 18 000 tués sur les routes. Donc, en 1973, le port de la ceinture à l'avant est obligatoire hors agglomération, afin d'éviter les fractures du crâne souvent mortelles contre le pare-brise. Depuis 1970, toutes les voitures neuves doivent en être équipées et des améliorations sur la largeur de la ceinture et les enrouleurs ont été progressivement réalisées. Finalement, en 1990, elle devient obligatoire à l'arrière. Aujourd'hui, attacher sa ceinture est un réflexe, mais il a fallu plusieurs décennies avant d'en arriver là. Le nombre de morts sur les routes en 2023 était de 3 400 personnes, soit cinq à six fois moins !

Les grandes campagnes de prévention françaises

Sous l'impulsion du Président Jacques Chirac à l'époque, l'Institut national du cancer (INCa) a été créé en 2005, pour coordonner et mettre en œuvre les plans cancer décennaux. Pour chaque individu, il a ainsi pu être proposé un dépistage systématique de deux des cancers les plus fréquents et les plus mortels en France : le sein et le côlon.

Pour le cancer du sein, cela consiste à proposer une mammographie tous les deux ans à toutes les femmes de 50 à 74 ans, afin de détecter le plus tôt possible une tumeur. En complément, l'autopalpation des seins, une fois par mois, devrait être apprise dès la puberté et devenir un réflexe, comme le brossage des dents. C'est un geste intime, simple à réaliser, sans prise de rendez-vous si ce n'est avec soi-même qui ne coûte rien et peut rapporter beaucoup. Plus il est pratiqué, meilleure est la capacité à ressentir les infimes modifications de nos seins. Je le dis souvent : « Faites connaissance avec votre corps et avec vos seins, vous avez beaucoup à y gagner. »

L'autopalpation des seins : un geste de prévention simple, rapide, indolore et à portée de main

À réaliser une fois par mois en général, une semaine après la période des règles, pour que vos seins présentent leur taille et leur forme habituelles. (Lors des menstruations, les phénomènes hormonaux peuvent développer de petits kystes parfois douloureux et souvent sans gravité.) Cela prend dix à quinze minutes les premières fois et pour s'habituer à cette observation, puis cinq minutes tous les mois. Une fois que l'on a fait connaissance avec ses seins, il est plus facile de les reconnaître par la suite et d'identifier de légères différences.

Un examen visuel d'abord. Il consiste en le fait de se tenir debout ou assise devant un miroir, le dos droit et les bras le long du corps. L'objectif est déjà de repérer de petites asymétries et d'évaluer visuellement votre poitrine à la recherche de toute rougeur, bosse, tache, croûte, lésion, écoulement mamelonnaire, coloration de la peau, inversion des mamelons (mamelon rentré) ou capitons (peau d'orange) inhabituels. Vous pouvez ensuite enchaîner différentes postures symétriques pour observer le comportement de vos seins (mains sur les hanches, poitrine penchée en avant puis de chaque côté, bras levés, etc.). Vos deux seins doivent bouger de la même manière.

L'autopalpation ensuite. Il convient de palper chaque sein l'un après l'autre, à l'aide de la main opposée (main droite pour le sein gauche, main gauche pour le sein droit). Vous pouvez choisir de palper votre sein de haut en bas, ou en partant du mamelon pour aller vers les côtés : l'essentiel est d'être minutieux et de n'oublier aucune zone. Répétez plusieurs fois la palpation du même sein en appuyant d'abord doucement, puis de plus en plus fort pour chercher des anomalies superficielles et profondes. Il est tout à fait normal de sentir de petites boules qui composent la glande mammaire. Elles doivent être homogènes et indolores bien qu'elles puissent être sensibles. Une fois les deux seins examinés, terminez votre autopalpation par la zone entre le sein et l'aisselle, puis par l'aisselle elle-même. Un gonflement des ganglions axillaires peut être aussi un signe d'alerte soit d'infection, soit de petite tumeur.

Que faire en cas de découverte d'une petite boule dans votre sein ? Consultez un gynécologue et réalisez une mammographie au plus vite auprès d'un cabinet de radiologie spécialisé dans les dépistages du cancer du sein.

Dans ce monde de Narcisse où les selfies pullulent, où l'on cherche à être toujours les plus beaux, paradoxalement les gens se touchent de moins en moins et connaissent assez peu leur corps. Même pour insérer un tampon hygiénique, il est nécessaire d'avoir un peu de connaissance anatomique pour ne pas se faire mal !

Plus la tumeur est détectée tôt et plus on augmente les chances de guérison. C'est votre Caisse primaire d'Assurance maladie qui vous adresse une invitation à participer à ce dépistage (par courrier, mail ou SMS). Elle contient une liste des radiologues agréés dans le cadre du programme national de dépistage du cancer du sein. Il est détecté chez 7 femmes pour 1 000 examens. Vous pouvez également prendre rendez-vous de façon spontanée avec un radiologue agréé sur le site internet « Je fais mon dépistage ».

Pour faire son dépistage, il faut avoir le réflexe prévention ! Et se dire : je suis en bonne santé, je reste en bonne santé, car le principe même du dépistage c'est de le faire en bonne santé ! Nous sommes tous soumis à un exposome (l'ensemble de nos expositions environnementales, pollutions, pesticides, perturbateurs endocriniens auxquels s'ajoutent tabac, alcool, sédentarité, malbouffe...) qui peut générer des cancers. La prévention n'est pas assez visible en France, rien ne la rend désirable. Pour vous aider dans ce dépistage, la plateforme Dépist&vous[85] peut vous sensibiliser mais surtout vous aider dans la planification, le suivi et le rappel de vos rendez-vous de prévention dans le centre le plus proche de chez vous. L'inscription à cette plateforme peut même être prise en charge par votre employeur ou par votre mutuelle. Renseignez-vous auprès d'eux !

Pour le cancer colorectal, le dépistage est facilité par le test immunologique de détection de sang occulte dans les selles. Il s'adresse aux femmes et aux hommes, sans symptôme a priori, âgés de 50 à 74 ans, tous les deux ans. Les campagnes de communication du mois de « Mars en Bleu » sensibilisent les populations à dépister ce cancer colorectal. En 2025, la Ligue contre le cancer a choisi de bousculer les codes en adoptant une approche directe et percutante avec le slogan « Va chier. Dites-le à ceux que vous aimez, ça peut leur sauver la vie ! ». Cette campagne choc a fait parler d'elle.

Seule une femme sur deux fait son dépistage !

Comme pour le cancer du sein, vous recevrez une proposition pour réaliser ce test gratuitement. Tous les bénéficiaires de la CPAM concernés reçoivent par la Poste ces incitations au dépistage, mais là encore seule une part minoritaire de la population réalise les examens, souvent par peur ou par négligence. Pour le cancer colorectal, le taux de participation est de 30 à 34 % selon les années et pour le cancer du sein il était de 47 % en 2021. Pour des campagnes de prévention purement incitatives, ce sont d'excellents résultats. Cependant, cela signifie que plus de la moitié de la population ne répond pas aux incitations de dépistage. Alors que cela devrait être une chance pour chacun.

Trois autres cancers sont proposés au dépistage en fonction de vos antécédents personnels ou familiaux ou de vos facteurs de risque. Les cancers du col de l'utérus dont le dépistage est réalisé par un gynécologue, soit par un examen cytologique, le fameux « frottis » (tous les trois ans entre 25 et 29 ans, après deux premiers examens annuels normaux), soit par un test HPV-HR (tous les cinq ans entre 30 et 65 ans). Il existe aujourd'hui un vaccin contre ce papillomavirus (HPV) qui a réduit à zéro le nombre de cancers du col de l'utérus chez les jeunes Écossaises, à qui il a été prescrit à l'âge de 12-13 ans, depuis 2008.

Octobre Rose pour les cancers du sein, Novembre Bleu pour les cancers masculins

Aujourd'hui, dans l'Hexagone, pour favoriser la sensibilisation à cette détection, il existe des actions de mobilisation et des courses caritatives, réalisées souvent par des associations[86]. Le mois d'octobre, appelé « Octobre Rose », est consacré à la sensibilisation des femmes aux cancers du sein.

Pour mobiliser les messieurs, il a été créé ce « Novembre Bleu », une campagne annuelle dédiée à la sensibilisation et la prévention des maladies et cancers masculins.

Inspirée de la campagne Movember (contraction de ***mustache*** et ***november*** en anglais) initiée aux États-Unis, elle encourage les hommes à consulter et à se laisser pousser la moustache en signe de soutien à cette cause de la prévention de la santé mentale et du suicide, du cancer de la prostate et de celui des testicules. Malgré tout ce que l'on peut lire sur le test des antigènes prostatiques spécifiques (PSA), il ne suffit pas à lui seul pour dépister le cancer de la prostate. D'où l'importance d'aller consulter un urologue pour tous les hommes âgés de plus de 55 ans.

Sachez qu'en prévention 20 éjaculations mensuelles entraînent deux fois moins de risques de cancer de la prostate. En matière de sexualité, on peut donc consommer une fois par jour !

Les 100 000 cancers de la peau dépistés par an en France – dont 18 000 mélanomes qui sont les cancers les plus dangereux – le sont souvent par un dermatologue. Dans plus de 85 % des cas, ils sont attribuables à une exposition excessive aux UV (ultraviolets). Pour ne pas risquer votre peau au sens propre, évitez les expositions prolongées au soleil, particulièrement entre midi et 16 heures. Vous devez apprendre à vous autosurveiller en étudiant vos grains de beauté et surtout leur transformation.

Anatomie d'un échec : l'obésité en France

Plus de la moitié de la population est en surpoids. Je voudrais revenir sur notre propension à prendre du poids, malgré le Programme national nutrition santé[87] (PNNS). Depuis 1997, la prévalence de l'obésité a même doublé[88], passant de 8,5 % à 17 % de la population française. Et celle-ci est plus marquée parmi les plus jeunes, dans le nord de la France et dans les départements d'outre-mer, hors La Réunion. Aujourd'hui, 5 % des enfants sont en situation d'obésité grave ! On estime qu'un enfant d'aujourd'hui a consommé plus de sucre que son grand-père durant toute sa vie. Rien n'indique, malgré les efforts de prévention, que la tendance s'inversera. À titre d'exemple, un verre de jus d'orange (250 ml) équivaut à 5 morceaux de sucre (21 grammes), et un verre de Coca-Cola à 6 morceaux (27 grammes).

Notre malbouffe est le ferment de nos maladies !

125 milliards d'euros de dépenses de santé (obésité, diabète et maladies cardiovasculaires) seraient liés à une alimentation déséquilibrée chaque année en France, soit un quart du budget de la Sécurité sociale, selon la FAO (Organisation des Nations unies pour l'alimentation et l'agriculture) et le rapport de l'Institut Montaigne paru en 2024[89]. Il est grand temps d'agir face aux lobbys des produits trop sucrés, trop salés et ultratransformés.

Depuis 2001, les autorités de santé tentent de proposer des actions de prévention dont le fameux « Manger mieux. Bouger plus ». Il a fallu de nombreuses années pour produire les publications scientifiques, se battre contre les lobbies de l'industrie alimentaire, convaincre les industriels ultraréticents, avant la mise en œuvre en 2017 du Nutri-Score sur les produits alimentaires après le vote d'une directive européenne sur le sujet. L'objectif de cet indicateur est de renseigner les consommateurs sur la composition du produit et de les aider à choisir des produits plus sains et à éviter d'acheter trop souvent des produits trop gras et trop sucrés. Même s'il n'est pas obligatoire, c'est aujourd'hui un succès que beaucoup de pays nous envient, mais qu'il faut encore améliorer et rendre plus efficace notamment avec un nouvel algorithme validé le 14 mars 2025 par le gouvernement. Les industriels ont deux ans pour répercuter le nouveau mode de calcul sur les emballages. Servez vous de ce Nutri-Score, préférez les produits A, B ou C et apprenez à vos enfants à le lire et à l'utiliser largement.

Tous ces efforts, depuis plus de vingt-cinq ans, ne suffisent pourtant pas. Les résultats ne sont pas au rendez-vous et sont sans appel[90]. Les projections de l'Organisation mondiale de la santé (OMS) pour la France ont de quoi alarmer : en 2030, les chiffres de la prévalence[91] de l'obésité devraient atteindre près d'un tiers de la population !

Chez nous, la prévention pèche par trop d'injonctions, pas assez de moyens pour mener à bien les ambitions énoncées et une dilution dans le pilotage des plans qui ne va pas assez sur le terrain et sur les populations les plus à risque. Comme souvent, nous parlons trop des problèmes et ne mettons pas assez en œuvre les solutions. Nous ne nous intéressons pas suffisamment à l'intendance concrète des actions et à leur suivi dans le temps. Comme le démontre la campagne des « 30 minutes d'activité physique par jour » qui est une recommandation de plus, pour laquelle on ne donne pas vraiment ni aux écoles, ni aux entreprises, ni aux établissements de santé les moyens de la mettre en pratique.

Face à cet échec collectif, il y a aussi l'échec individuel puisque nombre de personnes ayant fait des régimes disent que cela ne marche pas sur la durée. Parce que l'on découvre à quel point le poids n'est pas seulement un excès de nourriture et un manque d'activité physique, c'est aussi un subtil équilibre entre divers éléments qui sont tous liés. Il n'y a pas que la malbouffe et la sédentarité mais aussi le manque de sommeil et les multiples facteurs de stress auxquels nous sommes soumis. L'équilibre est un tout et pour le retrouver il faut agir sur les différents éléments qui le constituent.

Avec le surpoids et l'obésité, ce sont aussi les genoux qui trinquent

Le nombre de prothèses totales de genou (PTG) posées en France a considérablement augmenté au cours des deux dernières décennies. En 2018, environ 100 000 interventions de ce type ont été réalisées, contre 80 000 en 2013. Cette augmentation fait suite au surpoids et au vieillissement de notre population. Car le surpoids et l'obésité aggravent l'arthrose, principale cause nécessitant une PTG. Le genou, en tant qu'articulation portante, subit une pression accrue chez les personnes en surpoids, accélérant ainsi la dégradation du cartilage. Peut-être que si nous avions une consommation alimentaire plus frugale et une activité physique régulière nous pourrions réduirions le besoin en hospitalisations pour prothèses de genou.

Éducation à la santé trop générique

Pendant longtemps, la croyance en France était que le taux de mémorisation d'un slogan publicitaire tenait lieu d'efficacité. Si « Un verre ça va, trois verres bonjour les dégâts » a été très mémorisé et a sans doute contribué à réduire la consommation d'alcool, on sait désormais que les messages trop génériques et non adaptés aux contextes et aux spécificités des communautés sont inopérants.

Pour vous aider à la prise de conscience, sachez qu'il existe des autotests (*cf.* le cahier pratique) sur de nombreuses addictions (alcool et tabac) ou maladies disponibles facilement sur Internet.

À l'heure justement des communautés et des réseaux, les associations de patients ou de malades aident à faire de l'« éducation thérapeutique », triste appellation pour développer non seulement la connaissance, le soin mais aussi la santé de ces groupes. Et il n'existe pas d'associations de bien-portants pour partager sur les bonnes pratiques à mettre en œuvre… à moins que l'on considère les associations sportives, les chorales et les ateliers culinaires justement comme les groupes qui promeuvent ces bonnes pratiques.

Le trop est l'ennemi du bien

Nous comptons sur le territoire français 75 instituts ou organismes en charge de la prévention[92], un thésard les a comptés en 2009 ! Le manque de coordination de ces instituts nuit à leur efficacité. Un particulier ou une entreprise sera rapidement perdu au moment de choisir vers quel organisme se tourner. Ce n'est pas qu'il n'y a pas de compétences chez chacun de ces acteurs, mais c'est le manque de lisibilité qui rend la prévention compliquée et donc infructueuse.

Chaque institut travaillant sur ses propres campagnes et outils de communication, une déperdition d'énergie, de temps et d'argent s'opère. Ne serait-il pas plus simple d'avoir un seul institut de prévention de la santé ou une seule porte d'entrée ? Avec une branche scientifique pour réaliser toutes les études épidémiologiques et définir les politiques de prévention, et une branche communication à même de diffuser les messages adaptés aux individus et aux collectifs de chaque secteur d'activité ? Nous n'avons pas la culture de la simplicité, mais plutôt celle de créer, chaque fois qu'il y a un problème, un groupe de travail spécifique qui réinvente l'eau tiède. Il manque également dans le paysage scientifique français une équipe de recherche interdisciplinaire pérenne et reconnue sur les questions de la prévention.

L'offre de santé doit permettre à une population de rester le plus longtemps possible en bonne santé, ce qui diffère de l'offre de soins. Nous avons une belle offre de soins qui est le pilier de notre système de santé mais notre offre de santé est encore à créer, alors que les études médico-économiques se multiplient, démontrant l'intérêt de la prévention en termes de coût-efficacité. En somme, en France, nous sommes très bien soignés… par exemple en cas d'infarctus, mais si l'on souhaite éviter d'en faire un, il vaut mieux vivre ailleurs, au Canada ou en Suède, par exemple !

Malgré les bonnes performances d'un système de soins qui fait l'objet d'une certaine notoriété internationale, la France se caractérisait par une mortalité prématurée parmi les plus élevées des pays occidentaux, laquelle fait par ailleurs l'objet de disparités sociales considérables, notamment entre les catégories professionnelles. Cette situation a contribué à l'émergence d'acteurs institutionnels puissants dans le domaine de la prévention des maladies ou des accidents, comme l'Institut national de prévention et d'éducation à la santé (INPES), l'Institut national du cancer (INCa) ou la Prévention routière (PR).

Contrairement à ce qui s'est produit en Amérique ou en Europe du Nord, ces institutions sont peu adossées à des départements ou des équipes de recherche en sciences humaines et sociales qui évaluent l'efficacité de la prévention. Cela a favorisé la prédominance en France d'une approche de la prévention fondée principalement sur l'information et l'éducation à la santé.

Nous n'avons donc pas la culture de l'évaluation de nos politiques de prévention. L'évaluation est perçue comme un jugement alors qu'elle ne devrait être qu'un regard scientifique sur l'action. En 2021, même la Cour des comptes s'y met : « Bien que des plans et des stratégies aient été élaborés pour encourager la pratique sportive et l'activité physique pour toutes les tranches d'âge, il existe un manque notable d'objectifs concrets et mesurables à moyen et long termes[93]. » Le rapport indique également que les objectifs fixés par le Comité interministériel pour la santé (CIS), tels que la réduction de l'obésité chez les adultes et les enfants, sont loin d'être atteints.

Comment font les autres pays ?

Dans les pays scandinaves et anglophones, les acteurs de la prévention se sont engagés dans les années 1950 dans une relation de dialogue avec des spécialistes des sciences humaines – en particulier de la psychologie sociale et des sciences de l'information et de la communication. Ces échanges ont conduit à faire du champ de la prévention et de la promotion de la santé un domaine de recherche appliquée d'une grande vitalité, où les innovations et les expérimentations sont relativement nombreuses.

Dès les années 1970, le Canada avait pris les choses en main grâce au Centre Épic (centre de médecine préventive et d'activité physique de l'Institut de cardiologie de Montréal) dirigé par le Dr Martin Juneau, un cardiologue conscient avant les autres des bienfaits de l'activité physique pour les seniors à antécédents cardiovasculaires. Il est encore aujourd'hui le centre de médecine préventive de référence dans le monde. Non seulement, il est le pionnier de la prévention depuis soixante-dix ans, mais il a des informations et des infographies toujours claires, simples et facilement accessibles. Les chercheurs y travaillent sur des schémas concrets plus que sur des discours. Des infographies très visuelles sont le support principal de leur communication qui aide de façon rapide et efficace à trouver une information et à promouvoir les bons comportements. Nos voisins outre-Atlantique sont plus pragmatiques et adaptent rapidement leur politique aux problématiques, en témoigne le ministère de la Santé mentale et des Dépendances créé en octobre 2021.

En France, l'Institut national de prévention et d'éducation pour la santé est né en 2002[94], prenant la suite du Comité français d'éducation pour la santé (CFES). Reste que nous manquons cruellement d'un institut national de la prévention tout court, une porte d'entrée unique qui fasse la promotion de la santé et la prévention des maladies chroniques, et donne des objectifs clairs avec des politiques simples et concrètes.

Nos adolescents ont perdu un quart de leurs capacités physiques en trente ans[95]

Les capacités sportives de nos jeunes ont très largement diminué. Selon la Fédération française de cardiologie, les enfants et adolescents de 9 à 16 ans ont perdu environ 25 % de leur capacité cardiovasculaire en quarante ans[96]. Par exemple, en 1971, un collégien courait 600 mètres en trois minutes, contre quatre minutes en 2013 pour la même distance. Une étude menée par le Pr Sébastien Ratel de l'université Clermont-Auvergne indique que la force musculaire des quadriceps des 10-16 ans a diminué de 25 % depuis 1990[97]. Cette baisse est attribuée à une augmentation de la sédentarité, exacerbée par la pandémie de Covid-19. Ne serait-il pas grand temps de promouvoir un après-midi entier de sport obligatoire par semaine, dans tous les collèges et les lycées, et une heure de sport quotidienne pour les enfants en école primaire ou d'activité de coordination en maternelle ?

En Suède, une véritable culture de prévention dès le plus jeune âge

Comme chez nous, la Suède est fière de son modèle social qui garantit un égal accès à la santé et au bien-être pour tous. Les Suédois et les Danois sont souvent cités en modèles pour leur culture de prévention et comme les Japonais, ils pourraient être des sources d'inspiration pour nous.

La recette tiendrait en quelques mots : il n'y a pas d'interdit et pas d'excès. La Suède a une profonde culture de la prévention et la population une grande confiance dans les autorités. Chacun suit simplement et spontanément les recommandations des scientifiques, lorsqu'elles visent à favoriser leur santé, mais tout comme nous les Suédois détestent que les autorités leur dictent leur conduite. Le masque n'y a jamais été obligatoire lors de la pandémie de Covid-19 et les habitants se sont autoconfinés sans aucune disposition réglementaire ou légale. Les bars et les restaurants ont aussi fermé car ils n'avaient tout simplement pas de clients. Les mesures de confinement ont été beaucoup moins strictes, sans attestation pour sortir, ni périmètre restrictif. Enfin, les Suédois ont une cuisine propre à leur territoire, le poisson frais ou les laitages y figurent en bonne place.

La France et la Suède dépensent 11 % de la richesse nationale dans leur système de santé sauf que notre voisin affiche des résultats supérieurs en matière de prévention et de prise en charge des personnes âgées. Leur système de prévention est plus décentralisé que le nôtre. C'est au niveau des conseils de comté et des municipalités que la prévention est pilotée et suivie, donc au plus proche des gens, avec assez peu d'injonctions nationales. Concernant l'alcool, les habitants ont refusé à 51 % en 1992 par référendum la prohibition totale mais l'État, via le *systembolaget,* a le monopole de la vente d'alcool de plus de 3,5° sur tout le territoire. Si vous voulez en acheter, il vous faut être majeur et vous rendre dans des magasins d'État qui n'ont pas le droit de faire d'offres promotionnelles ni de publicité, ou bien vous allez dans les bars et les restaurants. C'est un service public qui n'a aucun intérêt à vous inciter à l'achat. En conséquence, la consommation d'alcool là-bas est la plus basse d'Europe, avec 9 litres par an.

Pour l'activité physique, les Nordiques sont en haut du podium. Que cela soit les Suédois, les Norvégiens, les Finlandais ou les Danois, ils marchent, nagent, font du vélo, du ski de fond ou de la raquette. Ils fument peu de cigarettes car ils ont des *snus*, ce sont de petits sachets de tabac, qu'ils placent entre la gencive et la joue. En fait, ils ne consomment pas moins de tabac, mais ils le chiquent au lieu de le fumer ! Ils n'ont donc pas la toxicité de la fumée de nos cigarettes qui tue.

Le Japon, champion de l'espérance de vie en bonne santé

Je me suis rendue au Japon pour comprendre comment ses habitants avaient la meilleure longévité en bonne santé.

D'abord, le choc est intense quand on arrive sur ces îles, car la culture est ici bien différente de la nôtre. À commencer par la densité de population dans la capitale qui compte 38 millions d'habitants, ce qui en fait la plus grande mégalopole du monde. Car ils sont concentrés sur 30 % de leur territoire par respect pour leurs forêts et montagnes qui occupent 70 % de la surface de leurs îles. Ils sont donc habitués à vivre en surpopulation, plutôt dans de grandes villes avec des gratte-ciel.

Pour bien vivre si nombreux, les règles sont enseignées dès l'école, elles sont très strictes et très bien acceptées par la population qui comprend en quoi cela est positif pour la communauté. Les Japonais sont culturellement très conciliants, ils font la queue pour tout, aussi bien pour le métro que pour acheter un gâteau ; c'est culturel, mais cela facilite aussi la vie quotidienne, car les choses sont bien organisées et sans aucune bousculade. Comme à Singapour, il est interdit de boire, de manger et de fumer dans la rue, pour qu'elle reste propre. De plus, la culture du risque fait partie intégrante de leur quotidien en raison des tremblements de terre et tsunamis qui ne les ont pas épargnés. La norme antisismique pour toute construction est obligatoire. Les Japonais sont de grands débiteurs du passé, ils doivent leur existence à leurs parents, pratiquent un culte de la famille et des grands-parents, ils sont tout aussi redevables de la nature. Ils sont très respectueux de l'espace de l'autre. Si je devais résumer en une phrase, leur principale qualité c'est qu'ils ne veulent pas gêner l'autre. Ils sont respectueux de la hiérarchie et chacun sait rester à sa place. Ils n'ont que 20 jours de congé par an, mais ils ne les prennent souvent même pas pour ne pas, en cas d'absence, charger leurs collègues de leur travail.

La santé mentale est un vrai paradoxe au Japon. Les Japonais sont élevés dans des familles mais aussi des communautés de quartier ou de village, où chacun est redevable de son comportement. Si vous vous comportez mal, la honte s'abat sur vous et sur toute votre famille. Ces communautés sont aussi un formidable soutien. Elles sont appelées les *moai*, ce sont des groupes d'entraide autour de centres d'intérêts communs ou de hobbies et qui luttent contre l'isolement et la solitude. Vous pouvez d'ailleurs appartenir à plusieurs *moais*. Ces groupes de soutien sont un facteur essentiel de la bonne santé mentale. Mais attention, en miroir, ces règles strictes et le regard permanent de ces communautés engendrent aussi une pression très intense, pour les jeunes en particulier, car les Japonais ont aussi le record de suicides d'enfants et l'apparition du phénomène des Hikikomori. Ce sont des adultes qui vivent renfermés, totalement reclus chez eux depuis plus de six mois, comptant généralement sur leurs parents pour survivre. Ils ne travaillent pas, ne font pas d'études, ne sortent pas, ne rencontrent personne, sans pour autant souffrir d'une quelconque maladie mentale. Dans la capitale comme ailleurs dans le pays, la pauvreté est honteuse, voire culpabilisante, ce qui pousserait les laissés-pour-compte à devenir invisibles. Ainsi, les Hikikomori préfèrent se cacher plutôt que d'affronter le regard accusateur de leurs congénères.

Pour leur santé physique, les Japonais dans leur majorité se sentent débiteurs de leur santé et en responsabilité pour la protéger. Pour les jeunes, le sport à l'école est un dogme. Au primaire et au collège, ils pratiquent du sport trois fois par semaine, au lycée entre deux et trois fois. Et à l'université, une séance de sport hebdomadaire est obligatoire et elle compte autant que les autres matières. Les Japonais ont tous une activité physique quotidienne importante, ils marchent tous les jours pour aller au travail, dans les longs couloirs du métro ou des gares. Ils ont d'ailleurs été les premiers, dès les années 1960, à lancer les podomètres pour mesurer les 10 000 pas par jour. Ils mangent de façon assez frugale au déjeuner avec beaucoup de poisson et de riz et pas d'alcool. La vente d'alcool est d'ailleurs interdite avant 17 heures. Les dîners sont plus conséquents, c'est en fait le vrai repas de la journée, pris soit en famille, soit entre collègues après le bureau. Car dans les grandes villes les salariés travaillent tard, souvent jusqu'à 20 heures, et pour décompresser ils sortent entre collègues et boivent bières et saké, jusqu'à la fermeture. Leur consommation de tabac était très élevée, sans doute due à la pression intense du monde du travail. Jusqu'en 2013, 30 % de leur population fumait, tout comme chez nous, mais deux fois plus qu'en Suède. La vente des cigarettes a diminué de près de 50 % entre 2013 et 2022, grâce à l'apparition d'un équivalent de la cigarette électronique où le tabac est chauffé sans combustion.

Et, surtout, les Japonais travaillent beaucoup tout au long de leur vie et depuis l'enfance. Les trois quarts travaillent même encore après 65 ans, le tiers après 70 ans et plus de 10 % après 80 ans. Les seniors font partie du paysage professionnel. Les fonctionnaires sont même autorisés à travailler jusqu'à 80 ans. Chez nous, on dit que « le travail c'est la santé », au Japon un proverbe dit que « si tu ne travailles pas, tu ne manges pas ». Nombreux sont les seniors à exercer un petit boulot, comme sécuriser les passages piétons près des écoles, aider à la circulation à la sortie des chantiers, emballer les marchandises sur les marchés. Chacun souhaite « vieillir utile » et conserver un *ikigai*, c'est-à-dire un but dans la vie. Chacun est ainsi respecté pour le service qu'il rend à la société. Ce travail les maintient donc dans la société mais aussi en meilleure santé.

Pour en terminer, le néoconfucianisme, très présent, transmet de génération en génération le respect des personnes, des aînés et des personnes âgées, et une certaine culture de la coopération, de la nécessité de la communauté et de la responsabilisation de chacun dans ce collectif.

Leur système de santé est assez proche du nôtre avec une prise en charge de tous leurs soins de santé à 70 %, par l'équivalent de notre Sécurité sociale. Ils ont des centres médicaux de proximité très accessibles. Ils ont un reste à charge de 30 %, mais ce qui est original c'est que, les revenus étant plus faibles en vieillissant, le reste à charge est adapté selon votre âge. Si vous avez plus de

70 ans, le reste à charge est réduit à 20 %, et si vous avez plus de 75 ans, il n'est plus que de 10 %. N'étant pas figé dans un dogme, le système de santé peut s'adapter aux besoins et apporter ainsi le service le plus approprié au bénéficiaire.

La décision : « Je passe à l'acte avec ma boussole de santé. »

« Un voyage de mille lieues commence toujours par le premier pas. »
Lao Tseu

Quelle est la dernière fois où vous avez décidé de changer d'habitude ? Pas facile de s'en souvenir. En revanche, on se souvient toujours de la difficulté qu'il y a eu à changer et les efforts fournis pour changer de chemin. On se souvient même qu'on a échoué, qu'il a fallu s'y reprendre plus d'une fois. C'est comme décider de faire son premier marathon, on n'y arrive pas du premier coup, cela se prépare. Mais qu'est-ce qui fait que l'on décide de passer à l'acte, de changer ses comportements ?

Deux éléments sont essentiels : d'abord la prise de conscience, que nous venons de voir, cela veut dire être touché personnellement par une histoire de vie, par un chiffre, par ses enfants que l'on veut voir grandir ou par un ami qui vient de mourir et se mettre à réfléchir à ce que l'on veut changer dans sa vie. Mais ensuite décider de passer à l'acte puis choisir ses premiers pas ne dépend que de vous.

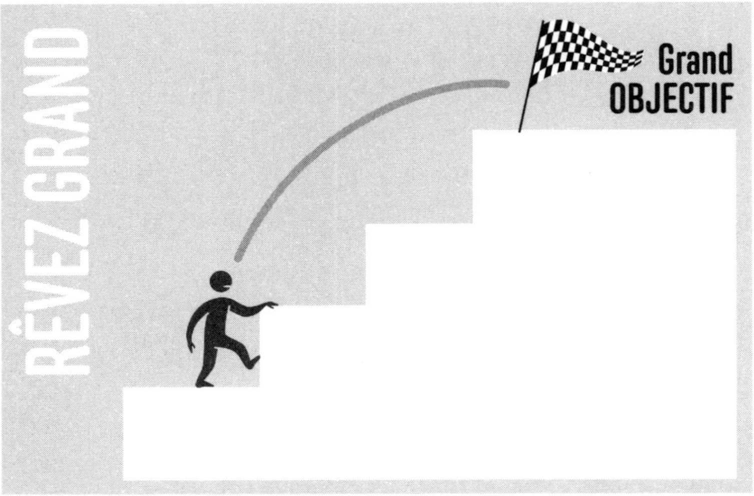

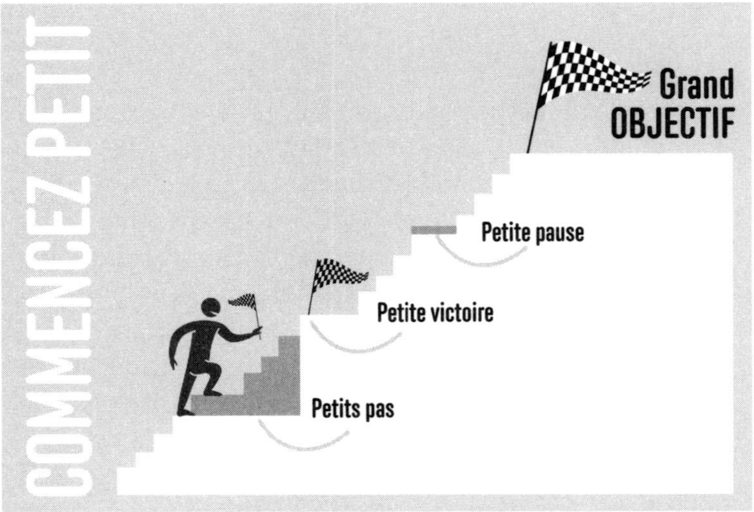

Pour cela, il est souvent plus facile d'être accompagné par un membre de sa famille, des amis ou des professionnels de la santé, car le soutien d'une communauté aide grandement à pérenniser nos choix de santé. Ne pas vouloir aller trop vite est aussi un gage de succès.

Alors vous savez désormais tout ce qu'il faut faire, la seule question qui vaille aujourd'hui est : « Quand est-ce que vous vous y mettez ? » Si cela n'est déjà fait, à vous de vous lancer, de passer à l'action, dès qu'un moment propice se présente.

Prendre la décision de changer

Une fois que la prise de conscience a eu lieu et que vous avez trouvé vos motivations, la fameuse question qui va se poser est : « Et maintenant comment je fais ? »

Choisir le bon moment pour le faire est tout aussi important. Or, il est des périodes plus propices à la réflexion sur son corps et à la prise de décision.

Le plus souvent, c'est lorsque nous nous arrêtons dans nos activités, que nous prenons un peu de recul, soit en vacances ou entre deux jobs, soit au cours d'une maladie qui nous cloue au lit pour plusieurs semaines. La maladie contient souvent, en elle, des germes de transformation positive. Pour cela, il est nécessaire de se libérer des croyances limitantes et de prendre le temps de réfléchir à ses choix de vie afin d'être en cohérence avec soi-même. C'est la meilleure des guérisons mais aussi des préventions. Parfois, le simple fait d'être bloqué par une sciatique vous fait réfléchir. En fait, cette sciatique, vous auriez très bien pu l'éviter tant votre corps vous a envoyé de signaux préalables. Que nous disent toutes ces alertes ? Peut-être de reconfigurer nos priorités et questionner nos options de vie.

Un autre changement majeur de notre vie est la période de la grossesse. Des tas de questions se posent durant cette période si particulière pour les femmes en premier mais aussi pour les hommes. C'est le moment idéal pour cesser de fumer, comme nous l'avons vu, et pour repenser son alimentation. L'arrivée d'un enfant occasionne de nombreuses interrogations. Elle apporte bien souvent une certaine maturité et un sens des responsabilités qui peut pousser certains d'entre nous à revoir leur mode de vie pour être en bonne santé le plus longtemps possible. Être jeune parent, c'est également découvrir l'importance du lien et les bienfaits de l'attachement sur le développement psychique et moteur d'un enfant. Jouer avec lui, lui lire des histoires est essentiel à sa croissance, tout comme un sommeil de qualité et une alimentation équilibrée.

Lors de la ménopause, autre période cruciale pour les femmes, les transformations sont ici souvent moins visibles que lors de la grossesse mais irréversibles. La perte des œstrogènes entraîne toute une série de modifications hormonales aux conséquences physiques et esthétiques. Les œstrogènes nous protégeaient des maladies cardiovasculaires jusque-là, mais à la ménopause notre risque cardiovasculaire augmente sérieusement, pour rattraper celui des hommes. La prise de poids, les bouffées de chaleur incontrôlables, le vieillissement cutané, un manque de souplesse et un sommeil altéré sont autant de symptômes. C'est aussi une période clé pour prendre de bonnes habitudes, pour bien vieillir et éviter les désagréments annoncés. Regardez les photos de vos grands-mères ou arrière-grands-mères : à 60 ans elles paraissaient très vieilles. Celles d'aujourd'hui n'ont plus rien à voir. Elles sont très mobiles, voire sportives, elles démarrent même souvent une nouvelle vie, plus active et plus en relation avec les autres. Elles ont compris que le mouvement c'est la vie et qu'il n'y a pas d'âge pour s'occuper un peu de soi !

Les périodes de changement d'emploi sont aussi des parenthèses où l'on peut se remettre en question et se poser pour décider de ce que l'on veut faire et surtout de ce que l'on ne veut plus faire, tant sur le plan professionnel que personnel.

Enfin, le départ à la retraite se prépare. C'est une occasion rêvée pour réfléchir à sa santé et à la façon dont nous voulons vieillir. Il existe des rendez-vous de prévention à chaque âge charnière de la vie, à vous de vous en saisir, nous en reparlerons.

Fixez-vous « votre » objectif, votre grand objectif, donnez-vous du temps pour y arriver et commencez toujours par de petits pas.

Les psychologues James O. Prochaska et Carlo Diclemente ont décrit cette route que nous empruntons et les étapes d'un sevrage ou d'un changement majeur d'habitudes de vie. Gardez à l'esprit qu'il est toujours compliqué de changer ses habitudes. Cette route comporte des arrêts ou des stagnations, des retours en arrière. Ces rechutes peuvent être mal vécues mais savoir que plusieurs tentatives sont souvent nécessaires est plutôt rassurant. Et surtout qu'un échec n'a rien de définitif. Nous ne sommes pas des machines mais des êtres humains. Les routes droites ne sont pas la vraie vie. Il y a des autoroutes, mais aussi des routes secondaires et des chemins de traverse. Nous n'avons pas tous la même façon d'arriver à l'objectifs, et c'est tant mieux.

En revanche, il faut toujours un peu de temps, ce qui est sans aucun doute la difficulté majeure de nos existences. On peut facilement trouver une heure par jour en réduisant la consultation des réseaux sociaux. Car manquer de temps peut perturber votre décision et parfois même la remettre en question. Ce n'est peut-être alors pas le bon moment. Mais souvent cela n'est jamais le bon moment... d'où l'importance de prendre notre décision et d'essayer de nous y tenir. Winston Churchill disait : « Le succès n'est pas la fin, l'échec n'est pas fatal, c'est le courage de continuer qui compte. »

Les stades du changement

Quelle que soit votre envie de changer quelque chose dans votre vie, que ce soit arrêter de fumer, ou de boire de l'alcool, mieux gérer votre stress, changer votre alimentation ou vous mettre à une activité physique régulière, ou vouloir améliorer votre sommeil, les stades du changement sont bien connus. C'est un cycle que vous trouverez dans le schéma en double page.

Une fois que l'on sait et que l'on a été touché, le changement ne vient jamais des injonctions extérieures ou des prescriptions imposées. Il vient uniquement de votre désir intime. Le véritable changement ne vient que de l'intérieur, d'une décision personnelle, qui a souvent mûri plus ou moins longtemps avant de prendre forme. Celle-ci s'exprime ensuite à haute voix et s'inscrit au sein de la famille ou se partage avec des amis qui sont bien souvent des soutiens essentiels. Cette décision doit même s'écrire avec les raisons qui ont motivé ce choix pour pouvoir la relire, en cas de besoin.

Le Pr Patrice Couzigou[98] appelle de ses vœux, depuis longtemps, une médecine des comportements, avec une implication personnelle plus directe de chaque patient. Ce qu'il appelle la « prescription verte » (PV). Dans la relation médecin-soigné, l'écologie interne de la personne n'est pas privilégiée, voire négligée. La réponse technique reste prédominante. La prévention est souvent mal comprise, alors qu'elle permet d'améliorer l'espérance de vie en parallèle des thérapeutiques classiques et de réduire les traitements.

Le malade inactif, sédentaire ou en excès pondéral se rassure souvent en voyant des résultats biologiques normaux. Or un cholestérol encore normal n'exclut pas des facteurs de risque importants. L'indice de masse corporelle, le tour de taille, le niveau d'activité physique, de sédentarité et la qualité du sommeil devraient être systématiquement évalués par tout soignant. Il faut s'en occuper avant que la biologie ne se dégrade.

Que dirait-on d'un propriétaire connaissant les résultats d'un mauvais bilan électrique posant des problèmes de sécurité dans sa propre maison et qui n'en tiendrait pas compte, attendant sans agir le bilan suivant ? Comme si nous étions plus malveillants avec notre corps qu'avec les bâtiments qui ont des normes que nous respectons mieux.

Les spécialistes ont segmenté la médecine par organes ou par maladies avec une approche réductionniste oublieuse de la complexité humaine et de la vision holistique. Il est en effet nécessaire d'avoir une vision plus globale. C'est souvent le médecin généraliste ou médecin traitant qui a la responsabilité de l'approche préventive. Cette « médecine comportementale » est peu abordée lors des études de médecine, alors qu'elle pourrait réenchanter les soins et les relations médecin-patient.

La prescription verte intègre le repérage systématique des facteurs de risque et l'« entretien motivationnel[99] » dans la relation soignante. Le médecin doit favoriser la maïeutique c'est-à-dire l'accouchement de votre volonté et de votre détermination. L'objectif est de vous aider à choisir la ou les actions dont vous vous sentez capable et qui vous feraient plaisir. Ces actions doivent être simples, au nombre de trois au maximum, personnalisées, intégrées dans votre vie quotidienne et professionnelle. Des prescriptions d'activité physique sportive sur ordonnance sont

LE CYCLE DU CHANGEMENT

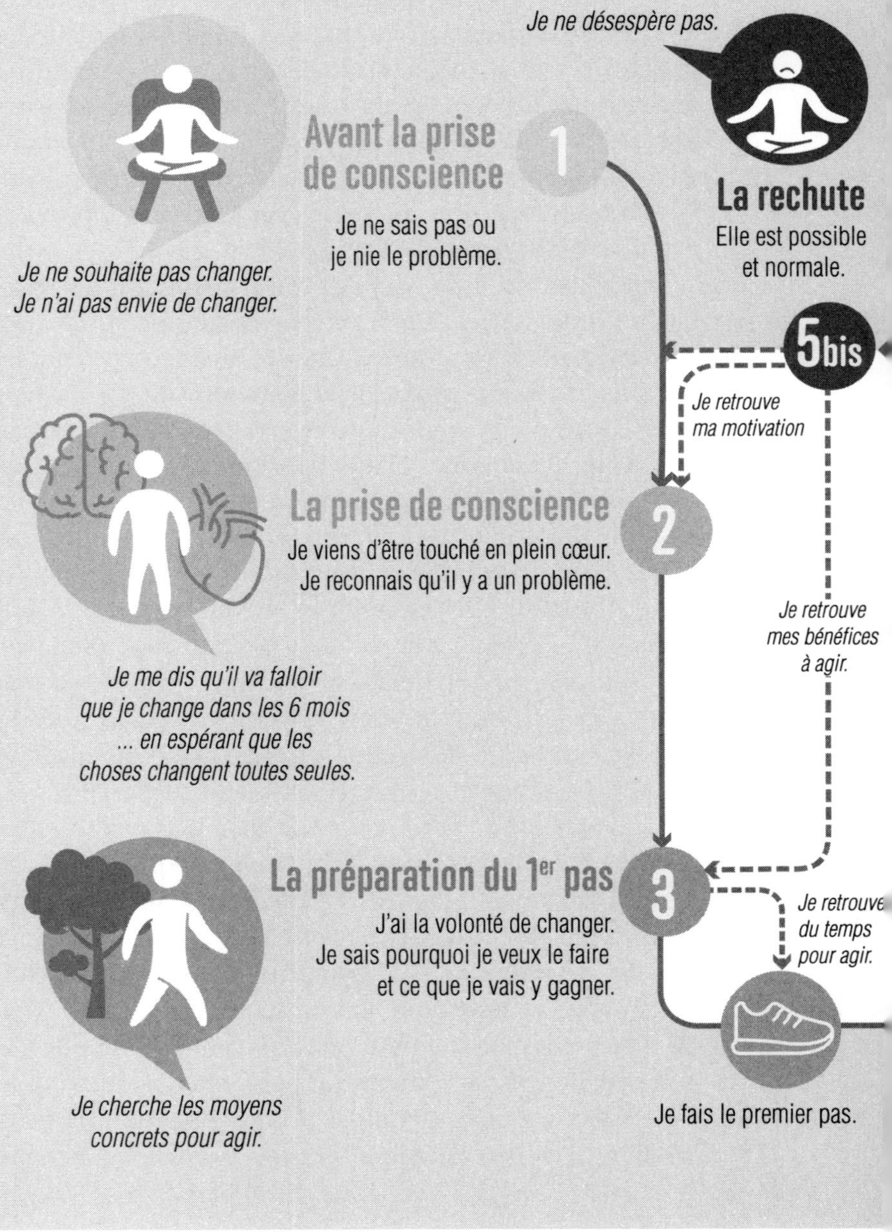

Pour arrêter une addiction ou débuter une activité physique.

6 Le changement est une réussite

Le changement est consolidé.

J'y suis arrivé ! Ma nouvelle routine est mon meilleur allié.

5 Le maintien dans l'action

Je trouve du soutien pour maintenir mes actions. Mes bénéfices sont supérieurs à mes efforts.

Je garde ma motivation grâce au soutien de ma famille, mes amis, de mon club.

J'y trouve du plaisir.

4 Le passage à l'acte

Je trouve du temps pour agir. Je suis dans l'action et j'en vois les bénéfices.

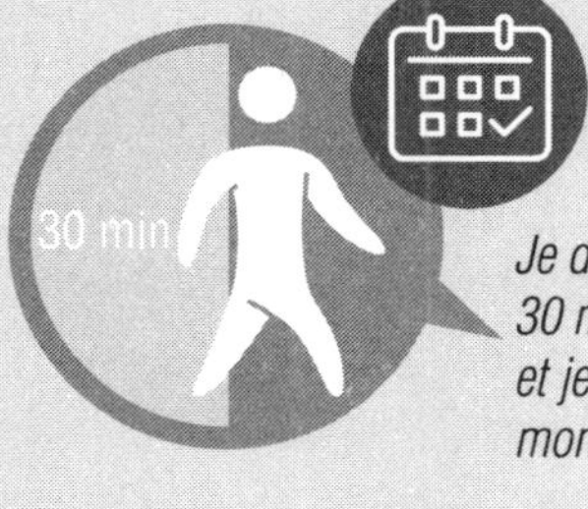

Je décide de marcher 30 min par jour et je l'intègre dans mon quotidien.

Source : Cycle de Proschaska et Di Clemente, 1992.

par exemple envisageables. Ensuite, on vous demande sur une échelle visuelle analogique (EVA) de vous engager par écrit en évaluant vos chances d'atteindre votre objectif pour la prochaine consultation. Vous signez alors un « contrat vis-à-vis de vous-même ».

Le médecin inscrit textuellement cet engagement, avec l'objectif que vous avez choisi et le contrat que vous vous êtes fixé, avec la fréquence de l'action et la stratégie pour y penser. Cela sur une ordonnance... qui n'ordonne pas ! S'il y a une prescription médicamenteuse, elle se fait sur la même ordonnance. Une telle présentation n'est pas neutre sur le plan symbolique. L'engagement se fait vis-à-vis de soi-même et vis-à-vis du soignant.

Quand s'amuser, c'est se soigner

Cela s'inscrit dans la technique des « coups de pouce » ou incitations discrètes appelées souvent *« nudges »*. Cette technique incite des personnes à changer leur comportement sans obligation, sans contrainte et même souvent en jouant. L'exemple fameux des toilettes publiques pour hommes, avec des mouches au fond de la cuvette et une inscription qui disait juste « viser les mouches » a permis de réduire de 80 % la saleté de ces toilettes[100]. Bien faire, juste en s'amusant, est donc très efficace !

Bien entendu, à la consultation suivante (la constance du soignant d'une consultation à l'autre est essentielle), le contrat sera rediscuté et adapté en fonction des besoins. Ce qui compte, c'est chaque pas, l'un après l'autre, posé de manière réaliste. L'efficacité de la prescription verte a été argumentée dans la littérature scientifique anglo-saxonne[101].

La durée de la consultation a été évaluée à 7 minutes pour une prescription médicale et à 13 minutes pour une prescription verte rédigée par une infirmière[102]. Elle peut être plus longue, mais cela n'est pas obligatoire. Si votre médecin n'a pas ce temps, trouvez une infirmière, un kiné ou une sage-femme. Il existe aussi des centres de santé ou des centres de médecine préventive vers lesquels votre médecin traitant peut vous orienter, selon votre région de résidence.

Nous avons tous des points de fragilité, personnelle ou familiale, que nous connaissons et qui vont nous inciter à développer des protections et des préventions plus ciblées. Comme tout un chacun, nous sommes sujets à des risques plus ou moins importants selon nos antécédents, notre héritage génétique, notre environnement culturel et notre contexte de travail ou social.

Notre environnement est aussi multipollué. On parle même d'exposome, vous vous souvenez, pour regrouper toutes les expositions à ces polluants. Les risques pour notre santé sont aujourd'hui de plus en plus difficiles à objectiver, compte tenu de la généralisation des expositions à des contaminants multiples en faible concentration, de l'intensité elle-même faible de la réponse de notre corps, de la complexité des interactions possibles entre ces contaminants et de la latence des symptômes, lesquels peuvent apparaître après plusieurs dizaines d'années pour des pathologies comme les cancers. Donc oui, nos comportements sont essentiels, mais l'environnement dans lequel nous vivons compte au moins autant. C'est pourquoi vous devez porter une attention particulière à vos points de fragilité, pour vous concentrer sur ces points plus sensibles et adapter la prévention de façon spécifique à votre organisme. Pour certains, à cause d'allergies ou d'un asthme depuis l'enfance, il faudra prendre soin de vos poumons. Pour d'autres, ce seront les reins, la peau, le foie qui seront plus sensibles. Pour ceux qui ont travaillé dans des postures difficiles ou avec des risques chimiques, biologiques ou dans des univers dangereux, il est important d'avoir un suivi médical plus régulier. C'est pourquoi je pense depuis longtemps que nous devrions tous avoir un « carnet de santé professionnelle » pour suivre les différents risques santé ou expositions que nous avons subis au travail.

Ma boussole de santé : les quatre clefs d'une bonne prévention générale

Ce sont les quatre points cardinaux, ceux d'une boussole. Ils permettent de mettre en œuvre la prévention globale de notre santé. Ils alignent notre cerveau, notre cœur et notre corps. Nous verrons ensuite les préventions spécifiques que nous devons développer en fonction de notre histoire de vie.

Au nord, on trouve le fait de « bien dormir » et au sud celui d'« être heureux ». À l'est, c'est le « manger mieux » qui s'équilibre à l'ouest avec le « bouger plus ». Je ne vais sans doute rien vous apprendre d'exceptionnel, mais ce qui compte, vous allez le voir, c'est de comprendre pourquoi ces clefs sont essentielles pour votre santé. Et surtout comprendre que ces quatre éléments sont interdépendants. On a tendance à se concentrer sur un seul de ces axes alors que les quatre sont intimement liés. Et que si on veut agir sur l'un, en fait cela aide incroyablement d'agir aussi sur les trois autres.

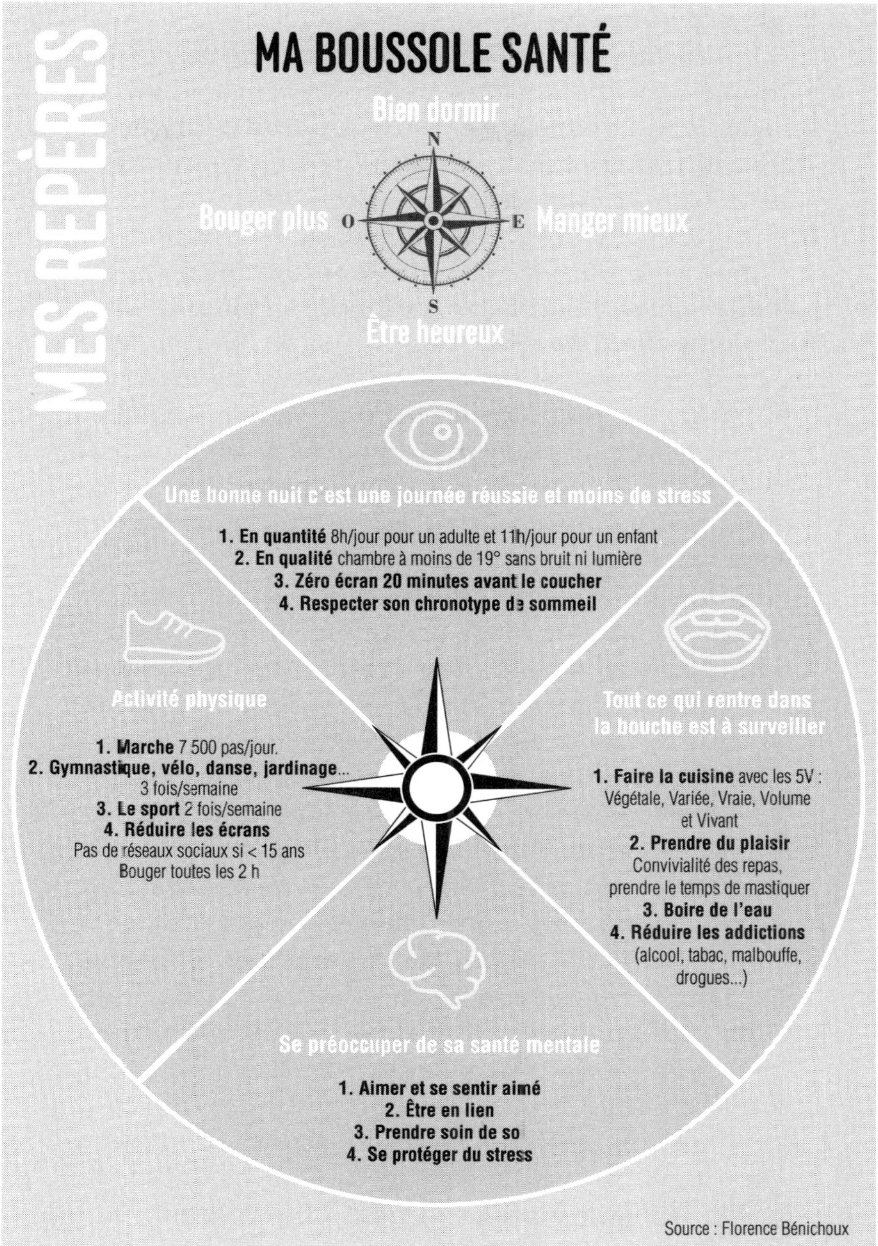
MES REPÈRES
MA BOUSSOLE SANTÉ
Bien dormir
N
Bouger plus
O
E
Manger mieux
S
Être heureux
Une bonne nuit c'est une journée réussie et moins de stress
1. En quantité 8h/jour pour un adulte et 11h/jour pour un enfant
2. En qualité chambre à moins de 19° sans bruit ni lumière
3. Zéro écran 20 minutes avant le coucher
4. Respecter son chronotype de sommeil
Activité physique
1. Marche 7 500 pas/jour.
2. Gymnastique, vélo, danse, jardinage...
3 fois/semaine
3. Le sport 2 fois/semaine
4. Réduire les écrans
Pas de réseaux sociaux si < 15 ans
Bouger toutes les 2 h
Tout ce qui rentre dans la bouche est à surveiller
1. Faire la cuisine avec les 5V :
Végétale, Variée, Vraie, Volume et Vivant
2. Prendre du plaisir
Convivialité des repas, prendre le temps de mastiquer
3. Boire de l'eau
4. Réduire les addictions
(alcool, tabac, malbouffe, drogues...)
Se préoccuper de sa santé mentale
1. Aimer et se sentir aimé
2. Être en lien
3. Prendre soin de so
4. Se protéger du stress
Source : Florence Bénichoux

Au nord : bien dormir

Commençons par le sommeil. J'ai toujours trouvé que le sommeil était le parent pauvre de la prévention en santé. On n'en parle pas beaucoup et on le connaît mal. Lorsque notre sommeil n'est pas réparateur, l'instabilité, l'irritabilité et l'anxiété nous gagnent.

Tous les impacts de la privation de sommeil ont été étudiés en particulier sur les fonctions intellectuelles et physiques. Cela nous a appris que le cerveau lâche avant notre corps et que la dette de sommeil nous met en risque. Et vous n'avez pas besoin d'être empêché de dormir si longtemps, dès que vous êtes en dette de plus d'une heure en moyenne sur votre semaine, c'est-à-dire une heure de sommeil en moins tous les jours, vous vous mettez en risque.

« Miracle du matin. Le sommeil a effacé l'ardoise. L'avenir nous fait crédit à nouveau », écrit Amélie Nothomb[103] dans un de ses romans. Mais à quoi sert le sommeil ? Son premier rôle est la détente cérébrale nécessaire à une bonne vigilance, en journée, à la fois sur le plan physique, psychique et métabolique. Il permet la réparation, la récupération et la performance physique. Son action est essentielle sur la régulation de l'appétit. Il facilite les apprentissages, permet la mémorisation et le développement de notre cerveau. Il régule nos émotions et permet la gestion du stress. Enfin, il élimine nos toxines, développe la récupération métabolique, recharge notre énergie, stimule nos défenses immunitaires, protège nos organes et permet la production de nos hormones.

Durant la phase de sommeil, les neurones ralentissent leur activité, le flux de sang diminue mais le flux du liquide céphalorachidien augmente. C'est lui qui vient récolter les toxines, comme le système lymphatique dans le reste du corps. Des chercheurs ont découvert récemment que notre cerveau aussi avait un système lymphatique dans les cellules gliales, le système glymphatique.

Parmi les toxines éliminées figurent le peptide bêta-amyloïde et la protéine TAU souvent associés à la maladie d'Alzheimer. Ainsi, le sommeil n'est pas qu'une période de repos, il joue aussi un rôle détoxifiant pour notre cerveau.

Bien dormir d'abord en quantité et en qualité !

Chacun a son propre rythme de sommeil. Certains ont besoin de 9 heures par nuit alors que 6 heures suffisent pour d'autres. L'idéal, en moyenne pour 95 % des adultes, est de dormir entre 7 et 8 heures et plus de 11 heures pour les enfants de moins de 15 ans. Il est bien connu aussi qu'en vieillissant on dort moins.

Sauf qu'en moyenne nous ne dormons pas assez, entre 6 et 7 heures par nuit. Il est essentiel dès que la fatigue s'installe de prendre du repos, des vacances et surtout je vous conseille de dormir 1 à 2 heures de plus chaque jour. Il est d'ailleurs préférable si vous avez une dette de sommeil, de vous endormir une heure plus tôt, au lieu de faire une grasse matinée. Car le sommeil le plus réparateur est le sommeil profond, celui de début de nuit. En quinze jours seulement vous constaterez des résultats probants.

Le plus important dans notre sommeil, c'est la phase de sommeil profond. C'est elle par exemple qui permet la sécrétion de l'hormone de croissance chez les enfants et les jeunes et qui développe notre système immunitaire. Elle ne représente que 20 % de notre temps de sommeil, mais elle veille face aux dangers et aux perturbateurs sonores ou visuels. Au cours d'une nuit, nous connaissons sept à huit cycles de sommeil, et le sommeil profond est présent dans les deux ou trois premiers cycles seulement. La récupération se fait donc davantage en début de nuit, et les rêves apparaissent plus en fin de nuit. Avec l'âge, le fait de moins bien dormir, en particulier de mettre plus de temps à s'endormir et donc d'avoir moins de sommeil profond, active aussi le vieillissement de nos cellules.

Savoir se poser quelques questions

Depuis combien de temps n'ai-je pas changé de literie ?
Un bon lit est le premier pas vers une bonne nuit. Il est nécessaire d'en changer tous les cinq à dix ans. Vous vous en rendez compte parfois quand vous changez de lit, dans un hôtel par exemple, et que vous voyez que vous vous endormez mieux.

Ai-je aéré ma chambre suffisamment pour en renouveler l'air ?
La qualité de l'air est essentielle au bon sommeil, ouvrir les fenêtres dix minutes chaque jour est indispensable.

Quelle est la température idéale ?
La température idéale de la chambre pour bien dormir est de 16-18 °C. Avec une bonne couette, vous n'aurez pas froid.

Ai-je de la pollution lumineuse ?
Il est important d'être dans le noir complet pour bien dormir. Vous avez le pouvoir d'agir sur la pollution lumineuse. Veillez à bien fermer les volets et éteindre tous les appareils qui sont dans la pièce. L'idéal est de n'avoir aucun appareil en veille dans une chambre.

Quel est le bruit qui entoure mes nuits ?
Attention, notre sommeil profond est fragile ! Et vous n'avez pas toujours le pouvoir d'agir sur le bruit environnant. Mais sachez qu'il agit toujours négativement sur le sommeil profond, particulièrement récupérateur. Si je vis en ville, dans un environnement bruyant, je dois mettre ma chambre sur cour si possible et demander à mes voisins de supprimer tous les bruits intempestifs après 22 h 30. Par exemple, quand un scooter passe dans votre rue, il ne vous réveille pas mais vous fait sortir du sommeil profond, sans même que vous vous en rendiez compte.

Où dois-je mettre mon lit ?
Pour être dans le sens de l'énergie cosmique, le feng shui nous apprend qu'il est préférable de mettre sa tête de lit au nord de la pièce ou à l'est.

Quels sont mes rituels avant de dormir ?
Éviter les dîners trop lourds (trop gras, trop alcoolisés et avec des portions trop importantes), les écrans et pratiquer une activité qui va vous demander une très haute concentration. Mettez-vous au contraire dans une veille calme avec de la lecture, par exemple, ou une musique douce. N'oubliez pas de changer vos draps régulièrement car c'est toujours un bonheur de s'endormir dans des draps propres.

Les troubles du sommeil

Nous sommes nombreux à sacrifier nos heures de sommeil sur l'autel du travail ou à les troquer contre du temps passé devant les écrans. Les déterminants classiques à l'origine des troubles du sommeil sont bien nos « habitudes de vie » avec la prise de caféine, d'alcool ou de drogue dans les cinq heures qui précèdent le sommeil, mais aussi le manque d'activité physique dans la journée, des repas trop lourds le soir et la surexposition aux écrans.

Ensuite viennent nos rythmes de travail ou de vie. Par exemple, si vous travaillez en douze heures, en horaires décalés ou de nuit, ou si vous venez d'avoir des enfants, ou encore si vous êtes aidant pour des parents malades, les troubles du sommeil sont fréquents et il faut consulter pour savoir ce qui vous convient précisément ; mais la sieste est souvent une très bonne technique de récupération.

L'apnée du sommeil, en partie liée au surpoids, touche 4 millions de personnes en France, elle peut causer de multiples problèmes. L'insomnie concerne 15 à 20 % de la population selon l'Inserm. Sa définition est : sommeil de mauvaise qualité, plus de trois jours par semaine. En cas de stress chronique par exemple, il existe des difficultés d'endormissement ou bien des réveils nocturnes entre 4 heures et 6 heures du matin. Si vous ne dormez pas bien, plus de cinq jours de suite, consultez au plus vite.

Dans les études que j'ai pu mener en entreprise, 50 % des salariés se plaignaient de fatigue chronique souvent par dette de sommeil. Plus de 30 % décrivaient des troubles du sommeil avec des insomnies handicapantes. Rien d'étonnant à ce que les journées soient plus difficiles à mener ensuite. D'autant plus avec l'hyperconnexion que nous connaissons tous et la surcharge mentale qu'elle entraîne.

Le sommeil étant le plus formidable réparateur de votre cerveau, c'est le premier sur lequel il faut se concentrer quand on veut s'occuper de sa santé. Nous devrions tous en prendre grand soin.

Les bienfaits de la sieste

Comment savoir si j'ai besoin de sieste[104] ? Posez-vous ces quelques questions :

- assis devant la télé ou un livre, vous vous endormez ;
- vous ressentez des coups de pompe ;
- il vous arrive de ne pas pouvoir vous concentrer ;
- vous changez régulièrement d'horaire de travail ou travaillez en horaires décalés ;
- vos nuits durent en général moins de six heures ;
- vous estimez que la qualité de votre sommeil est médiocre.

Si vous répondez majoritairement « oui » à ces questions, la sieste peut vous changer la vie. Dans le cahier pratique en fin d'ouvrage, vous pourrez calculer votre Indice capital sommeil (ICS). C'est un outil validé scientifiquement vous permettant de faire le bilan de votre sommeil sur les deux dernières semaines.

En cas de dette de sommeil ou de travail en horaires décalés, il est indispensable d'apprendre à faire des siestes de vingt minutes ou des microsiestes de cinq à dix minutes. C'est une question d'habitude, mais une fois qu'on y a goûté on ne peut plus s'en passer, car la recharge d'énergie est incroyablement puissante.

Essayez dès demain. Fermez la porte de votre bureau, mettez une alarme dans quinze minutes, asseyez-vous avec les bras croisés sous votre tête, fermez les yeux, relâchez vos muscles, ne pensez plus à rien et endormez-vous. En quelques jours, vous allez prendre cette bonne habitude et ensuite, même dans le bruit et juste assis dans un fauteuil, vous trouverez le sommeil.

Dormir en toutes circonstances

Tous les médecins qui font des gardes de 24 heures et les navigateurs en solitaire vous le diront, c'est le gage de pouvoir assurer ses journées. Vous pouvez faire plusieurs microsiestes quotidiennes. Lorsque j'étais jeune médecin et que je faisais beaucoup de gardes de 24 heures, j'avais pris l'habitude de faire quatre à cinq microsiestes par jour et cela remplaçait une mauvaise nuit. Juste pour vous faire sourire… après une nuit de garde suivie d'un après-midi de travail, je me suis même endormie un soir, sur un banc en plein concert des Stranglers, alors que les amplis crachaient leurs décibels de rock, que mes amis dansaient à mes côtés et que les gens hurlaient dans la fosse ! La pression du sommeil, cette envie irrépressible de dormir, est superpuissante. À vous de l'apprivoiser !

Au sud : être heureux

« J'ai choisi d'être heureux, car c'est bon pour la santé » disait Voltaire. Il ne connaissait pas encore les neuromédiateurs, mais son intuition était très juste. Être heureux, c'est tout simplement être en bonne santé mentale et inversement ! À l'époque de Voltaire, la science n'avait pas encore découvert que nous comptions 16 milliards de neurones et que les neurones, de par leur forme, avec des extensions incroyables, sont les cellules de notre corps qui ont le plus d'interconnexions avec les autres cellules. Le découvreur de cette spécificité fut Santiago Ramón y Cajal, ce qui lui valut le prix Nobel en 1906. On sait désormais que ces cellules sont non seulement très connectées grâce aux neuromédiateurs mais aussi modelables : on parle de plasticité cérébrale ou neuroplasticité, c'est-à-dire que l'on peut changer l'organisation de nos neurones, par nos comportements.

Quand vous êtes fatigué depuis longtemps, votre médecin vous propose de faire une prise de sang pour détecter une possible infection ou inflammation mais aussi pour vérifier la qualité de votre métabolisme, de vos reins, de votre foie ou de votre thyroïde.

Lorsque vous êtes fatigué et anxieux, stressé et irritable ou que vous perdez la mémoire, il convient de mesurer le niveau de vos neuromédiateurs, telles la dopamine, la noradrénaline, l'ocytocine ou la sérotonine. Des questionnaires peuvent vous aider à savoir quel neurotransmetteur[105] domine chez vous ou au contraire vous fait défaut. Car ce sont souvent eux qui sont en déséquilibre. On vit beaucoup moins bien avec un déficit de ces facilitateurs chimiques de la connexion entre nos neurones. Preuve en est la fréquence de déficits en sérotonine chez les personnes atteintes de dépression. Celles-ci sont d'ailleurs chimiquement traitées avec succès par de la sérotonine, depuis le début des années 1990, avec le Prozac et ses successeurs, appelés les « molécules du bonheur ».

La science a mis en évidence que la qualité des relations humaines que nous entretenons libère et produit ces neuromédiateurs. Par exemple, un baiser est un véritable shoot de sérotonine. S'enlacer avec un être cher libère de la noradrénaline et faire l'amour nous comble d'ocytocine. Échanger, dialoguer, partager de bons moments produit de la dopamine et nous rend heureux. Alors ne restez pas seul dans la vie ! Nous sommes des êtres de relation, de contact. Nous avons besoin d'incarnation, de chaleur humaine. Notre cerveau produit alors ces formidables messagers chimiques qui sont le carburant de notre bien-être et agissent aussi bien sur notre sommeil que notre humeur ou notre libido !

Un câlin tout simple pour se reconnecter

Le simple fait de serrer dans vos bras et sans mots, pendant une minute, votre conjoint, un enfant qui est triste, un ami qui a de la peine vous remet en « connexion humaine ». Au-delà de la production de neurotransmetteurs, cela fait immédiatement un bien fou. Essayez de le faire plus souvent ou quand vous retrouvez quelqu'un que vous n'avez pas vu depuis longtemps.

En pratique, être heureux produit donc dopamine, sérotonine, acétylcholine et noradrénaline. Quand ces neuromédiateurs sont en quantité suffisante, ils nous apportent de la joie et même nous donnent des ailes ! Ils sont les garants de notre bien-être mental et cela rejaillit très vite sur notre santé physique et émotionnelle. Agissez donc sur vos neurotransmetteurs de façon simple.

La première chose essentielle pour cela est donc d'aimer et de se savoir aimé. De ce fait dépend toute la confiance que l'on a en soi et en la vie. C'est pourquoi l'amour est le sentiment qui autorise tout le reste. La sagesse populaire dit qu'« il transforme le monde et déplace les montagnes ». D'où l'importance de dire aux personnes qui partagent votre vie que vous les aimez. Que cela soit votre conjoint ou vos enfants, vos parents, vos amis ou vos collègues. Cela vous fait sourire peut-être car cela paraît tellement évident, mais bien peu le font.

Dès 2008, il a été démontré scientifiquement que le bonheur est un puissant facteur de santé[106]. « Nous avons trouvé des preuves solides que le bonheur et la satisfaction de la vie ont un effet sur nos indicateurs de la santé » a déclaré le Pr Mohammad Siahpush. Son étude a été réalisée auprès de 9 981 Australiens âgés de 18 ans et plus, entre 2001 et 2004. Ceux qui se déclaraient très heureux et globalement satisfaits de leur vie en 2001 étaient ceux qui étaient en meilleure santé en 2004. Les gens satisfaits de leur vie en 2001 étaient 1,6 fois plus nombreux à être en excellente, très bonne ou bonne santé en 2004. Voilà une nouvelle preuve de la nécessité de cultiver le plaisir à tous les niveaux, y compris professionnel, car il annule les effets toxiques du stress. Concrètement tout ce qui rend heureux et vous met en lien avec d'autres, protège des effets néfastes du stress chronique.

La deuxième chose est de comprendre ce qui nous rend vraiment heureux et en bonne santé. Une très extraordinaire étude menée à Harvard, sur plus de soixante-quinze ans, soit plus de quatre générations, suivant 724 jeunes hommes (c'est la plus longue étude jamais réalisée sur le bonheur), a démontré que ce n'était pas le fait d'être riche, ni célèbre, ni puissant qui rendait heureux et développait l'espérance de vie. Non, le seul critère discriminant de ce qui rend heureux et améliore la longévité, au milieu de tous les nombreux critères étudiés[107], c'est la qualité de la relation que vous entretenez avec les personnes qui vous entourent. Votre propre espérance de vie dépend directement de la qualité des liens que vous entretenez avec les personnes de votre environnement. Que ce soit votre famille, vos amis ou la boulangère à qui vous achetez votre pain. Sachez bien vous entourer, avoir des relations chaleureuses et créer des liens de qualité. Soyez ouverts aux autres, bienveillants et vous verrez à quel point cela vous fait du bien. Et, surtout, évitez les trop longs moments de solitude. C'est démontré : la solitude rend plus malade ! Tout le monde n'a pas les qualités requises pour vivre en ermite ! Scientifiquement, il a été démontré qu'un cerveau de personne vivant seule, sans lien, est un cerveau atrophié.

La troisième chose est d'avoir des projets et de se mettre dans l'action. C'est pourquoi avoir un travail qui a du sens et pouvoir le réaliser dans de bonnes conditions rend fier et construit cette estime de soi essentielle au fait d'être heureux et de rendre les autres autour de soi heureux. Le travail nous donne une rémunération, nous fait grandir en autonomie. Il nous construit, nous rend plus libres aussi. Et si on n'a pas ou plus de travail, ce qui compte est d'avoir des projets. Une étude menée par Unisanté[108] en Suisse a révélé que les retraités impliqués dans des activités bénévoles ou rémunérées rapportent une amélioration de leur qualité de vie. Les participants ont souligné que ces engagements favorisent les interactions sociales, stimulent mentalement et physiquement, et procurent un sentiment d'utilité et de transmission. Ces éléments sont associés à une meilleure santé psychique et physique, contribuant ainsi à un vieillissement réussi. Avoir des projets pour soi, pour sa famille, pour ses amis, pour la société ou pour la planète, cela met en relation, donne du sens mais aussi de la satisfaction. On fait rarement les choses seul et entrer dans une aventure humaine (entrepreneuriale, sportive, éducative ou autre) avec une équipe, en garantit plus sûrement le succès. Au total, c'est la qualité de vos relations et le fait d'avoir des projets qui font votre qualité de vie.

Savoir se protéger du stress chronique

Apprendre à gérer le stress de sa vie personnelle et professionnelle est un mode de vie. Le stress aigu est positif, car il nous permet de nous adapter, en produisant des hormones qui activent notre système sympathique avec des modifications biologiques et biochimiques telles une augmentation de la fréquence cardiaque, une dilatation des bronches, une sécrétion d'endorphines qui nous permettent de combattre ou de fuir face à un danger.

Mais quand le stress devient chronique, permanent ou subi, c'est une plasticité cérébrale négative avec des symptômes toujours identiques : troubles du sommeil (insomnie avec réveil nocturne entre 4 heures et 6 heures du matin), fatigue chronique, perte de la concentration, anxiété, troubles de l'alimentation (en trop grande ou trop faible quantité), tensions musculaires, baisse de l'efficacité de notre système immunitaire, épuisement physique, énergétique jusqu'au fameux syndrome d'épuisement professionnel et émotionnel, le burn out. Il est toujours précédé des trois I : irritabilité, instabilité de l'humeur (entre pleurs et euphorie) et isolement. Il est souvent suivi par les maladies psychiques et physiques avec leur cortège de douleurs dues aux dépressions, ou aux troubles musculosquelettiques, ou d'infections à répétition (par déficit de notre système immunitaire) et de maladies cardiovasculaires (infarctus ou accident vasculaire cérébral).

Il est donc essentiel de faire des pauses dans sa journée de travail ou sa semaine, de prendre ses congés et d'avoir du temps pour soi. Si toute la « to do list » n'est pas terminée, eh bien, cela peut souvent attendre ! La pression vient de soi mais aussi des autres. Or, dans la vie vous apprendrez vite qu'il y a plus de gens pressés que de réelle urgence !

Sur l'imagerie médicale, le cerveau s'adapte. En cas de stress chronique, le Pr Steven Laureys[109], neurologue de renom, a démontré que le cortex singulaire antérieur, centre de l'attention, se rétrécit, que l'hippocampe, centre de la mémoire, se réduit et que l'insula, cellules du ressenti, se rabougrit. Il a démontré aussi avec l'aide de Mathieu Ricard que la méditation de pleine conscience avec une respiration ralentie et consciente qui permet de se recentrer et de focaliser notre attention sur une seule chose, provoque une transformation de l'organisation des cellules de notre cerveau et en particulier sur le cortex singulaire antérieur, sur l'hippocampe et l'insula. Cela stimule aussi le système parasympathique, cela baisse la tension artérielle et la fréquence cardiaque. Il n'est plus question d'en douter, car aujourd'hui, ces pratiques de pleine conscience sont des éléments de prévention qui ont démontré scientifiquement leur efficacité.

On parle beaucoup de santé mentale et de dépression aujourd'hui. Le stress chronique dû à une surcharge de travail et à de mauvaises conditions de travail est un fléau. Il nous coupe du lien que nous avons avec nos collègues, notre famille et nos amis. Quand nous n'avons plus de temps pour prendre un café avec un collègue, jouer avec ses enfants ou passer une soirée avec ses amis, cela conduit souvent à la dépression.

En 2025, la santé mentale a été instituée grande cause nationale !

Et pour cause, les chiffres sont alarmants : 17 % des Français sont en état dépressif, souvent à cause de la solitude, et 39 % des jeunes sont gravement anxieux. Dans notre monde où l'hyper-individualisme a pris le dessus, la première chose à faire est donc de recréer de vrais liens à tous les niveaux, en famille d'abord, avec un entourage amical, avec ses collègues de travail et non devant des écrans. De plus, les relations de couple durent aujourd'hui en moyenne six ans. Les nouvelles générations auront donc cinq à six partenaires dans leur vie, mais aussi entre cinq à sept vies professionnelles, ce qui crée un stress chronique de devoir être en perpétuelle adaptation[110]. Cette succession de liens crée-t-elle un réel attachement qui apporte la sécurité profonde ? Comme le dit Boris Cyrulnik[111], il ne suffit pas de tomber amoureux pour se relever attaché. Il y a urgence donc à se reconnecter durablement entre êtres humains et à avoir une réelle attention les uns pour les autres. Parce que nous ne maîtrisons pas toujours les causes de notre stress chronique, que sont nos divorces, nos conditions de travail, notre organisation au travail, ni les qualités de notre manager, savoir se protéger par un bon équilibre entre la vie professionnelle et la vie personnelle est une des clefs de la préservation de notre santé mentale. Apprendre à gérer ce stress au mieux, par la qualité de notre sommeil et celle de nos relations et par les techniques qui vous conviennent (yoga, méditation, hypnose, etc.), est essentiel.

Au-delà de quelques coups de bourre, ne vous laissez pas submerger par le travail. Il y a toujours une vie après le bureau ! En tout cas, une chose est certaine, il ne faut pas rester dans un environnement de travail nocif. Parfois, la seule solution, c'est la fuite. À l'inverse, quand on fait un travail que l'on aime, avec une équipe de collègues solidaires, on peut vivre dans un état de stress optimal (eustress), ce que l'on appelle l'état de flow, et la dynamique du travail est alors source de grand plaisir.

La musique m'accompagne au quotidien, depuis plus de quarante ans. Quand j'écoute les *Variations Goldberg* de Bach jouées par Glenn Gould, tous mes soucis s'envolent. Quand j'écoute *The Köln Concert* de Keith Jarrett ou l'« Hallelujah » de Leonard Cohen, je m'évade ailleurs. Et quand je chante à tue-tête du Nougaro ou du Dalida, cela me fait du bien.

Sortez et riez !

La musique, la danse ou la peinture influent sur notre humeur. Alors chantez, cuisinez, dessinez, laissez les arts agir sur votre moral. Allez au théâtre, voyez des expositions, ou baladez-vous dans les musées, les églises ou les forêts. Cela vous reconnecte avec vous-même, avec votre nature humaine, cela nourrit votre intérieur, cela vous soigne et peut redonner du souffle à votre quotidien.

Charlie Chaplin disait : « Une journée sans rire est une journée perdue. » Le rire est bien plus qu'un simple réflexe : c'est une force vitale, un outil de réflexion et un remède pour l'âme. Ah ! le rire ! Ce superpouvoir humain souvent sous-estimé... Pas besoin d'une cape ni d'un masque pour l'utiliser – juste une bonne dose d'autodérision ou un ami avec un talent inné pour les blagues douteuses. C'est un antidote au stress, un vrai gymnaste intérieur (bonjour les abdos après un vrai fou rire !) et un booster de bonheur instantané. Imaginez une vie sans rire... C'est comme un sandwich sans garniture, fade et tristement inutile. Le rire libère des endorphines, ces petites molécules magiques qui réduisent la douleur et augmentent la sensation de bonheur. Et devinez quoi ? Il diminue aussi la production de cortisol, cette vilaine hormone du stress. Bref, rire, c'est un peu comme un spa gratuit pour votre cerveau. Prendre le temps de rire est donc une chose sérieuse !

On peut rire de presque tout, tant que ça reste bienveillant (et que votre auditoire partage votre sens de l'humour, évitez les blagues sur les beaux-parents lors du dîner de famille). Les jeux de mots, les situations absurdes, les quiproquos, ou encore l'humour enfantin des blagues Carambar – tout est prétexte à sourire.

On peut rire partout et avec tout le monde ! Avec des amis qui comprennent vos blagues nulles, en famille autour d'un repas, avec un inconnu dans une file d'attente, même quand on ne parle pas la même langue. Et si personne n'est disponible ? Les vidéos de chatons maladroits sur Internet fonctionnent toujours. Préférez les stations de radios musicales plutôt que celles des infos pour commencer votre journée. Optez pour une musique entraînante pour réaliser des tâches rébarbatives ou pour vous aider à vous dépasser pendant votre séance de sport.

En bref, rire, c'est comme l'oxygène du bonheur : indispensable, contagieux... et terriblement bon pour la santé. Pour être heureux, riez !

À l'est : bien manger

« Que notre alimentation soit notre première médecine », disait Hippocrate il y a 2 500 ans.

Nous manquons de temps pour beaucoup de choses et notamment pour nous nourrir correctement. Au travail, la pause déjeuner peut vite se résumer à avaler des plats préparés, des sandwichs, des burgers, et autres « *finger foods* » des épiceries souvent trop gras pour nos réels besoins. D'où l'importance du petit déjeuner et du dîner.

Pour mieux se nourrir, selon la formule célèbre, il faut « petit-déjeuner comme un roi, déjeuner comme un prince et dîner comme un mendiant ». En fait, si je devais le résumer, je vous donnerais ces quelques préceptes : pour avoir un régime équilibré il faut privilégier les repas préparés à la maison et les produits frais, et imiter le régime méditerranéen avec les 5 V : Varié, Végétal, Vrai, Volume et Vivant !

1. **De tout un peu, est la seule véritable règle = Varié**
   De tout = de la diversité en fonction des saisons et de votre imagination.
   Un peu = de petites quantités, pas de grosses portions et ne pas se resservir.
   Voir la pyramide des aliments pour les quantités.
   Réduire graisse, sucre et sel.
   Bien s'hydrater (1,5 à 2 litres d'eau par jour selon la température extérieure).
2. **Acheter des fruits et légumes = Végétal**
   Au marché, choisir des produits de saison, plus écologiques et économiques.

Au magasin opter pour des conserves ou des surgelés, riches en vitamines et moins chers.

3. Cuisiner des produits frais = Vrai
Limiter la consommation de produits transformés à 2 fois/semaine (les plats préparés frais ou surgelés, les produits ultratransformés comme les nuggets de poulet industriels, le pain de mie industriel, les biscuits, etc.).
Préparer en une seule fois, ses ingrédients et ses plats pour la semaine.
4. Manger équilibré (*cf.* la pyramide alimentaire) = Volume
À chaque repas, entrée, plat et dessert pour la diversité et pour le volume, qui aide à la satiété. Le sucré est à privilégier au petit déjeuner et les fruits ou produits laitiers, midi et soir. Au restaurant, à la place du dessert, prenez un thé vert (pas plus de deux tasses par jour). Éviter les grignotages ou alors prenez des noix et des amandes.
Au déjeuner, une à deux fois par semaine, viande, poulet, poisson et des protéines végétales telles les légumineuses.
Dans votre assiette, moitié féculents (pâtes, riz, pommes de terre pour l'effet volume et rassasiement) et moitié légumes (pour les vitamines et minéraux).
5. Savourez et faites-vous plaisir = Vivant
Faites de vos repas des moments conviviaux où l'on peut discuter, rire et ne pas fixer un écran tout en mangeant mécaniquement.
Variez les plaisirs en utilisant les épices et les herbes aromatiques, elles sont nombreuses et apportent un vrai plus à vos préparations. Ayez la main légère sur le sel et les matières grasses, le juste dosage permet d'allier saveur et santé.
Prendre le temps de bien mastiquer permet de développer la satiété et aide à ne pas trop manger.

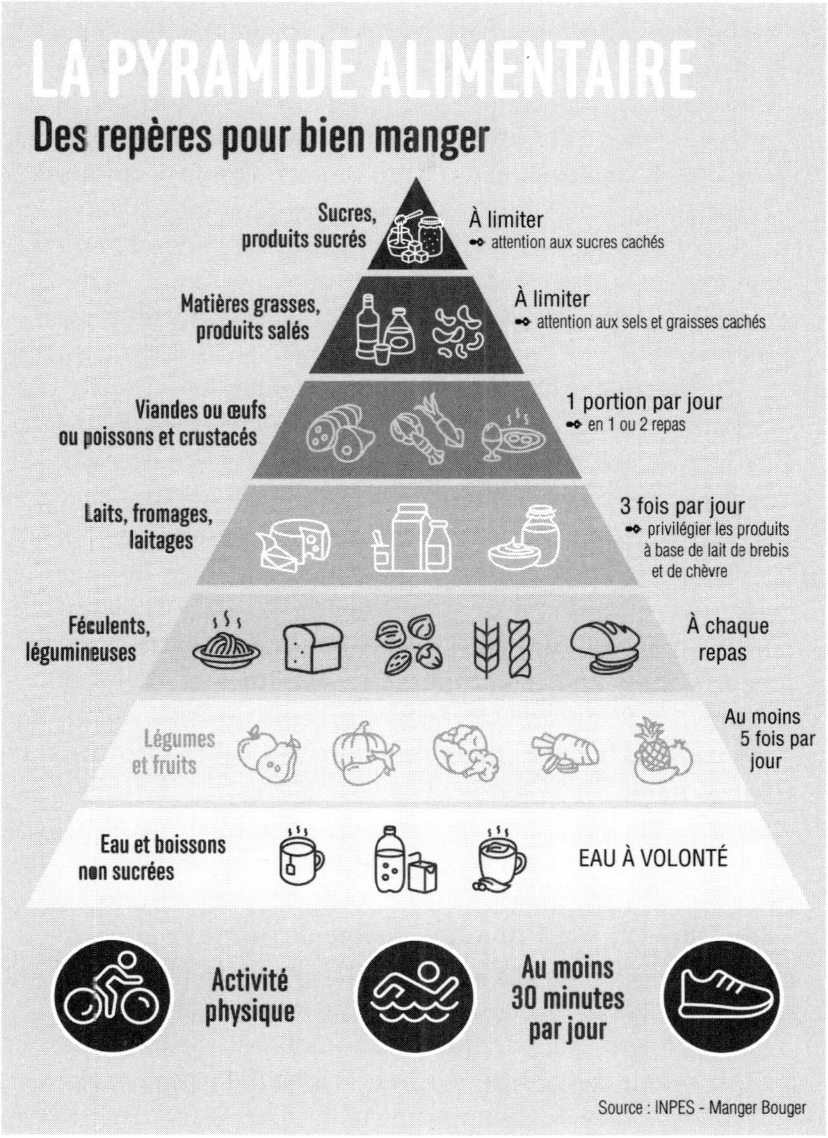
LA PYRAMIDE ALIMENTAIRE
Des repères pour bien manger
Sucres, produits sucrés
À limiter
attention aux sucres cachés
Matières grasses, produits salés
À limiter
attention aux sels et graisses cachés
Viandes ou œufs ou poissons et crustacés
1 portion par jour
en 1 ou 2 repas
Laits, fromages, laitages
3 fois par jour
privilégier les produits à base de lait de brebis et de chèvre
Féculents, légumineuses
À chaque repas
Légumes et fruits
Au moins 5 fois par jour
Eau et boissons non sucrées
EAU À VOLONTÉ
Activité physique
Au moins 30 minutes par jour
Source : INPES - Manger Bouger

Effectivement, nous mangeons trop. L'abondance est devenue une des causes de notre surpoids, elle est souvent disproportionnée par rapport à nos faibles exercices physiques. De plus, la restriction calorique est une des mesures qui a le mieux démontré qu'elle allongeait la durée de vie. L'objectif n'est pas pour autant de mesurer chaque calorie mais simplement d'apprendre les principes de base d'une alimentation plus variée et en rapport avec nos réels besoins. Garder un juste et bon appétit est le signe d'une bonne vitalité, physique et psychique, essentielle pour bien grandir mais aussi pour bien vieillir.

Enfin, trois astuces simples pour terminer :

Pour savoir si on a assez bu d'eau, la couleur des urines est un bon indicateur du niveau d'hydratation. Si les urines sont foncées, il est grand temps de boire, si les urines sont claires l'hydratation est adéquate.

Regardez votre assiette ! Pour connaître les bonnes portions quotidiennes, recommandées par la Harvard Medical School, partagez votre assiette en quatre parts égales. Une moitié composée de légumes et fruits et l'autre, d'un quart de protéines (viande, poisson, œuf...) et d'un quart de féculents ou céréales complètes (riz, pâtes, pommes de terre...).

Pesez-vous une fois par mois environ. Et si vous voulez perdre du poids, surtout ne faites pas de régime ! Apprenez à mieux vous nourrir avec une alimentation équilibrée, c'est l'unique moyen de conserver votre poids de forme votre vie durant. La première des choses à mettre en place est de modifier sa liste de courses. Pour consommer sainement, il vous faut acheter majoritairement des produits bruts. Afin de ne pas se sentir découragé face au choix proposé, préparez une liste de recettes à réaliser pour la semaine et achetez en conséquence. Donc aller au marché et réapprendre à cuisiner

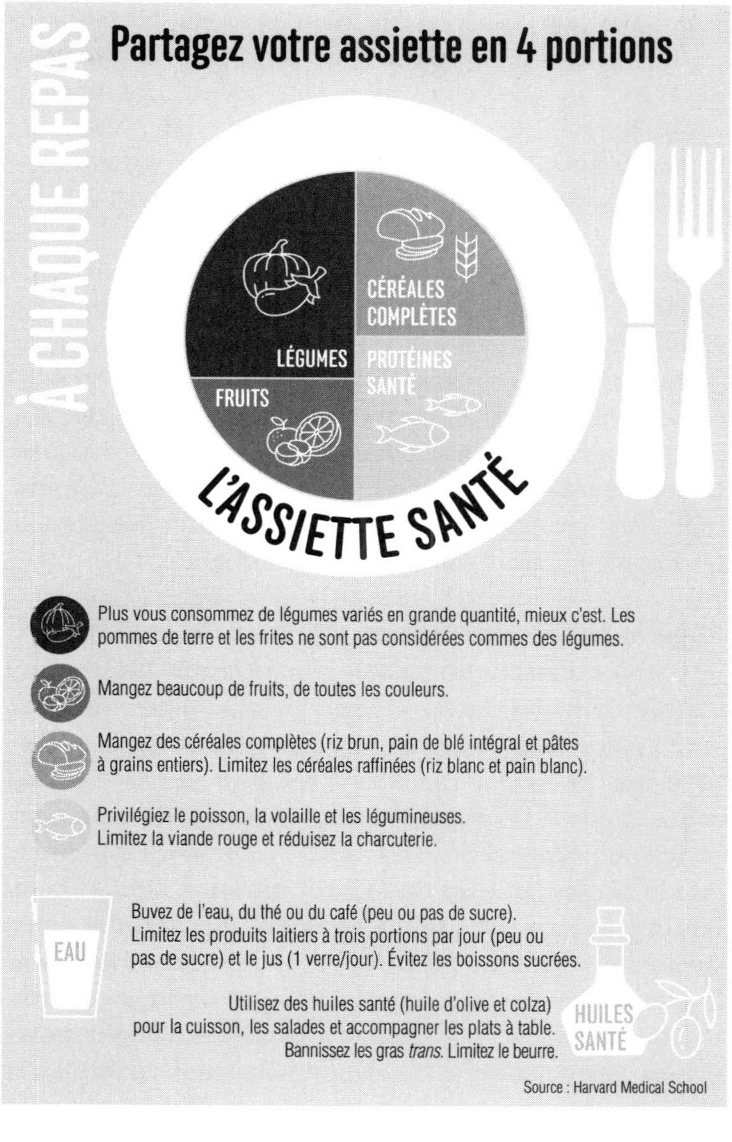
À CHAQUE REPAS
Partagez votre assiette en 4 portions
LÉGUMES
CÉRÉALES COMPLÈTES
PROTÉINES SANTÉ
FRUITS
L'ASSIETTE SANTÉ
Plus vous consommez de légumes variés en grande quantité, mieux c'est. Les pommes de terre et les frites ne sont pas considérées commes des légumes.
Mangez beaucoup de fruits, de toutes les couleurs.
Mangez des céréales complètes (riz brun, pain de blé intégral et pâtes à grains entiers). Limitez les céréales raffinées (riz blanc et pain blanc).
Privilégiez le poisson, la volaille et les légumineuses. Limitez la viande rouge et réduisez la charcuterie.
EAU
Buvez de l'eau, du thé ou du café (peu ou pas de sucre). Limitez les produits laitiers à trois portions par jour (peu ou pas de sucre) et le jus (1 verre/jour). Évitez les boissons sucrées.
Utilisez des huiles santé (huile d'olive et colza) pour la cuisson, les salades et accompagner les plats à table. Bannissez les gras *trans*. Limitez le beurre.
HUILES SANTÉ
Source : Harvard Medical School

sont les deux premiers pas. Au début, concentrez-vous sur des plats simples et rapides à réaliser. Il existe des centaines de livres de recettes[112] pour moins de 10 euros. Grâce à quelques recettes simples que vous maîtrisez bien, avec des plats goûteux et faits maison, vous allez ravir vos papilles et celles de votre entourage. Partagez aussi ce plaisir de cuisiner avec vos enfants, cela leur sera fort utile dès qu'ils prendront leur autonomie.

Enfin, tout ce qui passe par la bouche fait partie de notre alimentation. Pensez simplement chaque fois que vous mettez quelque chose dans votre bouche, si cela peut avoir des effets néfastes ou au contraire bénéfiques. Nous sommes parfois addicts au sucre, au gras, aux sodas autant qu'au tabac, à l'alcool et aux drogues. Réduire nos addictions d'adultes n'est pas le plus simple, mais surtout éviter d'en créer chez nos enfants est le plus court chemin pour protéger leur santé.

Régime méditerranéen, un vrai bain de jouvence !

Les Crétois avaient un taux de cholestérol plus élevé que les habitants des autres régions méditerranéennes. Par conséquent, leur santé exceptionnelle avait semblé indépendante de leur alimentation, tout au moins pour les Américains de l'époque. Voici ce qu'écrivait le nutritionniste Serge Renaud en 1986 : « L'homme avec l'espérance de vie la plus longue de l'Ouest vit sur l'île de Crète. Son repas est composé d'aubergines, de champignons, de légumes variés accompagnés de pain trempé dans l'huile d'olive. Il mange un peu d'agneau, de poulet, de chèvre ou d'escargots (trois fois par semaine) accompagnés d'une salade, de dattes, de noix ou de fruits frais et de vin. Il apprécie le repos et le travail, la solitude et la convivialité, le sérieux et le rire, la routine et la fête. » Les Japonais partagent, avec les Crétois, cette longévité exceptionnelle. De là à attribuer ce phénomène insulaire à des facteurs génétiques, il n'y avait qu'un pas.

En Crète, les décès liés à des maladies ou incidents cardiaques sont vingt fois moins fréquents que dans les autres nations, selon les résultats du projet scientifique connu sous le nom « Étude des sept pays[113] ». Le but était d'enquêter sur les liens entre alimentation, maladies cardiovasculaires et divers facteurs liés à l'hygiène de vie aux États-Unis, en Italie, en Grèce, en Finlande, aux Pays-Bas, en ex-Yougoslavie et au Japon. Il en ressort que l'incomparable effet protecteur du régime méditerranéen est démontré de façon incontestable. Une étude plus récente[114] précise même que sur le long terme, le risque de mourir prématurément d'une cause quelconque était diminué de 20 %, sur une période de trente-six ans, pour ceux qui le suivaient.

Dans l'alimentation des Crétois, la consommation d'oméga-3 est un des arguments de leur longévité. Le représentant principal de la famille oméga-3[115] est l'acide alphalinoléique (ALA) ; on le trouve en grande quantité dans les noix et l'huile d'olive et de colza. Celui de la famille oméga-6 est l'acide linoléique ; il est contenu dans les viandes, la charcuterie, les produits laitiers et les œufs. D'importantes enquêtes prospectives sur de très nombreux effectifs ont confirmé le rôle spectaculaire de l'ALA, à la fois pour la prévention des infarctus et celle du décès cardiaque, telle l'étude Multiple Risk Factor Intervention Trial (MRFIT). Aujourd'hui, nous manquons d'oméga-3, car nous consommons trop d'oméga-6, et donc le ratio est défavorable aux oméga-3.

Il est beaucoup question des poissons gras (le saumon, le maquereau, les anchois, les sardines, l'omble chevalier et la truite) et des huiles d'arachide, mais peu du colza. La culture du colza, troisième matière grasse dans la production mondiale, est assez dispersée géographiquement. Le *switch* est pourtant simple à réaliser et ne demande aucun effort particulier. C'est la moins chère des huiles, consommée par l'homme depuis des millénaires, et résistante à la température, contrairement à ce qui est indiqué sur les étiquettes françaises (la France est l'un des deux seuls pays au monde, avec le Portugal, où l'on ne cuit pas le colza). Une cuillère à soupe d'huile de colza apporte 50 % des besoins journaliers en ALA (0,9 g). Alors n'hésitez plus, vive le poisson, les noix et l'huile de colza, et vous boosterez vos oméga-3 !

Après une analyse exhaustive de toute la littérature scientifique sur les bénéfices des différents régimes alimentaire, le Pr Jérémie Sellam[116], rhumatologue spécialiste des rhumatismes inflammatoires, explique que le régime méditerranéen est le seul véritablement recommandé et efficace notamment pour soulager les maux liés à l'arthrose et à l'arthrite.

L'alimentation ultratransformée nuit à la santé[117]. Des barres de céréales aux plats préparés, les procédés de transformation poussent à manger toujours plus. Un chercheur brésilien, Carlos Monteiro, avait constaté que le taux d'obésité continuait de grimper au Brésil alors que les ventes de sucres et d'huiles reculaient. Ce paradoxe pouvait s'expliquer par une consommation accrue d'aliments très transformés (avec par exemple l'adjonction de conservateurs et d'arômes ou encore par le retrait ou l'ajout de nutriments). Il a inventé le terme d'aliments ultra-transformés (AUT). Carlos Monteiro a ensuite mis au point, en 2009, Nova, un nouveau système de classification des aliments qui tient compte non seulement de la valeur nutritive des aliments mais aussi des procédés qu'ils subissent avant d'arriver dans nos assiettes. Les études réalisées sur les AUT montrent que les procédés de transformation créent des aliments, tels les barres chocolatées, céréales du petit déjeuner et plats préparés qui encouragent une consommation excessive avec boulimie, pouvant même aller de pair avec une sous-nutrition.

En 2019, l'Américain Kevin Hall, chercheur en métabolisme, a démontré, dans une étude randomisée, que les personnes suivant un régime avec des AUT consommaient 500 calories de plus chaque jour, avec plus de lipides et de glucides et moins de protéines et qu'ils prenaient du poids en comparaison avec des personnes n'utilisant pas d'AUT. L'industrie alimentaire qui tient, avec ces AUT, des produits très rentables, a dépensé 99 millions d'euros en lobbying en 2023 pour contrer et dénigrer les travaux de ce chercheur. Ce montant est en hausse de 21 % par rapport à 2020 ; il est deux fois supérieur à ce que dépensent les industriels du tabac et de l'alcool réunis. Pour Barry Smith, directeur de l'Institut de philosophie de l'université de Londres, la stratégie de l'agroalimentaire tient en trois mots : « nier, dénoncer, temporiser ». Malgré ce lobbying, le grand public est déjà sensibilisé aujourd'hui aux AUT, et inquiet. Selon une étude publiée en février 2024, menée sur 10 000 personnes dans 17 pays, deux tiers des Européens jugent que les aliments ultra-transformés sont malsains et leur causeront des problèmes de santé plus tard, et 40 % doutent que les autorités les limitent suffisamment. Un sondage de l'Institut Mintel au Royaume-Uni montre que 70 % des adultes britanniques s'efforcent déjà de les éviter. Bonne nouvelle !

Le problème c'est que nos supermarchés sont pleins de ces AUT, souvent peu chers, et qu'ils sont consommés particulièrement par les populations les plus défavorisées. En 2017, une étude sur la consommation alimentaire des Français, issue de la cohorte INCA 3[118], montrait que 30 à 35 % de la consommation énergétique provenait d'aliments ultra-transformés, notamment chez les jeunes et les personnes issues de catégories socio-économiques défavorisées.

Consommez des produits bruts, variez votre alimentation, supprimez les addictions nocives, privilégiez les produits bien notés au Nutri-Score, ne vous privez surtout pas et cuisinez vous-même, vous créerez ainsi une des principales conditions de la bonne santé !

À l'ouest : bouger plus

Le mouvement, c'est la vie ! Il faut retenir que l'on est programmé pour bouger, depuis la nuit des temps et que c'est notre mode de vie moderne qui nous a transformés en individus sédentaires. C'est indéniable, le fait de ne pas bouger est néfaste pour notre santé physique et mentale.

Pourquoi le sport est-il si bon pour la santé[119] ? Depuis longtemps, les médecins recommandent une activité physique pour tous, en disant que cela aide à améliorer la santé et à protéger des maladies. Mais sait-on pourquoi ? Les scientifiques peinent à l'identifier concrètement et la recherche sur ce sujet est intense. Dans les années 2000, des chercheurs découvrent que lorsque l'on fait du sport, les muscles produisent une protéine spécifique, l'interleukine VI. Comme si les muscles, au cours de leurs contractions, produisaient une hormone. Puis ils se sont rendu compte que d'autres organes fonctionnaient ainsi. Le cœur, le foie, les neurones ou les tissus gras sont capables de sécréter des hormones mais uniquement durant un exercice physique.

Des chercheurs canadiens décident donc en 2016 de baptiser ces molécules « exerkines ». Si l'effet de ces exerkines est encore mal connu, il est clair qu'elles jouent un rôle important dans les bénéfices que l'on retire du sport[120]. C'est comme si on mettait notre corps en « mode sport ». Avec les « cardiokines », le cœur devient plus souple et plus puissant. Les « adipokines » aident à contrôler l'inflammation ou les dommages causés par l'effort. D'autres interviennent dans la réaction immunitaire. Plus de 200 molécules de cette famille ont déjà été identifiées. Mais difficile encore de savoir précisément ce qu'elles font et quelles sont les interactions.

En mai 2024, un consortium de chercheurs américains a réussi à isoler ces échanges moléculaires chez les souris. Et bon nombre de ces réactions en chaîne pourraient se retrouver chez l'homme. Quelques substances commencent à livrer leur succès comme le GDF-15, un facteur de croissance qui aide à la lipolyse, la dégradation des graisses et à une meilleure réaction à l'insuline. Ce qui explique en partie pourquoi le sport est bon pour les diabétiques.

Une autre exerkine, l'irisine, découverte en 2012, présente d'extraordinaires effets chez la souris. Produite par les muscles lors de l'effort, elle passe ensuite par le cerveau. En plus d'être utile à son fonctionnement, elle contribue à empêcher l'accumulation de béta-amyloïde, un peptide impliqué dans les dysfonctionnements générés par la maladie d'Alzheimer. Contre le cancer, il a été mis au jour que les tumeurs étant parfois mal connectées au réseau sanguin, les traitements n'arrivent pas toujours à les atteindre. L'activité physique en faisant battre le cœur plus fort, permet de mieux les alimenter d'améliorer l'efficacité des traitements et de réduire le risque de récidive. Enfin, la plus connue des exerkines est sans doute l'acide lactique, qui a longtemps été honni des sportifs. On pensait qu'il fallait l'éliminer, or aujourd'hui on suppose qu'elle aussi déclenche toute une série d'adaptations.

Faire de l'activité physique n'a pas à être difficile ! Il existe de nombreuses façons d'intégrer l'activité physique dans notre quotidien comme pendant les loisirs, au travail, à la maison, à l'école ou sur les chemins ou routes que nous arpentons. C'est avant tout le fait de se mettre en mouvement, que ce soit en marchant, en dansant ou en jardinant. S'y adonner est plus facile que vous ne le pensez. Commencez dès aujourd'hui et augmentez graduellement votre activité physique afin de vous donner des satisfactions progressives.

La marche est, de loin, l'exercice le plus complet, accessible au plus grand nombre et qui s'intègre aisément à nos emplois du temps. Il suffit de marcher pour emmener les enfants à l'école, pour aller au bureau, de descendre une ou deux stations de bus ou de métro avant, d'emprunter les escaliers plutôt que les Escalator, de passer ses appels téléphoniques en marchant, par exemple. La campagne « Bouger 30 minutes par jour » a développé toutes les possibilités en la matière.

Marchons !

La grande cause nationale 2024 a fait parler de l'importance de se bouger. Les Jeux olympiques et paralympiques de Paris 2024 ont été une belle opportunité pour nous remettre sur les chemins des stades et des piscines. Ils nous ont donné l'envie ! À nous de jouer, maintenant. Pour la marche, on parle des fameux 10 000 pas par jour à réaliser. En réalité, on a constaté des bénéfices sur les maladies et la mortalité dès 4 500 pas, et pas d'effet supplémentaire au-delà de 7 500 pas. Ce qui compte le plus, c'est de faire une marche intensive au moins la moitié de vos pas. À partir de 6 000 pas journaliers, le risque de dépression est moindre. Alors marchons tous, un peu plus vite, au moins trente minutes par jour. Au travail, mettez un tapis de marche sous votre bureau. À la retraite ou en vacances, marcher une à deux heures par jour est une activité saine et utile. C'est un gage de bonne santé et de bien vieillir.

On réfléchit mieux avec ses pieds ! Je dis souvent qu'il n'y a rien qui ne résiste à la marche. Même si cela peut paraître contre-intuitif, cheminer est d'une aide extraordinaire pour réfléchir. Depuis longtemps, quand je suis confrontée à un problème ou à des décisions à prendre, j'ai le réflexe de sortir m'aérer l'esprit en arpentant la forêt ou mon quartier. Immanquablement, je rentre au bout d'une demi-heure ou d'une heure avec une solution. Combien de décisions importantes ai-je prises ainsi, en respirant au grand air et en marchant ! Même dans des salles de réunion, où parfois le consensus n'arrive pas, je me lève pour marcher et réfléchir afin de trouver l'argument permettant à tout le monde de se mettre d'accord. Lors des réunions avec mes collaborateurs, ils trouvaient drôle que je reste debout et même que je marche, mais je leur disais que cela activait ma capacité à réfléchir. La marche permet donc une meilleure connexion des neurones ! Essayez, vous serez surpris.

Depuis 2019, Il existe à travers la France des Maisons Sport-Santé (MSS)[121] dans lesquelles, en fonction de votre âge, il vous est proposé un programme d'activité physique adapté à vos besoins, pour découvrir ou reprendre une activité sportive. Trouvez la vôtre dans votre région. Car tout le monde ne peut pas faire du squash ! Elles ont pour but de vous accompagner et vous conseiller pour pratiquer une activité physique et sportive à des fins de santé, de bien-être, quel que soit votre âge. De nombreuses fédérations sportives[122] se sont associées au ministère des Sports, donc presque tous les sports sont accessibles, même et surtout si vous avez une ou des maladies chroniques.

Le sport en club ou en salle de sport est un loisir de choix et un bon moyen de faire de l'activité physique plus dense. Des séances d'exercice planifiées, régulières, permettent de poursuivre les activités du quotidien. Si possible, le faire au moins deux fois par semaine et en collectif pour les enfants, mais aussi entre amis pour les adultes, cela participe au plaisir. Choisissez ce qui vous plaît et ce qui vous fait du bien : gymnastique, Pilates, Feldenkrais en salle ou chez vous depuis un ordinateur[123], ou bien choisissez la danse, le vélo, la natation, le foot, le rugby, le tennis, le basket, le volley, le golf ou l'aviron. Vous avez l'embarras du choix.

Que vous soyez en bonne santé ou porteur d'une maladie chronique, comme les 24 millions de personnes désormais sous le régime des affections longue durée (ALD), l'activité physique et le sport adapté à votre pathologie ont largement démontré leur efficacité tant pour la prévention que pour l'amélioration de l'efficacité de vos traitements. Quel que soit votre âge, vous pouvez bouger. Même vos parents et grands-parents doivent pouvoir continuer à jouer avec leurs petits-enfants et avoir une activité physique quotidienne, ou bien un suivi kinésithérapique. C'est le mouvement qui est très efficace pour prévenir les chutes chez les personnes âgées et les fameuses fractures du col du fémur.

Mes deux enfants qui ont pratiqué le rugby pendant plus de dix ans ont eu envie de garder cette belle habitude du sport. Outre le plaisir de l'effort physique, ils se souviennent de l'ambiance amicale à la fois sur et en dehors du terrain. Que cela soit dans les bus avec les copains pour aller en compétition, pendant les matchs où la solidarité est essentielle ou après pour faire la fête en cas de victoire ou se soutenir en cas de défaite. Partager le plaisir et la souffrance en équipe crée des liens indéfectibles qui contribuent au véritable bonheur, construisent les amitiés et renforcent la confiance en soi.

Un dernier mot concernant l'activité physique, indispensable pour lutter contre la sédentarité et les écrans.

Nous devrions tous nous lever de nos chaises ou fauteuils toutes les deux heures lorsque nous travaillons car la chaise tue ! Ne jamais mettre des enfants de moins de 6 ans devant des écrans, les limiter drastiquement à moins d'une heure pour les enfants de moins de 11 ans et moins de deux heures pour les 12-15 ans.

Dans de nombreux pays, des associations ou des sociétés savantes[124] développent des programmes de prévention. Parlez-en avec votre médecin qui doit connaître votre situation personnelle et professionnelle. Il pourra alors vous aider à cibler la prévention la plus efficace pour vous et vous orienter vers un centre de médecine préventive[125] si besoin.

Commencez toujours par supprimer les drogues (tabac, alcool) et dormir une heure de plus, pour réparer votre cerveau et profiter de votre vie. Choisissez de faire de belles rencontres, d'aimer, d'avoir des amis, d'être en relation avec la tête, le cœur et le corps. Cela produit les neuromédiateurs du bonheur. Mangez équilibré et coloré pour avoir les bons nutriments et l'énergie, pour pouvoir bouger plus et vivre mieux. Vous le voyez, tout est lié !

Ce qui compte le plus, ce n'est pas la dernière nouveauté que la science va pouvoir produire ou le dernier conseil d'un influenceur, ce qui compte vraiment c'est de mettre en œuvre ces quatre points cardinaux de votre boussole de santé et de les garder tout au long de votre vie. Ils vous montrent le chemin d'une bonne santé, en toute simplicité.

En résumé, votre meilleure décision est de décider de devenir acteur de votre santé !

Et vous, où en êtes-vous ?

Sur la ligne de vie de la prévention, pointez l'endroit où vous vous situez et où se situent les membres de votre famille. Et prenez les rendez-vous de prévention qui s'offrent à vous. C'est quand on est bien portant qu'il faut faire de la prévention !

Les principaux RV de prévention, pour rester en bonne santé tout au long de la vie

Grossesse : Donner la vie

Apprendre à mieux connaître son corps
Limiter les toxiques : perturbateurs endocriniens, alcool, tabac
Avoir une alimentation équilibrée et une vie saine
Se préparer à accueillir un enfant

De 0 à 6 ans : petite enfance et maternelle : Prendre les bonnes habitudes

Des RV de santé chez le pédiatre, ou le médecin généraliste
Hygiène : se laver les mains et se brosser les dents
Zéro écran, des livres et l'interaction avec des enfants et des adultes

De 7 à 17 ans : primaire, collège et lycée : Bien grandir

Aller à l'école à pied
Dormir entre dix et onze heures par nuit
Sport à l'école et le week-end
Pas d'écrans avant 11 ans ou moins de deux heures par jour ensuite
Prévention dentaire
Ne pas commencer la cigarette, l'alcool, les drogues
Se former à la connaissance de son corps et aux premiers secours
S'initier à la contraception

De 18 à 25 ans : étudiant : Se responsabiliser

Continuer le sport à l'université ou dans l'entreprise

Bien se nourrir avec peu d'argent

Prévention dentaire et rappel des vaccinations si besoin

De l'importance des liens amicaux, et amoureux pour limiter les addictions : tabac, alcool, drogues, écrans...

Avoir une sexualité heureuse et responsable

Se former au secourisme et aux premiers secours en santé mentale

Apprendre l'autopalpation des seins

De 26 à 65 ans : Bien vivre

Poursuivre l'activité physique (30 minutes/jour) et la marche en particulier ou le vélo

Mettre en œuvre les quatre points cardinaux ou clefs de la prévention

Prendre le temps d'avoir une vie de famille ou amicale riche

Équilibrer vie professionnelle et vie personnelle

Limiter ou gérer son stress chronique

Dépistage des cancers

Accueillir la ménopause

Surveiller mes points de faiblesse

Plus de 65 ans : Bien vieillir

Préparer sa retraite

Trouver un nouveau rythme de vie

Préserver le lien social avec la fin de la vie professionnelle

S'investir dans de nouvelles activités

Revoir les quatre points cardinaux de la santé

Prendre régulièrement des rendez-vous de prévention avec soi-même

Tenir bon en se faisant plaisir

« Ce n'est pas la force mais la persévérance qui fait les grandes œuvres. »
Samuel Johnson

Ils sont 57 % de Français à déclarer[126] avoir pris récemment de « bonnes résolutions » concernant leur bien-être et leur santé. On a tous, autour de soi, une amie qui veut maigrir et perdre 10 kg, un ami qui veut arrêter de fumer et plusieurs qui veulent se mettre au sport. Cependant, à peine un tiers affirme être parvenu à tenir ces résolutions. Plusieurs facteurs semblent avoir été à l'origine de l'échec. D'abord le fait que cela était trop contraignant et nécessitait des sacrifices, mais aussi parce qu'ils ressentaient un besoin d'accompagnement de la part des professionnels de la santé et qu'ils étaient souvent seuls.

Nous allons voir dans ce chapitre comment pérenniser votre décision. Comment faire pour que cela tienne dans le temps. Même si vous savez que les rechutes sont possibles et qu'elles font souvent partie du chemin, comme nous l'avons vu.

Explorons ensemble les clefs, les méthodes et outils qui peuvent vous accompagner et vous conforter dans ce changement. Vous le savez, vous l'avez déjà vécu, dès lors qu'il est imposé, le changement ne tient pas dans la durée.

Le plaisir : moteur de la pérennité

Il faut désormais concentrer votre énergie sur l'avenir et sur les bénéfices que vous en attendez, faire le deuil des anciennes habitudes, ne pas regarder en arrière et créer des nouvelles routines riches en plaisir car il est le seul vrai carburant de votre réussite.

Deux clefs sont essentielles. La première est d'en « baver un peu avec soi-même ». Cela rend fier des résultats aussi minimes soient-ils et cela donne finalement de la satisfaction. Chaque pas compte, commencez toujours par de petits pas, puis allongez la foulée. La seconde est souvent de « ne pas rester seul » et de « se faire aider par un groupe ou une équipe ». Mais cela dépend de chacun, il existe aussi des solitaires qui préféreront se donner un objectif personnel et essayer de l'atteindre seul. En revanche, se retrouver, lors de rendez-vous réguliers, pour pratiquer du sport ou une activité physique, dans le cadre d'un collectif, nous oblige vis-à-vis de ce groupe et nous donne aussi l'envie de les retrouver et l'énergie de persévérer. C'est pourquoi il faut bien choisir son groupe car on peut souffrir ensemble mais il faut aussi savoir être bien ensemble, faire la fête et avoir envie de partager les progrès et les victoires.

Pour créer de nouvelles routines, elles doivent être réalistes et vous convenir à la fois en termes de plaisir… et d'horaires. Les premières questions à se poser ici sont : « Qu'est-ce qui me fait plaisir a priori ? Est-ce la gymnastique, la marche, le vélo, la cuisine, la danse, le chant ou le jardinage ? » Ou bien : « Qu'est-ce que j'aimerais faire ou de quoi ai-je rêvé et que je n'ai jamais pu essayer ? » Ensuite, il est essentiel de trouver un club ou une association qui va vous aider à maintenir votre décision dans le temps, pas trop éloigné de votre domicile ou de votre bureau et à des horaires convenables pour que cela ne devienne pas vite une excuse pour abandonner.

Ensuite tester, expérimenter l'activité en communauté. Voir si cela vous fait du bien, vous convient et ce que cela vous apporte. Il est toujours plus facile d'aller courir ou marcher à deux que tout seul. C'est bon pour le moral de ne pas être seul, cela permet de développer un partage de liens et d'activités physiques. Toujours cet équilibre entre la santé mentale et la santé physique qui est à rechercher. Si vous préférez pratiquer seul, choisissez alors la playlist musicale ou les podcasts qui vous plaisent ! Et si vous preniez un chien et que vous sortiez avec lui trois à quatre fois par jour ? Car pour maintenir notre motivation, il faut s'engager dans des activités passions et savoir se servir de l'énergie du groupe. Pour certains, c'est la navigation en mer, pour d'autres la randonnée en montagne, qui peut aller jusqu'à l'ultra-trail dans la nature.

Osez vous engager dans des activités passions, même si vous êtes malade

Fabrice Huré[127], un Breton de 43 ans, informaticien et fan de sport de montagne, est atteint d'insuffisance rénale terminale depuis l'âge de 18 ans. Le dysfonctionnement de ses reins l'oblige à subir une dialyse tous les deux jours ou à subir une greffe de reins. Après le rejet d'une première greffe, Fabrice est en attente d'une seconde. Pour réaliser une dialyse tous les deux jours, il doit recevoir, trois nuits par semaine, une hémodialyse longue de huit heures

pendant son sommeil. Un vrai progrès pour lui, car auparavant il faisait ses dialyses le soir après le travail et rentrait épuisé à 23 heures.
Malgré cela, rien ne l'arrête. Il pratique du sport régulièrement depuis plus de vingt ans et a progressé dans son engagement. Au départ, c'est même son néphrologue qui craignait pour lui, et n'était pas serein quand il partait faire une course en montagne. Petit à petit, Fabrice l'a convaincu de l'accompagner sur ses trails. Ils se côtoient depuis vingt-sept ans. Fabrice a effectué une course de 112 km à La Réunion dont il a tiré un documentaire : ***La Montagne dans le sang,*** puis une autre de 180 km sur le GR 20 en Corse, avec des dialyses de nuit, qu'il raconte dans un autre documentaire : ***Plus belle, la nuit***.
Comment tout cela est-il possible ? Fabrice répond simplement : « D'abord, il faut trouver sa motivation et pour moi, ce fut simple car la montagne c'est ma passion, au départ des petites randonnées puis le trail et l'ultra-trail. Ensuite ma motivation c'est le partage avec les copains, ils sont fantastiques. Seul, je n'aurais jamais imaginé cela. Chacun porte dans la course un des éléments nécessaires à ma dialyse, cela m'a permis d'en faire une à 2 700 m d'altitude dans un refuge ! Ce sens du partage est juste exceptionnel et nous lie vraiment avec un bonheur de se retrouver. » Fabrice a été choisi pour être un porteur de la flamme olympique en juillet 2024, car il est depuis des années ambassadeur de la greffe rénale. Lorsqu'on lui demande de parler du sport-santé, son message est simple : « Quand on est malade, cela n'est pas toujours facile au long cours. Alors osez sortir, allez vers un club de marche, de chant, de danse, peu importe, vous irez vers plus d'humanité. »

Car si chacun porte une part du fardeau, chacun partage aussi son humanité.

Il y a plus d'un siècle, alors que les réseaux sociaux n'existaient pas, Émile Durkheim a démontré que les individus les plus isolés socialement sont davantage affectés par les maladies et les accidents que les autres. La solitude conduirait-elle donc à la maladie ? C'est le message puissant qu'il nous a légué. Cela confirme donc le fait que « d'être en lien » est bon pour notre santé.

Il en découle que la « prévention partagée », c'est-à-dire la prévention avec d'autres semble aujourd'hui encore la plus efficace. Car ce ne sont pas uniquement des facteurs personnels qui comptent mais aussi les facteurs relationnels ; ils facilitent le soutien dans l'engagement vers un changement durable des habitudes de vie.

En un mot comme en cent, il est plus facile de changer durablement quand on est aidé et soutenu par une communauté ou un groupe social. Cela n'empêche que certains préfèrent la solitude dans leurs activités. À chacun de choisir ce qui lui convient le mieux.

Le soutien, un partenaire essentiel

Le soutien, c'est ce support mental qui vous aide à finir une course quand vous n'en pouvez plus, qui vous donne envie de vous lever pour retrouver le groupe alors que vous seriez resté au lit. Ce sont les encouragements de votre famille ou de vos amis qui vous poussent à vous dépasser. C'est tout ce qui se cache derrière l'« esprit d'équipe » aussi bien dans notre vie personnelle que professionnelle. Combien de fois ai-je entendu des salariés me dire que c'est le plaisir de retrouver leurs collègues qui était leur moteur quotidien. C'est parce que l'ambiance de travail est bonne que l'on reste dans une équipe. Ce qui compte dans ce soutien, c'est la solidarité que vous allez recevoir et donner. Elle est un formidable facteur d'entraînement et de bonheur et contribue au fameux flow, dont nous avons déjà parlé. Cette impression qui nous met en joie, quand tout coule bien. Que cela soit au travail ou en cas de maladie grave, le soutien est un puissant acteur de performance et même de guérison. Alors en famille, avec des collègues, des amis ou votre médecin généraliste, apprenez l'entraide et ne la refusez pas, c'est un formidable cadeau à se transmettre.

« Le médecin généraliste, la véritable star de la médecine[128] ! » Pour vous donner envie d'avoir un bon médecin généraliste et pour revaloriser cette médecine de proximité qui tend à disparaître, le Dr Florian Stigler liste six raisons, basées sur la littérature scientifique, pour lesquelles les généralistes sont effectivement les stars de la médecine. Ils sont les principaux acteurs et stimulateurs de la prévention et vous aident dans le suivi des pathologies, tout au long de votre vie. Ils sont la colonne vertébrale des systèmes de santé efficaces. En effet, les pays mettant davantage l'accent sur les soins de première ligne et les soins généralistes, plutôt que sur les hôpitaux et les spécialistes, ont une population en meilleure santé, rencontrent moins d'inégalités médicales et enregistrent moins d'hospitalisations.

Une présence accrue de médecins généralistes sur un territoire est synonyme d'une espérance de vie plus élevée. Ajouter un médecin généraliste pour 10 000 habitants est associé à moins de décès et moins d'hospitalisations. Les chiffres sont éloquents : les patients ayant un médecin généraliste ont une mortalité inférieure de 19 % et des dépenses de santé inférieures de 22 à 33 % en moyenne ! Une étude norvégienne[129] basée sur 4,5 millions de personnes en 2018, montre que plus on connaît son médecin généraliste depuis longtemps, mieux c'est. Les patients qui côtoient leur praticien depuis plus de quinze ans ont 28 % moins d'hospitalisations aiguës, 30 % moins de soins d'urgence et même 25 % moins de chances de décéder prématurément. « Alors que les médias et les politiciens parlent principalement des soins intensifs héroïques ou des nouvelles technologies impressionnantes, le vrai travail se fait dans les cabinets de médecine générale », écrit le Dr Florian Stigler. « Les généralistes offrent des soins accessibles et complets pour la plupart des besoins de santé, la plupart des maladies et tous les organes. Ils forment donc la base de chaque système de santé », selon lui.

Ils améliorent la gestion des maladies chroniques car les patients atteints de plusieurs maladies représentent 78 % des consultations chez le généraliste. Plus de 45 % des patients en soins de première ligne ont de multiples maladies. Les médecins de ville sont les seuls prestataires de soins pour 86 % des patients hypertendus et 71 % des diabétiques. Une étude récente[130] auprès de 3 millions de patients aux États-Unis a montré que ceux qui consultaient les soins de première ligne étaient beaucoup plus susceptibles de recevoir des services de prévention : 127 % de vaccinations en plus, 122 % de coloscopies en plus et 75 % de mammographies en plus. Les patients suivis par le même praticien font également plus de contrôles préventifs de la tension artérielle, du cholestérol et du diabète, et reçoivent plus souvent un vaccin contre la grippe.

Les généralistes permettent aussi de réaliser des économies[131], en misant sur la prévention et la gestion des maladies chroniques ; en évitant les procédures diagnostiques et thérapeutiques potentiellement nocives et en limitant les consultations inutiles chez les spécialistes et les hospitalisations.

Mais plus encore, les généralistes réduisent les inégalités en matière de santé. L'accès aux soins de première ligne et une plus grande densité de médecins généralistes sont tous deux associés à une réduction des disparités en matière de santé car les patients peuvent recevoir plus de services de manière plus simple et plus adéquate.

Cela n'est pas simple d'être un bon généraliste. L'accent mis sur la formation des généralistes, avec désormais un internat en hôpital lors des études de médecine alors que dans le passé cela n'existait que pour les « spécialistes » est une bonne chose, mais cela rallonge encore leurs études. L'accès à Internet et la formation continue actualise et renforce enfin les compétences des généralistes tout au long de leur vie professionnelle.

Un des soucis que nous avons en France, c'est que beaucoup de professionnels de la santé recommandent la prévention sans véritable conviction. Comme s'ils n'y croyaient pas sans expérimentation personnelle car ils ne prennent pas le temps de s'occuper d'eux-mêmes. Avec l'entretien motivationnel ou la prescription verte, le soutien d'un professionnel de la santé est essentiel pour faciliter le suivi. Même les assureurs et les mutuelles qui communiquent beaucoup sur la prévention n'arrivent pas à la mettre totalement en œuvre, faute d'un corps médical majoritairement acquis à la cause, et faute d'un modèle économique efficace. Les pharmacies, au plus proche de la population, pourraient jouer un rôle majeur dans le dépistage de l'hypertension, du diabète, de l'alcoolisme ou des maladies cardiovasculaires avec des outils de mesure et des autoquestionnaires de santé. Elles ont fait preuve d'un dynamisme extraordinaire lors de la pandémie de Covid-19. Elles sont 22 000 en France, il y en a une à chaque coin de rue. Une plus grande coordination des acteurs de la médecine et une prise en charge économique de la prévention devraient émerger.

Les outils de suivi pour vous aider à tenir

Faisons simple : le premier outil ne dépend que de vous, c'est votre motivation personnelle, et le second est le soutien de votre entourage. En surfant sur Internet, YouTube ou les réseaux sociaux, on est vite submergé, car y circulent des centaines de milliers d'informations sur la santé, à la fiabilité souvent douteuse. Pourtant, l'autoévaluation (*cf.* le cahier pratique) peut aider à la prévention. Soyez prudent, certaines applications sont parfois anxiogènes, surtout pour les compulsifs.

Il existe une foule d'outils connectés et d'applications dédiées à la santé. En premier lieu vient la balance. Les balances actuelles sont presque toutes connectées et proposées à un prix abordable. Elles vous indiquent non seulement votre poids mais toute une série de données sur votre masse graisseuse, masse musculaire, masse osseuse, pourcentage d'eau corporelle (intracellulaire et extracellulaire). Toutes ces mesures sont basées sur des modèles mathématiques non spécifiques à votre métabolisme. Je dirai que ces informations sont donc rarement justes, mais ce qui compte c'est de mesurer votre évolution. Il faut se peser tous les jours, à la même heure et de la même manière, si on veut suivre vraiment cette courbe d'évolution. Voir ses progrès s'afficher sur la balance, c'est bon pour le moral !

Donnez du temps au temps

Ne soyez pas trop pressé de voir les kilos fondre, perdre en masse corporelle demande du temps car le métabolisme, notre régulateur interne, a du mal à faire varier le poids brutalement. Perdre 5 à 10 % de son poids en six mois est déjà un premier pas concret qu'il faudra stabiliser et pérenniser. Cela veut dire concrètement perdre 4 à 8 kg si vous

pesez 80 kg ou 6 à 12 kg si vous pesez 120 kg. Après une phase de stabilisation, il sera alors possible de repartir à la baisse. Là encore ne vous fixez pas d'objectif inatteignable, privilégiez la politique des petits pas pour conserver vos acquis et enraciner les bonnes habitudes en termes de liens humains, d'alimentation, d'activité physique et de sommeil.

Si vous êtes seul, dans un contexte de stress professionnel intense cela sera beaucoup plus difficile. Donc mettez toutes les chances de votre côté : soyez bien entouré, dormez plus, limitez votre stress, mangez mieux et bougez au moins une heure par jour pour perdre du poids !

Il existe aussi des applications dédiées à la perte de poids qui sont promues par des assureurs ou des mutuelles via des abonnements pour les entreprises dans le cadre de leur contrat d'assurance santé.

Le deuxième outil le plus utilisé actuellement est, par le biais des montres connectées ou des applications de votre téléphone portable, la comptabilité automatique de vos pas et les distances que vous parcourez en marchant et en courant, dans une journée. C'est un bon indicateur de votre mobilité avec l'objectif affiché des 10 000 pas journaliers, mais n'oubliez pas que 4 500 c'est déjà bien !

BeatMove améliore le quotidien des personnes atteintes de la maladie de Parkinson, en encourageant une activité physique adaptée et divertissante grâce à la musique. BeatMove diffuse une musique dont le rythme s'adapte en temps réel à la cadence de marche de l'utilisateur, ce qui permet de la stabiliser au besoin ou de l'accélérer si elle est stable. Très vite les résultats sont là. BeatMove est une intervention non médicamenteuse (INM) ayant démontré son efficacité[132].

Les montres connectées peuvent aussi vous communiquer votre indice de masse corporelle (IMC), estimer votre pression artérielle, votre fréquence cardiaque, votre taux d'oxygène dans le sang et même identifier des troubles de votre rythme cardiaque. Ce sont souvent de bons capteurs qui permettent de communiquer par exemple avec votre cardiologue dans le cadre d'un suivi pour des troubles du rythme cardiaque. Si vous avez choisi de porter ce type de montre, parlez-en avec votre médecin traitant pour que cet outil vous aide dans votre suivi sans augmenter de façon inconsidérée votre angoisse.

Attention, les montres aussi fonctionnent sur des modèles mathématiques et ne sont pas toujours fiables. Ainsi, pour mesurer et suivre votre pression artérielle, optez pour un tensiomètre. Il en existe deux types, soit manuel, soit électronique. Ce dernier permet de garder en mémoire vos différentes mesures, cela peut être utile pour les communiquer à votre médecin. De nombreuses marques sont fiables[133] et respectent des normes de sécurité. Auparavant, le médecin vous prenait trois fois la pression artérielle lors d'une consultation et vous mettait ensuite sous antihypertenseur pour le reste de votre vie. Mesurer en continu est beaucoup plus courant désormais, cette automesure est d'ailleurs prônée par les cardiologues et permet de personnaliser et d'ajuster les traitements.

Des brosses à dents intelligentes ont fait leur apparition et les tapis de bain et autres miroirs connectés arrivent sur le marché. Ils permettent de recueillir vos données de santé de façon presque invisible et indolore. Ils pourront faire un tri pour enlever les faux positifs par exemple et enfin attribuer ces données à la bonne personne dans la famille. L'intelligence artificielle entre en jeu pour prédire les comportements, aider à les analyser et proposer des solutions propres à conduire vers des modes de vie de meilleure qualité.

L'avènement d'une « santé connectée », pour les bien-portants est déjà une tendance de fond de nos sociétés. La généralisation des dossiers de santé digitaux partagés, le déploiement de plateformes numériques axées sur la prévention, le développement de la télémédecine et les applications de surveillance des maladies chroniques au long cours sont autant de nouveaux outils qui vont réinventer l'expérience que nous avons de notre santé.

Pneemo®[134] est un petit métronome respiratoire que vous tenez dans la main et qui vous aide à respirer plus lentement pour vivre plus longtemps. Par une respiration optimisée, Pneemo® réduit la sensation de stress et de panique en régulant la fréquence cardiaque. Des résultats de bienfaits en trois minutes pour 50 % des utilisateurs et en dix minutes pour 100 % des utilisateurs. C'est une intervention non médicamenteuse (INM) efficace en situation d'urgence (anxiété, crise de panique, trac, peur de l'avion), en soutien thérapeutique (stress, hypertension, asthme, troubles de la concentration, insomnies) et en accompagnement de la grossesse et de l'accouchement.

Progressivement, on se dirige vers une nouvelle médecine, définie par ses 4 « P » : « Personnalisée, Préventive, Prédictive et Participative ». Personnalisée avec vos propres données, préventive pour éviter de tomber malade, prédictive pour anticiper ou diagnostiquer, au plus tôt les éventuelles maladies, et participative pour être acteur de votre santé. C'est une prise en charge taillée sur mesure et dans la durée, en fonction de vos comportements individuels et qui se développe à travers les Big Data (les grosses bases de données issues de l'utilisation des nouvelles technologies) et les outils connectés.

Le test urinaire IDIR® est un outil prédictif qui détermine dans vos urines votre risque de développer ou non des maladies cardiométaboliques (obésité et diabète de type 2, maladies cardiovasculaires et vieillissement accéléré). En dosant votre taux d'acides aminés à chaîne ramifiée, vous connaîtrez votre résistance à l'insuline. Ainsi vous pourrez agir précocement sur votre santé et retarder, voire éviter l'apparition de ces maladies. Validé scientifiquement par le CHU de Montpellier, ce test est suivi d'un véritable programme de prévention des maladies cardiométaboliques grâce à une application nommée Predia®. Pour détecter, quinze ans en avance, plus de 20 pathologies graves avant qu'elles ne se déclarent, inscrivez-vous au programme Predia®. Là encore, il s'agit d'une intervention non médicamenteuse (INM) ayant démontré son efficacité. Vous pouvez l'utiliser à titre individuel ou demander à votre entreprise d'en profiter en collaboration avec votre médecin du travail dans le cadre des semaines de la Qualité de vie au travail (QVT[135]).

Si vous souffrez d'une maladie chronique, pour mieux la vivre, il est essentiel de bien la connaître et de la faire connaître à votre entourage. Contactez les associations de patients et consultez les plateformes d'éducation numérique en santé, permettant l'éducation thérapeutique des patients et des aidants, comme sur

« Nuvee[136] » qui bénéficie d'un comité scientifique de renom ou sur « Heegee[137] » une application mobile thérapeutique qui accompagne au quotidien les patients touchés par une douleur chronique, afin d'améliorer l'observance des traitements, la qualité de vie et diminuer les effets secondaires des médicaments, de la douleur et de la fatigue. Enfin avec « Music Care »[138], leader de la recherche et du développement sur les effets psychophysiologiques de la musique, vous aurez accès à un soin permettant de soulager les douleurs, l'anxiété et de diminuer la consommation de médicaments et les troubles du sommeil. C'est l'avènement concret d'une véritable musicothérapie.

Tout un monde numérique en pleine effervescence

En France nous connaissons de vraies réussites dans les alliances entre nouvelles technologies et santé. Du côté privé, lors de la pandémie de Covid-19, les cartes « Visualisation Covid-19 » de Germain Forestier ou la plateforme « Vite ma dose » de Guillaume Rozier ont probablement sauvé un nombre de vies considérable. Ce sont deux développeurs qui ont mis leur talent au service de la santé, avec la conception d'applications dans un temps record. L'application « TousAntiCovid » a compté jusqu'à 40 millions d'utilisateurs actifs. Le numérique a montré qu'il était un formidable outil pour offrir des services à grande échelle dans un temps court. La plateforme Doctolib permet à des millions de nos concitoyens de prendre des rendez-vous auprès de professionnels de la santé sur tout le territoire et vise à responsabiliser les malades en communiquant massivement sur les « lapins » et autres rendez-vous pris en doublon ou sans considération pour le praticien concerné. Cela permet d'éviter de perdre du temps médical et de rendre plus fluide l'accès à la consultation.

Du côté public, des initiatives apparaissent aussi. La plus originale est sans aucun doute « Mon espace santé ». Il s'agit d'une plateforme en ligne portée et développée par le ministère de la Santé et de la Prévention et la Caisse nationale d'Assurance maladie permettant à chacun de stocker et partager ses documents et ses données de santé de façon sécurisée (les serveurs stockant les informations sont hébergés en France). Le site propose un « carnet de santé virtuel » pour chaque assuré et ses descendants, un stockage des documents médicaux et un *chat* avec des professionnels de santé. Cette application a permis de regrouper en un seul endroit toutes les solutions agréées d'e-santé et de prévention reconnues à ce jour comme apportant une valeur ajoutée. Elle est garante aussi de principes éthiques indispensables à la confiance dans ces outils. Elle permet à chaque citoyen de garder la maîtrise de ses données et de consentir, ou non, à leur partage. Les solutions distribuées via cette application doivent respecter des critères d'accessibilité à tous les publics.

Le site internet de l'Assurance maladie, Ameli, a développé « mon compte Ameli » pour consulter ses remboursements de Sécurité sociale et faciliter ses démarches. Et la carte Vitale a aussi aujourd'hui son application.

L'OMS et l'Institut hospitalo-universitaire Health Age à Toulouse, ont développé l'application « Icope Monitor[139] » pour permettre à toutes les personnes de plus de 60 ans de suivre les six fonctions principales du bien vieillir : la vue, l'audition, la mémoire, le bien-être psychique, la mobilité et la nutrition avec des tests à réaliser tous les ans. D'après la définition de l'OMS du bien vieillir, il s'agit de préserver ces fonctions essentielles de façon à pouvoir continuer à faire ce que l'on considère comme important dans sa vie.

Santé, citoyens !

À l'origine de « Mon espace santé », ce sont les ateliers citoyens devenus comités citoyens en 2021, des groupes de discussion créés pour coconstruire les innovations publiques dans la santé. Dans la pratique, environ 50 personnes ont été tirées au sort pour répondre à une question précise dans cinq villes différentes. Le but est de décrypter leurs besoins, leurs pratiques, leurs habitudes en matière de parcours de santé numérique. Elles suivent ensuite un week-end de formation sur la question, un week-end d'audition où des acteurs externes viennent présenter leur point de vue, et un week-end de rédaction collective de la réponse.

Trouver la bonne application

Plus de 100 000 applications mobiles de e-santé seraient disponibles selon Statista sur les plateformes des boutiques iOS et Android. Mais le nombre de téléchargements en moyenne est faible, autour de 1 000 en raison de fonctionnalités souvent rudimentaires.

Pour trouver celle qui vous correspond, prenez le temps de vous informer et de vous poser les bonnes questions. Qui est à l'origine de l'application ? Un laboratoire privé, une association de patients ou un syndicat de spécialistes ? Pour le vérifier, consultez la rubrique « développeur » de la fiche de présentation de l'application.

L'application dispose-t-elle d'un comité d'experts associés ? Si oui cela est précisé. Répond-elle aux normes européennes ? Veillez bien, sur tous les objets connectés, à la sécurité de vos données de santé, qui parfois peuvent être revendues. Le règlement général sur la protection des données (RGPD) responsabilise les organismes publics et privés qui traitent vos données. Ils doivent préciser dans leurs mentions légales s'ils sont en conformité avec le RGPD et vous laisser la possibilité de supprimer toutes vos données.

Y a-t-il des logos officiels ? De quand date la dernière mise à jour ? Y a-t-il un historique qui permet d'en connaître le rythme ? L'application prévient-elle que seul un médecin peut établir un diagnostic ? Puisqu'évidemment, les sites ou applications ne peuvent proposer que des tests ou évaluations (*cf.* la liste des principales applications santé, dans le cahier pratique).

21 jours pour construire une nouvelle habitude

Les Américains, qui sont les champions des thérapies comportementales, ont publié des données sur la mise en place d'une routine et son efficacité. Les scientifiques du comportement et de nombreux psychologues ont beaucoup écrit sur comment développer et garder de bonnes habitudes. Les chercheurs sont unanimes : avant de créer de nouvelles habitudes, il faut de nouvelles routines. Car lorsque l'on échoue dans un nouveau comportement, on se blâme très souvent, alors qu'il n'y a rien de plus normal. Quand l'habitude est acquise, on n'y réfléchit plus. Alors que la routine est fréquente, intentionnelle et répétée, elle demande des efforts. Lorsque la routine devient naturelle, on parle alors d'habitude.

Une étude[140] de l'université de Harvard montre qu'il faut vingt et un jours pour construire une nouvelle habitude et soixante jours pour qu'elle s'installe. Ces chiffres sont des moyennes et, bien entendu, chacun peut connaître des variations, selon la difficulté du changement à mettre en œuvre, mais cela donne une bonne idée du temps nécessaire pour y parvenir. Trois petites semaines pour changer et deux mois pour ancrer une nouvelle habitude. Ce n'est donc pas inaccessible ! Ainsi chacun peut y arriver. Et pourquoi pas vous ?

Vous l'avez compris, pour tenir votre engagement dans la durée, il faut se faire plaisir, ne pas rester seul, se faire aider et se donner des objectifs réalistes et mesurables. N'oubliez jamais de vous encourager et de vous féliciter quand vous y arrivez. « C'est bien d'avoir couru ce matin, bravo d'avoir atteint ce premier objectif ! ». Aidez vos proches à se motiver est aussi un très bon outil de motivation pour vous.

En cas de rechute, n'oubliez pas que cela n'est pas grave, cela fait partie du processus. N'abandonnez pas, et plutôt que de vous dire que cela n'est pas possible, reprenez des autotests de diagnostic pour vous aider (cf. le cahier pratique).

En cas de troubles du sommeil, refaites un agenda du sommeil qui vous montrera quelles sont les mauvaises habitudes que vous avez reprises (écrans, travail, lumières, stress chronique au travail...).

Vous avez repris un carré de chocolat puis une tablette entière puis un petit verre d'alcool, seul(e), le soir, en rentrant. Remplissez à nouveau un questionnaire alimentaire, identifiez vos difficultés et leurs raisons. Vous grignotez à cause du stress, sortez marcher trente minutes.

Vous n'aimez pas les poissons gras, remplacez-les par des œufs étiquetés « oméga-3 ». Vous n'avez pas le temps de cuisiner les recettes de vos rêves, choisissez-en de plus simples. Si votre conjoint ne veut pas de légumes et préfère les pâtes, il peut les cuisiner tout seul.

Vous n'avez pas fait d'activité physique cette semaine et votre compteur affiche 1 200 pas seulement. Achetez-vous un vélo pour tous vos déplacements ou descendez du bus deux stations avant votre arrivée, renoncez à l'ascenseur et à la voiture quand c'est possible. Téléphonez en marchant et demandez à votre médecin une prescription de sport-santé.

Il est essentiel d'être indulgent envers soi-même et d'accepter notre humaine condition avec nos forces pour décider de changer et nos faiblesses parfois pour pérenniser nos choix. L'important est de ne pas abandonner et de repartir, même après une pause.

Changer ses habitudes est toujours compliqué. Ceux qui y arrivent du premier coup sont des exceptions. Comprendre que c'est un processus dynamique est important. Nous sommes des êtres humains et sociaux, souvent nous avons besoin des autres pour nous aider à aller plus loin. La plupart du temps, nous savons ce qu'il faut faire mais nous ne le faisons pas. Nous n'agissons pas toujours de façon raisonnée, et c'est la vie ! Nous sommes pleins de paradoxes et vivons tous des hauts et des bas. Nous buvons trop, nous fumons pour réduire notre stress, nous restons coincés dans notre canapé et lors d'un soir de folie nous ne mettons pas de préservatif, nous sommes imprévisibles et aimons prendre des risques. Nous sommes humains et imparfaits, mais le savoir permet d'avancer. Alors valorisez toujours vos réussites et dédramatisez vos échecs, c'est la clef du succès !

Les 10 points clefs pour changer et tenir dans la durée

1. Fixer votre objectif final et des objectifs à court terme.
2. Trouver votre motivation et planifier vos entraînements dans votre agenda car la motivation est aussi une question de stratégie.
3. Démarrer modestement, chaque pas compte.
4. De l'importance des rituels : il vaut mieux faire un peu que pas du tout. Au début un rituel simple de 5 minutes d'abdos tous les matins plutôt que 30 minutes intenables. Ou 3 minutes de méditation le matin, même sous la douche, pour trouver une respiration optimale.
5. Mesurez les progrès, regardez les petits pas et le chemin accompli plutôt que tout ce qu'il reste à faire.
6. Utilisez vos émotions (joie partagée, enthousiasme collectif, soutien dans la défaite...) comme facteur de motivation.
7. Transformez l'effort en plaisir.
8. Au fil du temps, l'effort sera moins coûteux. Le corps habitué sera plus tolérant et les hormones du plaisir déclenchées par l'activité physique arriveront à la rescousse.
9. Plus vous allez être actif, plus vous allez muscler votre cerveau et votre capacité à résister aux tentations de produits sucrés ou au canapé.
10. Enfin, anticipez tout ce qui peut être bloquant. La technique du « Si... alors... » Si... on vous invite à dîner le soir de votre session de natation, planifiez tout de suite une autre séance.

Vous allez voir... vous allez y arriver, vous y prendrez du plaisir et ensuite ne pourrez plus vous en passer, d'autant que les bénéfices retirés sont aussi bien immédiats que pérennes.

Les bénéfices à court et long termes

« Un jour, nous allons tous mourir, Snoopy.
— Oui, mais tous les autres jours, nous allons vivre. »
Charlie Brown et Charles Schulz

Reprenez le pouvoir sur votre santé et vous allez voir tous les bénéfices ressentis à changer ses habitudes. Le plus important est de bien comprendre que nous n'avons pas à attendre dix ans pour en voir les bénéfices, et que dès les premiers jours les résultats sont là.

Le principal bénéficiaire de votre nouvelle vie ce sera d'abord vous-même. L'objectif est de mieux vivre, mieux grandir et surtout mieux vieillir. Tous ces bienfaits sont accessibles de façon simple et souvent peu coûteuse. Vous allez voir, très vite, les gains de vos changements de comportement. Nous démarrerons par ceux de l'activité physique puis nous verrons ceux d'une alimentation équilibrée avec la réduction de nos addictions en particulier au tabac et à l'alcool et enfin les bénéfices insoupçonnés de la protection de notre sommeil et de la qualité de nos relations humaines.

La vie est dynamique, elle est en mouvement perpétuel. À nous de l'imiter ! Rester immobile est le meilleur moyen de se laisser mourir. Alors oui, bouger c'est la vie !

Quand on est parent, trouver un peu de temps, chaque jour, pour marcher relève de la gageure. Entre les lessives, le repassage, les courses, les repas, les trajets des enfants, les leçons et le travail au bureau ou en usine, nous sommes, en majorité les femmes, des « athlètes du quotidien » comme le disait une publicité. Raison pour laquelle il est indispensable de partager les tâches ménagères dans le couple afin de laisser à chacun une chance de trouver du temps pour pratiquer une activité physique, seul, avec des amis ou en famille.

Vous êtes les acteurs de votre guérison !

Depuis des années en tant que rhumatologue à Paris, le Dr Vanessa Khanine prend en charge ses patients atteints de rhumatismes inflammatoires chroniques tels la polyarthrite rhumatoïde, le rhumatisme psoriasique ou la spondylarthrite ankylosante avec empathie et efficacité. Ces maladies entraînent des déformations de mains par exemple, des douleurs et une impotence.

Il y a quinze ans, elle a vécu la révolution des biothérapies, ces immunosuppresseurs qui ont transformé la vie des patients avec une réduction des déformations et des douleurs chroniques. Mais depuis l'arrivée de ces médicaments, véritable arme nucléaire pas si anodine et que l'on ne peut interrompre, avec un coût non négligeable aussi pour la société (plus de 10 000 €/an et par patient), elle se pose des questions. Car elle a constaté que tous ses patients, à cause de leurs douleurs, deviennent de plus en plus sédentaires et que les douleurs résiduelles venaient souvent de cette inactivité, et pas seulement d'une inefficacité des traitements. Elle raconte que nombre de ses patients ont délégué leur santé, attendent « tout » du médecin et des « médicaments miracles » et qu'ils sont très passifs, comme si la douleur leur servait d'excuse légitime pour ne plus bouger. Cela les enferme dans un cercle vicieux de souffrance. Il faut bien connaître ses patients et avoir leur confiance pour les convaincre de changer. Elle leur dit simplement : « Vous êtes les acteurs de votre guérison ! Vous devez vous remettre en mouvement, aller au travail à pied, sortir, voir des amis et faire de l'activité physique. » Mais elle constate que les recommandations ne suffisent pas et qu'il faudrait aller plus loin. Elle explique que, lors d'une consultation, le praticien ne prend pas toujours le temps de bien écouter son patient avec attention. Il prescrit des antalgiques, des biothérapies, qu'il change dès que la douleur revient, sans trop réfléchir, il passe à une autre molécule. Et à la fin de la consultation, il prescrit… de faire du sport. Mais cela n'est que rarement réalisé car pas aussi bien expliqué, et pas forcément bien accompagné.

Le Dr Vanessa Khanine a décidé alors pendant la pandémie de Covid-19, avec des collègues de l'hôpital de la Pitié-Salpêtrière à Paris, de réfléchir à une méthode simple qui pourrait aider les patients à se remettre en mouvement. Elle a peaufiné et mis en place le programme Activ'RIC (rhumatisme inflammatoire chronique) « avec les moyens du bord » dit-elle. Un programme ludique et musical pour quatre personnes, de quatre journées complètes, réparties sur six mois. Avec chaque fois quatre ateliers, le matin un premier atelier d'activité physique avec un kinésithérapeute, ensuite un atelier de diététique avec des thématiques différentes à chaque fois, suivi d'une mise en pratique pour le déjeuner qui sera partagé par les participants. Puis l'après-midi est consacré à une séance de Pilates accompagnée par une pause jus de fruits et légumes et pour finir un quatrième atelier animé par une psychologue, sur l'appréciation positive de soi et sur les freins à se reprendre en main qui permettent, dans la discussion avec les autres, de retrouver une confiance en soi. Les retours des patients sont extrêmement positifs, ce qui fait que personne ne loupe une séance.

La plus appréciée est celle de la psychologue qui leur permet d'exprimer le sentiment d'injustice causé par la maladie, les aides à trouver les raisons qui font qu'ils ne peuvent ou ne veulent pas bouger. Partager les motivations profondes de chacun ouvre également des horizons insoupçonnés à certains.

Pendant ces journées, chaque patient est accompagné individuellement par des professionnels attentionnés et soutenu par le groupe. Il se crée une alchimie entre eux qui fait qu'à la fin tous se sont mis à la marche, plus de la moitié s'est inscrite dans un club pour pratiquer une activité physique et a retrouvé du plaisir à sortir. Cette remise en mouvement a réduit leurs douleurs, leur a redonné confiance en eux et a même espacé les besoins en biothérapie (ce sont ces médicaments issus des biotechnologies). Ils vivent mieux, en ayant repris en main leur destin et ont fait faire des économies à la Sécurité sociale. Tout le monde est gagnant !

À l'initiative d'un praticien convaincu et souvent peu soutenu par sa hiérarchie, cet exemple de travail médical coordonné de différents professionnels qui prennent du temps avec chaque patient pour les écouter, les aider à trouver leur motivation et les faire réellement progresser est un des exemples formidables que l'on trouve aux quatre coins de France, mais dont on entend encore peu parler et qu'il faudrait pouvoir généraliser.

Le sport-santé, thérapeutique et préventif

En fait, le sport-santé ou activité physique adaptée pour les malades chroniques ou les personnes âgées a démontré son efficacité scientifique depuis plus de vingt ans. On sait que trente minutes de marche sont aussi efficaces que la metformine[141] dans le traitement du diabète, que l'activité physique, à la bonne dose, doit être prescrite en cas de dépression avant l'antidépresseur et que l'activité physique adaptée réduit de 30 à 40 % les récidives de cancer du sein, d'où la campagne Octobre Rose[142] !
Dès 2012, les Scandinaves avaient démontré l'efficacité de l'activité physique sur 26 maladies chroniques, en particulier sur les cancers ! L'Inserm[143], l'organisme de référence en France pour la recherche médicale, a réalisé deux expertises, une en 2008 et une en 2019, qui ont rassemblé toutes les preuves scientifiques. Il n'y a plus aucun doute, nous avons toutes les preuves et n'avons plus besoin d'études, si ce n'est sur la mise en œuvre de ces activités physiques. L'Inserm dit même dans son dernier rapport que « ne pas prescrire une activité physique, pour un patient, est une perte de chance ». La Haute Autorité de santé (HAS) a écrit 24 référentiels de mise en œuvre de cette prescription sport-santé pour toutes les grandes maladies chroniques[144].

Aujourd'hui, grâce au Dr Daniel Rivière, l'initiateur du projet, les villes de Blagnac, Saint-Paul (à La Réunion) et Strasbourg sont pionnières dans la « prescription sport-santé ». Le Dr Alexandre Fletz, médecin généraliste, adjoint à la mairie de Strasbourg et sportif a installé le dispositif dans la région Grand-Est. Ce qui est notable ici c'est que cette prescription est organisée et lisible sur le plan local avec des médecins formés, une remarquable Maison Sport-Santé, et un financement pris en charge par la Caisse primaire d'Assurance maladie.

On parle de prévention par le sport-santé, chez les patients ayant une maladie chronique, mais en primo-prévention, nous sommes 119es sur 146 pays dans la pratique sportive chez les adolescents[145] ! Selon une étude menée par le Pr François Carré et son équipe pour le collectif « Pour une France en forme », auprès de 9 000 enfants en classe de sixième, les jeunes réalisent des performances équivalentes à celles d'une personne active de 60 ans, qui ne fait pas de sport et n'arrivent plus à courir au-delà de 10 km/h[146]. À l'échelle mondiale, en vingt-cinq ans, les enfants ont perdu 40 % de leurs capacités cardiovasculaires. Selon l'OMS, la sédentarité est la 4e cause de mortalité et la 1re cause de mortalité évitable.

Comment sensibiliser les jeunes et les parents, qui pensent tous qu'il vaut mieux être bon en maths qu'en

Âge	**Bénéfices à court terme**
Pendant l'enfance	Amélioration de la coordination, développement des habiletés motrices, socialisation, renforcement de la confiance en soi.
Pendant l'adolescence et pendant les études	Renforcement musculaire, réduction du stress, développement de l'estime de soi, amélioration de la concentration.
Pendant la vie active	Maintien de la forme physique, réduction du stress, amélioration de l'humeur, renforcement du système immunitaire.
Au début de la retraite	Maintien de l'indépendance, amélioration de la mobilité, socialisation, réduction du stress.
Avec une maladie chronique	Amélioration de la qualité de vie, gestion de la douleur, réduction des symptômes, amélioration de l'humeur.

gymnastique ! Là encore, nous avons un problème de culture du sport. Même si nous avons un bon maillage d'associations sportives, de trop nombreux freins persistent. Les médecins eux-mêmes prescrivent encore moult dispenses sportives ! Alors que c'est sans doute le meilleur capital santé que vous pouvez transmettre à vos enfants. Nous savons que les maladies chroniques d'aujourd'hui sont liées à l'inactivité physique de toute une génération.

Les bénéfices du sport ne sont pas les mêmes selon les âges de la vie. Pour vous aider selon votre âge ou votre situation, vous trouverez ci-après un tableau de synthèse des bénéfices à court, moyen et long termes de l'activité physique.

Il n'y a pas d'âge pour débuter, l'important est d'avoir une activité physique un peu intense tous les jours.

Bénéfices à moyen terme	**Bénéfices à long terme**
Développement des compétences sociales, prévention de l'obésité, amélioration du sommeil, meilleure santé cardiovasculaire.	Prévention des maladies chroniques, renforcement du système immunitaire, développement de la discipline, amélioration de la qualité de vie.
Amélioration de la santé cardiovasculaire, gestion du poids, réduction des symptômes de dépression, augmentation de l'énergie.	Réduction des risques de maladies chroniques, meilleure gestion du stress, augmentation de la résilience, maintien d'une bonne santé mentale.
Amélioration de la condition physique, meilleure gestion du stress, maintien d'un poids sain, réduction du risque de maladies chroniques.	Réduction des risques de maladies cardiaques, amélioration de la longévité, maintien de l'autonomie, réduction du risque de dépression.
Prévention de la perte musculaire, amélioration de l'équilibre, gestion du poids, maintien de la santé mentale.	Prévention des maladies liées à l'âge, maintien de l'autonomie, amélioration de la qualité de vie, réduction du risque de déclin cognitif.
Maintien de la mobilité, stabilisation de l'état de santé, amélioration de la fonction cardiorespiratoire, réduction de la fatigue.	Amélioration de la gestion de la maladie, prévention des complications, prolongation de la vie active, meilleure qualité de vie.

Quand la musique est bonne…

Le meilleur traitement contre la mort c'est l'activité physique ! La mortalité peut diminuer de 70 % sur une décennie en augmentant son endurance[147] et ce, quel que soit l'âge auquel on démarre. L'indicateur à suivre pour cela est la VO_2 max, la capacité à utiliser l'air (le volume d'oxygène) à l'effort dont je vous ai parlé plus tôt. Plus on monte son endurance ou sa VO_2 max et plus on gagne de points contre la mort !

Ne riez pas ! La marche a d'ailleurs démontré son efficacité contre la mort… Une étude australienne publiée dans le très sélect ***British Medical Journal***[148] a démontré que si l'on marche à 70 ans à moins de 3 km/h les risques de perdre la vie dans les cinq ans sont élevés ; en revanche, si l'on marche à 4,9 km/h, la mort ne nous rattrape pas. Au-delà du côté humoristique de cet article, on comprend pourquoi la marche rapide est recommandée. À vous de trouver la musique qui peut vous donner le bon rythme pour marcher autour de 5 km/h et surtout allez-y progressivement Pour marcher à 5 km/h, il existe des playlists sur YouTube, il faut une musique avec un tempo d'environ 120 BPM (battements par minute), qui correspond au rythme naturel de la marche rapide.

Les bénéfices d'une alimentation équilibrée

Ah ! manger équilibré, c'est un refrain entendu partout ! Mais en quoi cela consiste-t-il ? Ce sont les 5 V de l'alimentation du régime méditerranéen : Variée, Végétale, Vraie, Volume et Vivante que nous avons vus dans le chapitre « La décision ». Le régime équilibré est souvent méditerranéen car c'est celui qui vous permet aussi de maîtriser votre poids.

Les bénéfices immédiats sont plaisir et convivialité. Les bénéfices sont aussi essentiels à moyen et long termes, dans la transmission des bonnes habitudes alimentaires que vos enfants garderont toute leur vie. Nous sommes tous marqués par la façon dont nos parents cuisinaient ou non. Nous avons tous notre madeleine de Proust ! Pour vos ados et jeunes adultes, montrez-leur comment faire les courses pour la semaine, et comment réaliser une pizza. Une pâte à tarte avec les copains, à la maison, est bien meilleure et coûte moins cher qu'en acheter une au supermarché. Enfin, apprendre à cuisiner les restes est aussi un bon moyen de maîtriser son budget. Garder votre poids de forme vous prémunira contre de très nombreuses maladies tels le diabète, les maladies cardiovasculaires, les cancers et les maladies neurodégénératives. Il est toujours plus facile de ne pas prendre de poids que d'avoir à le perdre ensuite !

Voici un tableau résumant tous les bienfaits d'une alimentation frugale et équilibrée, comme le régime méditerranéen, à court, moyen et long termes :

Période	Alimentation équilibrée	Explications
Court terme	Amélioration de la digestion	Les fibres alimentaires favorisent une digestion régulière et réduisent les troubles gastro-intestinaux.
	Réduction de l'inflammation	Les aliments riches en antioxydants et en acides gras oméga-3 réduisent les inflammations.
	Augmentation des niveaux d'énergie	Les nutriments équilibrés fournissent une énergie constante tout au long de la journée.
Moyen terme	Meilleure santé cardiovasculaire	Le régime méditerranéen favorise la santé du cœur grâce à ses graisses saines et son faible apport en sucre.
	Contrôle du poids	Ce type d'alimentation, riche en légumes et en fruits, aide à maintenir un poids santé sur le long terme.
	Amélioration de la glycémie	Un apport équilibré en glucides et en fibres aide à stabiliser la glycémie.
Long terme	Réduction des risques de maladies chroniques	Les habitudes alimentaires saines aident à réduire le risque de diabète, de maladies cardiaques et de certains cancers.
	Prévention des maladies neurodégénératives	Les nutriments présents dans ce régime, comme les antioxydants, sont associés à la prévention des maladies liées au vieillissement comme Alzheimer.
	Longévité accrue	Un régime riche en aliments entiers et naturels est lié à une meilleure espérance de vie.

Dans l'alimentation, je place aussi tout ce qui passe par la bouche et donc les principales addictions. Je fais ce focus sur le tabac et l'alcool, les deux grands cancérogènes, car il y a tant de bénéfices à limiter ces deux addictions qui « vous bouffent la vie » au sens propre du terme. Vous avez des bénéfices immédiats et surtout des améliorations durables, qui sont résumées de façon succincte dans le tableau ci-dessous.

Bénéfices au bout de	Arrêt du tabac	Diminution de l'alcool Passer de 4 verres de vin quotidiens à 1 verre par jour, pendant 5 jours.
1 mois	L'endurance s'accroît.	Renforcement du système immunitaire, réduction du poids, et amélioration significative de l'humeur et de l'énergie.
1 an	Le risque d'AVC est similaire à celui d'une personne qui n'a jamais fumé.	Réduction significative du risque de maladies cardiovasculaires et de certains cancers.
2 ans	Le risque d'infarctus est divisé par deux.	Amélioration durable de la fonction hépatique, réduction du risque de maladies du foie.
5 ans	La résistance aux cancers est plus importante.	Meilleure résistance aux cancers du foie, des poumons et réduction de manière significative d'autres maladies graves.

Pour arrêter de fumer certains vous diront qu'il suffit d'un peu de volonté, mais quand l'addiction est bien inscrite et que les dépendances psychologique et physique à la nicotine sont anciennes, il est difficile de s'en débarrasser tout seul, nous l'avons vu. Il existe des méthodes et des outils efficaces. Le livre de l'Anglais Allen Care[149] avec sa méthode a permis à des millions de personnes d'arrêter la cigarette. C'est une thérapie comportementale qui peut vous aider, en combinaison avec des substituts nicotiniques (en patch, en gomme ou en spray) en accès libre chez le pharmacien. Ils peuvent même être remboursés sur prescription médicale.

Pour se débarrasser de la nicotine, des fumeurs préféreront se tourner vers la cigarette électronique. C'est un générateur d'aérosols dont la forme rappelle celle de la cigarette qui délivre de la fumée artificielle aromatisée, contenant ou non de la nicotine. L'emplacement du filtre contient une mèche et un réservoir pour le liquide aromatique de substitution au tabac. Les principaux ingrédients retrouvés dans la majorité des produits sont la nicotine (optionnelle), le propylène glycol, la glycérine et un arôme. En 2021, le Haut Conseil de la santé publique actualise son avis du 22 février 2016 relatif aux bénéfices-risques de la cigarette électronique ou Seden (Système électronique de délivrance de la nicotine) et déclare qu'elle n'a pas démontré son efficacité et qu'elle remplace une addiction par une autre.

D'autres préféreront le faire en groupe. Chaque année en novembre, le « Mois Sans Tabac » revient. Il s'agit d'un défi collectif : 1 mois sans tabac, c'est 5 fois plus de chances d'arrêter. Vous pouvez en profiter pour vous lancer dans cette démarche. Bénéficiez de conseils, d'accompagnement et de suivi en vous inscrivant sur le site « Tabac info service ». Le nombre d'inscrits était de 162 012 en 2022, contre 112 933 en 2021. Vous aussi, vous pouvez participer à ce défi collectif !

Au bout de 21 jours, vous ne ressentez plus l'envie de tabac ou d'alcool (c'est exactement pareil pour le sel ou le sucre). Mais le plus difficile est de résister aux sollicitations des copains, des amis pour partager une cigarette ou un verre. Alors trouvez-vous des substituts si besoin, et surtout concentrez-vous sur la qualité de la relation et de la conversation que vous entretenez avec vos collègues ou amis. Intéressez-vous à eux ! Au bureau, remplacez la pause cigarette par une pause thé ou café, vous verrez que cela peut être tout aussi convivial. C'est aussi tout votre entourage qui vous remercie lorsque vous arrêtez de fumer ! Vous allez éviter le tabagisme passif à vos enfants et votre conjoint, mais aussi à vos amis, et vos collègues. De nombreuses personnes vous féliciteront et vous encourageront dans cette démarche.

De l'alcool avec modération

L'objectif n'est pas de se priver totalement du plaisir d'un bon vin. Mais mieux vaut privilégier la qualité à la quantité ! À vous de choisir les deux jours d'abstinence par semaine. Aujourd'hui, il existe toute une palette de boissons gazeuses, festives ou de vins à 0°. Le marché du sans-alcool est en nette progression, les consommateurs en France ont augmenté de 25 % en 2023. Le choix est vaste entre les cocktails sans alcool (ou mocktails), les boissons fermentées non alcoolisées comme la kombucha, les jus de raisin pétillants, les eaux aromatisées, et enfin les spiritueux, bières et vins sans alcool.

Cinq à six fois par semaine, il est possible de boire un verre de vin par jour, pour les femmes et jusqu'à trois verres maximum par jour, pour les hommes. L'abstinence devrait donc être d'un ou deux jours par semaine, à vous de les choisir ! Et totale pendant la grossesse.

N'oubliez pas que l'alcool ne doit absolument pas être donné aux enfants de moins de 15 ans car ils sont dépourvus de l'enzyme permettant de le métaboliser. De plus, le foie des enfants n'étant pas encore pleinement développé, il ne peut pas gérer l'élimination de l'alcool aussi efficacement que celui d'un adulte, ce qui explique la plus grande vulnérabilité des enfants et des dommages irréversibles sur le cerveau. Même de faibles quantités d'alcool peuvent entraîner des niveaux toxiques dans le sang, les rendant plus sujets aux comas éthyliques.

Alcool et calorie

D'ailleurs, l'alcool est le nutriment le plus calorique : pour 1 g d'alcool, vous prenez 9 calories ! À quantité égale, le vin est plus calorique que la bière. Cependant, un verre de vin de 12 cl contient moins de calories qu'un demi de bière (25 cl). On consomme en général moins de vin que de bière, donc si vous voulez éviter le gros ventre de l'oncle Gégé, préférez le vin, avec modération.

Attention aux alcools forts, ceux ayant un degré d'alcool supérieur à 18° ou souvent appelés spiritueux (tels le whisky, la vodka, le rhum ou le pastis) qu'il faut savoir limiter à une ou deux fois par mois.

Enfin boire de l'eau ou manger ne font pas diminuer l'alcoolémie, une fois que l'alcool est dans le sang. Si vous prenez un repas en buvant, l'alcool passera juste moins vite dans le sang, en une heure au lieu d'une demi-heure à jeun.

N'oubliez pas qu'il est interdit de conduire avec un taux d'alcool dans le sang supérieur ou égal à 0,5 g/L de sang. Cela équivaut à deux coupes de champagne pour une femme et trois pour un homme. La réglementation est même plus stricte depuis 2015 pour les jeunes conducteurs titulaires d'un permis probatoire.

Le principal atout de l'alcool c'est qu'il est relaxant et désinhibant. C'est-à-dire qu'il vous permet, grâce à cette légère euphorie ressentie au bout de quelques verres, d'entrer en contact plus facilement avec les autres, d'oser parler, draguer ou chanter. Mais en réalité la socialisation se fait tout aussi bien sans alcool, avec juste une réelle attention portée aux autres. Chez les femmes, l'alcool augmente même le taux de testostérone. Ce qui provoque une hausse de la libido, plus ou moins forte, avec pour conséquence première de ressentir plus intensément les orgasmes. Pour les hommes, si la consommation reste raisonnable, le désir est également stimulé, malgré une baisse de la testostérone. Mais si l'alcool est bu en excès, c'est alors l'effet inverse avec des difficultés érectiles.

Buvez-vous de l'alcool ?

Quand je demande à un patient s'il boit de l'alcool, j'entends très souvent cette réponse : « Non, docteur, je ne bois pas d'alcool. » Surprise, je rétorque toujours : « Ah bon ? Vous ne buvez pas de bière, ni de vin ? » Et la réponse est systématiquement la même : « Ah ! bien sûr que je bois de la bière et du vin, souvent, mais cela n'est pas de l'alcool ça ! L'alcool c'est juste quand on boit de la gnôle, de la mirabelle, du gin ou de la vodka. » Pour nombre de Français, boire du vin (entre 12° et 14° d'alcool) ou de la bière (entre 3° et 10° d'alcool) n'est pas considéré comme boire. Seuls les spiritueux (autour de 45° d'alcool) sont considérés, par la population, comme riches en alcool.

Les bénéfices insoupçonnés du sommeil et de la sieste

Nous avons tous déjà ressenti les bénéfices d'une bonne nuit de sommeil. Tout semble alors plus facile le lendemain. Notre énergie paraît illimitée et on ne ressent aucune fatigue. On peut abattre un travail fou et notre corps semble parfaitement adapté et obéissant à notre volonté. Mais ses effets sont souvent insoupçonnés aussi sur notre humeur et sur la prévention de très nombreuses maladies. Une bonne nuit de sommeil est donc essentielle pour le bon fonctionnement du corps et de l'esprit. Heureuses sont les personnes qui dorment du sommeil du juste. Elles ont une vie décuplée.

Les chiffres en témoignent. Le manque de sommeil, moins de 6 heures pour les adultes et moins de 8 heures pour les adolescents peut favoriser la prise de poids, car il engendre une augmentation de la ghréline, une hormone qui ouvre l'appétit. Et une diminution de la leptine qui coupe la faim. Des chercheurs de l'université de Navarre, en Espagne, ont suivi 10 000 adultes âgés de 20 à 90 ans pendant six ans[150]. Ceux qui faisaient une sieste quotidienne de 30 minutes avaient 33 % de risques en moins d'être en surpoids.

Le sommeil est l'outil de prévention par excellence que nous avons tous à notre disposition et qui ne demande pas beaucoup d'effort... Aujourd'hui, la surcharge mentale de notre environnement fait que nombre d'entre nous n'arrivons plus à dormir sans produits, sans médicaments hypnotiques ou astuces. Retrouver un « sommeil naturel » devient un enjeu de santé publique.

La sieste est fondamentale pour les enfants

C'est pour cette raison que les très jeunes enfants s'endorment spontanément en pleine journée. Entre 6 et 9 mois, ils ont besoin de trois siestes quotidiennes (matin, début d'après-midi et fin d'après-midi). Soit 3 à 4 heures de sommeil de jour, en plus des nuits de 10 à 11 heures. Vers 9 mois, la sieste de fin d'après-midi disparaît. Vers 18 mois, c'est au tour de celle de la matinée. La sieste de début d'après-midi reste nécessaire, au moins jusqu'à 3 ans, parfois jusqu'à 6 ans, selon les besoins de l'enfant.

Bénéfices à court terme dans les heures qui suivent le réveil	**Bénéfices à moyen terme de quelques jours à plusieurs semaines**	**Bénéfices à long terme au-delà de plusieurs semaines**
Amélioration de la concentration, de la vigilance, de la capacité à traiter l'information et réduction des biais émotionnels.	Renforcement du système immunitaire avec la régénération des cellules et la production de cytokines, des protéines qui jouent un rôle clef dans la lutte contre les infections.	Régulation de la pression artérielle et réduction du risque de maladies cardiovasculaires comme l'hypertension, les crises cardiaques ou les AVC.
Réduction de l'irritabilité et de l'humeur maussade grâce à la production d'hormones comme la sérotonine, qui aide à se sentir plus calme et plus équilibré émotionnellement.	Amélioration des capacités d'apprentissage à long terme.	Régénération cellulaire, la peau est plus éclatante et moins sujette aux signes de vieillissement.
Réduction du stress grâce à la régulation de la production de cortisol, l'hormone du stress.	Synthétisation d'hormones en particulier l'hormone de croissance durant le sommeil, quelle que soit l'heure à laquelle on dort.	Réduction du risque de diabète grâce à une bonne régulation du glucose.
Augmentation de l'énergie physique avec un corps revitalisé.	Amélioration des performances physiques, de la récupération musculaire et de la coordination motrice.	
Renforcement de la créativité grâce aux connexions neuronales boostées.	Prévention des troubles mentaux avec diminution des troubles comme l'anxiété et la dépression.	
Régulation de l'appétit grâce aux hormones responsables de la faim (ghréline) et de la satiété (leptine), ce qui permet de limiter les fringales.	Contrôle du poids grâce à un métabolisme équilibré.	

La sieste oui, mais laquelle choisir ?

La sieste flash ou microsieste, de moins de 5 minutes, ne laisse pas toujours le temps de s'endormir mais elle relaxe et favorise une meilleure concentration. C'est pour ceux qui dorment bien la nuit et qui se sentent gagnés par la somnolence en début d'après-midi.

La sieste courte, de 15 à 20 minutes (maximum 30 minutes) plonge dans un sommeil lent- léger, première étape avant l'endormissement. Elle suffit à bien se reposer et compense un manque de 90 minutes de sommeil nocturne environ. Elle n'est pas assez longue pour accéder à un sommeil lent-profond qui peut rendre « vaseux » au réveil. C'est pour ceux qui ont passé une mauvaise nuit et ont besoin de récupérer à la mi-journée ou parfois même dans la matinée.

La sieste longue, d'environ 1 h 30, correspond à un cycle complet de sommeil lent-léger, puis lent-profond, au cours duquel on se réveille plus difficilement, puis paradoxal, propice aux rêves. Elle améliore significativement la vigilance pendant au moins 5 heures. C'est pour ceux dont le rythme de vie impose des nuits courtes ou qui travaillent en horaires décalés.

Plus vous vous habituerez à faire des siestes, moins la longueur sera nécessaire. N'oubliez pas que vous pouvez faire deux à trois siestes courtes dans une journée. Vous allez constater le boost d'énergie qu'elles procurent.

Les bénéfices de belles relations humaines

Ce sont les belles relations humaines qui font de nous des vivants car nous sommes des êtres de relation. Elles nous apportent de la joie au quotidien. Elles nous rassurent et nous donnent la force d'agir, d'entreprendre et de persévérer et surtout elles nous font du bien aussi sur le plan de notre santé tant mentale que physique.

Comme le dit un vieux dicton : « Cela n'est pas la taille d'une maison qui est importante, c'est l'amour qu'il y a à l'intérieur. » Et l'amour c'est, d'abord et avant tout, de la relation humaine. La qualité des liens que nous créons et qui nous unissent, tisse en fait l'étoffe de notre véritable bonheur.

Alors cultivez de belles relations humaines et pour cela prenez le temps qu'il faut pour développer l'amour dans votre maison et l'attention portée aux autres ou l'amitié. C'est plus important que le travail car un travail on peut en changer, mais de vrais amis c'est une richesse bien plus grande.

Vous trouverez ci-dessous les bénéfices de tisser des liens solides, selon votre âge. Ils sont essentiels au développement émotionnel des jeunes et évitent l'isolement des plus âgés.

Âge	**Bénéfices, à court terme**
Enfant	Développement social, sentiment de sécurité, bien-être émotionnel
Adolescent	Soutien émotionnel, réduction du stress scolaire, meilleure estime de soi
Étudiant/En formation	Renforcement des compétences sociales, encouragement, sentiment d'appartenance
Jeune adulte	Réduction de l'anxiété, soutien moral, motivation accrue
Jeune parent	Soutien pour la parentalité, réduction du stress lié aux nouvelles responsabilités
Parent	Soutien émotionnel, gestion du stress familial, meilleure communication
Célibataire	Bien-être émotionnel, soutien face à la solitude, amélioration du moral
Retraité	Prévention de l'isolement, stimulation cognitive, bien-être émotionnel
Senior	Préservation de la santé mentale, réduction de la solitude, sentiment d'appartenance

Bénéfices à moyen terme	Bénéfices, à long terme
Meilleures compétences relationnelles, développement de la confiance en soi	Meilleure adaptation sociale, développement de relations positives à long terme
Prévention des comportements à risque, meilleure gestion des émotions	Soutien dans la transition vers l'âge adulte, relations durables
Réseautage pour les opportunités professionnelles, renforcement des compétences relationnelles	Réseau de soutien solide, stabilité émotionnelle
Amélioration des compétences de gestion du stress, relations de soutien durable	Renforcement des relations durables, soutien dans les défis majeurs
Équilibre travail-famille, réduction de l'épuisement parental	Meilleure santé mentale à long terme, réseau de soutien familial fort
Meilleure résilience face aux défis de la vie, soutien familial durable	Meilleure santé physique et émotionnelle, transmission de valeurs familiales
Meilleure santé mentale, prévention de l'isolement social	Réduction des risques de dépression, épanouissement personnel
Maintien de la vitalité sociale, réduction du risque de dépression	Amélioration de la longévité, soutien intergénérationnel
Soutien moral, maintien de la santé mentale, amélioration de la qualité de vie	Meilleure qualité de vie, réduction de la mortalité liée à l'isolement social

Dans la bonne direction

Le fait de reprendre le pouvoir sur sa santé vous rendra moins malade, et c'est donc un bienfait qui vous protégera face aux déserts médicaux, car ainsi vous aurez moins à faire appel aux professionnels de la santé. Car il est incontestable qu'aujourd'hui, à part dans les grandes villes et encore, il est difficile d'avoir un médecin généraliste référent et davantage un spécialiste. En France, plus de 10 % de la population[151] n'a pas de médecin traitant !

C'est pourquoi tout le monde se tourne vers l'hôpital… qui est alors débordé et qui n'est pas dimensionné pour traiter la pathologie courante. Les hôpitaux sont faits pour les urgences et les cas graves.

Être capable de mettre en œuvre les quatre clefs de votre boussole de santé pour vous rendre plus fort, réduire les risques et éviter un grand nombre de maladies est donc un bon antidote contre ces difficultés. C'est aussi tout simplement votre meilleure assurance-vie !

Si vous n'avez plus ou pas de médecin traitant, faites place aux grands changements de votre vie avec un bilan de santé dans un centre d'examen dédié.

Check-up de prévention, pour tous, tous les cinq ans

À partir de l'âge de 16 ans, n'importe quel assuré peut bénéficier, tous les cinq ans, d'un bilan de santé gratuit, appelé examen de prévention en santé (EPS). Il est proposé par l'Assurance maladie que l'on soit affilié au régime général ou bénéficiaire de la protection universelle maladie (ex-CMU), au RSA, au chômage, retraité ou affilié à la Mutualité sociale agricole (MSA).

Il faut prendre rendez-vous dans l'un des 100 centres d'examens de santé (CES) de l'Assurance maladie, sur le site Internet ameli.fr dans la rubrique « Près de chez vous » ou sur Doctolib en cherchant « Centre d'examens de santé ». Le bilan dure 2 à 3 heures avec un examen clinique, une analyse d'urine, un test auditif, un test cardiorespiratoire, un bilan sanguin. Un médecin vous explique les résultats et discute avec vous des suites à donner en coordination avec votre médecin traitant si vous en avez. Aucune ordonnance ni soin ne sont délivrés, mais si nécessaire une consulta-

tion chez un médecin traitant est possible, elle sera alors prise en charge à 100 %.
Ces « check-up » sont accessibles prioritairement aux publics les plus fragiles en matière de santé : les étudiants, retraités et chômeurs peuvent y venir chaque année et quiconque peine à accéder à des structures de soins.

Vous pouvez aussi être accompagné dans vos démarches administratives, en particulier pour créer votre profil dans « mon espace santé ». Si vous ne maîtrisez pas l'informatique, vous pouvez appeler aussi, le numéro dédié 3422.

Le mirage de la santé gratuite en France progresse. Oui, la santé en France est prise en charge par la Sécurité sociale, à 100 % en cas d'affection de longue durée (ALD) et à 60 ou 70 %, selon les cas, pour le reste mais elle l'est de moins en moins, avec de nombreux déremboursements et dépassements d'honoraires pas toujours pris en compte.

Les mutuelles prennent le relais pour rembourser la part complémentaire, c'est-à-dire les 30 ou 40 % qui restent à votre charge. Or depuis vingt ans, les coûts pour avoir accès à une mutuelle ne cessent d'augmenter, car l'État fait supporter de plus en plus de remboursements aux mutuelles. Ces tarifs prohibitifs rebutent nos concitoyens à prendre une mutuelle. Il est vrai que certains ont tendance à exagérer avec les frais de santé en particulier en optique et désormais avec les appareils auditifs, en voulant changer d'appareil trop souvent. Les vendeurs nous poussent à changer de lunettes tous les deux ans et à changer d'appareil auditif tous les quatre ans. En fait, l'essentiel est de changer quand cela est vraiment nécessaire.

Alors attention aux excès comme toujours ! Vous allez voir apparaître, à l'instar des assurances automobile, des bonus et malus dans la santé. Vous avez donc tout intérêt à préserver votre capital santé. Si vous êtes sportif, vous aurez droit à un bonus alors que si vous êtes fumeur vous serez peut-être, demain, condamné au malus. Cela n'est plus de la science-fiction mais cela arrive plus vite que vous ne le croyez.

Bonus-malus en santé

Le système de bonus-malus est plus courant dans le domaine des assurances automobile que dans les assurances santé. Toutefois, certaines d'entre elles ont introduit des mécanismes similaires, récompensant les assurés adoptant un bon comportement, comme la participation à des programmes de bien-être et pénalisant parfois les comportements à risque. Par exemple, au Luxembourg, certaines entreprises ont opté pour un système particulier : si un employé refuse le dépistage qu'elle propose, il ne sera plus remboursé de la part complémentaire sur ses soins de santé. Cela paraît brutal, mais c'est aussi, en réalité, extrêmement vertueux et particulièrement efficace dans les pays où la santé est onéreuse.

Quelques pays européens ont adopté ce système au début des années 2000. L'Allemagne propose, elle, un système de récompenses dans les assurances santé publiques *(Statutory Health Insurance, SHI)*. Les assurés qui prennent soin de leur santé ou participent à des programmes de prévention (par exemple, arrêt du tabac, contrôle régulier de la santé ou cours de fitness) reçoivent des primes sous forme de remboursements ou de réductions de cotisations. Depuis 2017, l'Italie a introduit un système identique. En Suisse, plusieurs assureurs proposent

des modèles similaires. Les Pays-Bas ont également des incitations à préserver sa santé.
Aux États-Unis, bien que le système de santé soit très privatisé, de nombreux plans d'assurance santé, surtout ceux qui sont liés aux entreprises, introduisent des programmes incitatifs depuis 2010. Par exemple, les employeurs peuvent offrir des réductions de prime pour les employés qui participent à des programmes de bien-être ou qui atteignent certains objectifs de santé (arrêt du tabac, perte de poids).

À ce jour, ces systèmes sont davantage orientés vers des réductions de prime (bonus) pour encourager la prévention et la santé plutôt que des malus pour les comportements à risque.

Faut-il uniquement se soigner quand on est malade ou bien essayer de protéger sa santé ? Nous avons fait le choix du soin sans développer une culture de prévention.

En Chine, dans certaines régions et à différentes époques, notamment sous les dynasties Tang et Ming, il existait une philosophie de la médecine selon laquelle le praticien était payé pour maintenir la bonne santé de ses patients, et non pour les soigner une fois malades. Si un patient tombait malade, le médecin ne recevait plus de rémunération jusqu'à ce que le patient retrouve la santé.

La philosophie de la médecine traditionnelle chinoise accorde une grande importance à l'équilibre, à la prévention des maladies et à la proactivité dans la santé. Le médecin était donc incité à surveiller l'état de santé de ses patients de manière constante et à les conseiller sur leur hygiène de vie, leur alimentation, leurs pratiques de médecine douce (comme l'acupuncture ou le qi gong) et la prévention des déséquilibres dans le corps.

En France, si l'on regarde les noms donnés au ministère de la Santé, on constate qu'au début du XXe siècle l'entité en charge de ces questions porte le nom de ministère de l'Hygiène, de l'Assistance et de la Prévoyance sociale. Au tournant des années 1930, il devient le ministère de la Santé publique et de l'Hygiène pour devenir, après 1945, le ministère de la Santé et des Solidarités puis le ministère de la Santé et des Affaires sociales. Vous voyez comment on a transformé une prévoyance et une hygiène en santé en affaires sociales. Très tournés vers le soin, on a oublié l'hygiène et la prévention. Il a fallu attendre 2022 pour voir réapparaître le ministère de la Santé et de la Prévention. Cependant, les ressources allouées à la prévention restent très marginales. Il est peut-être temps de rééquilibrer cela avec une hygiène 3.0 et un soin plus frugal mais plus efficace, grâce à l'éducation pour la santé et à la prévention.

Reste qu'une prévention efficace ne peut reposer uniquement sur la bonne volonté individuelle. Au contraire, elle devrait impliquer toute la société à travers des politiques publiques mises en place au niveau des villes ou de l'État. Car pour encourager les déplacements à pied et l'activité physique, il faut adapter l'environnement de la ville, et l'adapter aux plus âgés et aux personnes handicapées en installant des bancs, en abaissant les trottoirs, en allongeant la durée des feux pour les piétons. Cela dépasse encore une fois la compétence du seul ministère de la Santé comme l'affirme Agnès Buzyn, ancienne ministre de la Santé. Il faudrait donc non seulement pousser les individus à changer leurs modes de vie mais impliquer dans la prévention, tous les ministères et les mairies pour adapter l'environnement. Le coordonnateur interministériel de cette prévention doit-il être au ministère de la Santé ? De plus les dépenses de prévention des mutuelles sont considérées comme des frais de gestion et non comme un investissement. Il y a encore beaucoup à faire pour qu'une culture de prévention se mette réellement en œuvre dans notre pays et qu'elle facilite et pérennise les efforts individuels.

Vers une nouvelle médecine : la révolution de la réversibilité !

« Il existe une chose plus puissante que toutes les armées du monde,
c'est une idée dont l'heure est venue. »
Victor Hugo

Pourquoi aller vers une nouvelle médecine ? Parce que notre système de santé est en bout de course et qu'il va falloir inventer autre chose.

Catherine, une de mes amies, journaliste et mère de deux enfants, me dit un jour tout haut ce que nous pensons tous tout bas : « Florence, quand je vais chez le médecin, le radiologue ou le pharmacien, je sors ma carte Vitale, mais je ne sais pas ce que je paie, et donc jamais ce que je dépense. » Je lui réponds que c'est notre travail qui paie les dépenses et si la santé n'a pas de prix, elle a un coût. Et ce coût est très élevé. Chaque année la Sécurité sociale dépense toujours plus pour notre santé, tellement qu'elle est en déficit chronique, comme si nous dépensions chaque mois plus que ce que nous gagnons. Elle me rétorque qu'en agissant ainsi cela ne peut pas durer longtemps, mais son interrogation demeure : qu'est-ce que la Sécu exactement ? Je lui explique que la Sécurité sociale ne fait pas que payer des factures médicales et que c'est plus complexe encore. En effet, la Sécu est née en 1945 pour protéger les Français des risques inhérents à la vie. Ceux qui l'ont créée ont inventé le modèle social français qui nous est tant envié à l'étranger.

La Sécu est donc une vieille dame de 80 ans qui a eu quatre enfants, trois filles : la retraite, la maladie, la famille et un fils, le travail. L'idée première était d'offrir une pension de retraite pour les personnes âgées après une vie de dur labeur, de pouvoir être soigné en cas de maladie, d'aider à faire grandir les enfants et de développer une politique de natalité et enfin de protéger contre les accidents du travail ou les maladies professionnelles. Elle est fondée sur la notion de solidarité entre les bien-portants et les souffrants. Aujourd'hui, c'est la Sécu qui est malade, il va falloir en prendre soin et vite si on ne veut pas la voir disparaître. L'argent qu'elle verse aux différents organismes est ce qu'on appelle les dépenses sociales.

Elles constituent le premier budget de l'État et mettent en danger notre économie, en creusant les déficits. Sous l'effet de facteurs multiples telles l'augmentation de l'espérance de vie, l'innovation, l'amélioration des prestations… nos dépenses sociales (les quatre enfants en question) ont progressé, depuis vingt ans, plus vite que la production nationale !

585 milliards d'euros[152] de prestations sociales sont versés chaque année par la Sécurité sociale, soit plus

que le budget de l'État qui est de 350 milliards d'euros. Cela équivaut à un quart de la richesse nationale[153]. Tout citoyen doit pouvoir comprendre et connaître les recettes et les dépenses de la Sécurité sociale. Les recettes sont recouvrées par l'Union de recouvrement des cotisations de Sécurité sociale et d'allocations familiales (Urssaf). Elle est chargée de la trésorerie du régime général et pilote les antennes régionales de l'Urssaf qui collectent les cotisations et contributions sociales[154]. Ce sont bien nos bulletins de salaire, donc notre travail, qui versent des cotisations à l'Urssaf. L'employeur paie sa part et nous réglons directement la nôtre, en tant que salariés ou libéraux. Ce sont les fameuses « charges sociales » qui expliquent la différence entre notre salaire brut (le montant en haut du bulletin de salaire) et notre salaire net, ce que l'on touche réellement à la fin du mois (le montant en bas du même bulletin). La différence, c'est du « salaire différé », que l'on touchera en arrêt maladie, lors de périodes de chômage et à la retraite. Donc la Sécu, c'est chacun de nous, par notre travail, qui la finançons. C'est pourquoi nous devrions en prendre soin. Voici la répartition de ses dépenses :

1. Vieillesse-Retraite : 270 milliards d'euros, soit plus de 13 % du PIB en 2023
17 millions de personnes sont retraitées de droit direct début 2022.
Aujourd'hui, en France, on compte environ 1,4 cotisant pour chaque retraité dans le cadre de la retraite par répartition. Ce ratio est en déclin constant depuis plusieurs décennies en raison de l'évolution démographique et économique. En comparaison, il y avait environ 2,8 cotisants par retraité en 1990 et jusqu'à 4 cotisants par retraité

dans les années 1960. Ce déséquilibre croissant met en lumière les défis du financement des retraites dans le système actuel. On sait que le ratio pourrait continuer de se détériorer dans les prochaines décennies en l'absence de réformes structurelles. Et que cela peut ne plus être supportable par les jeunes générations.

2. Maladie : 226 milliards d'euros, soit 12 % du PIB

Près de 60 millions de cartes Vitale sont en circulation.

Chaque année, la branche maladie dépense plus qu'elle ne rentre de recettes. Son déficit est souvent appelé le « trou de la Sécu ».

3. Famille : 39,1 milliards d'actions sociales et en faveur du logement soit 1,4 % du PIB

La Caisse nationale d'allocations familiales (Cnaf) gère les prestations familiales des régimes de base et pilote le réseau des caisses d'allocations familiales (Caf). On compte 13,5 millions d'allocataires en 2022.

4. Accidents du travail / maladies professionnelles (AT-MP) : 12,2 milliards d'euros

2,3 millions d'établissements (entreprises, organisations, associations...) cotisent en 2022 à l'assurance accidents du travail-maladies professionnelles (AT-MP), pour environ 20 millions de salariés (soit les deux tiers de la population employée).

Près de 700 000 sinistres ont donné lieu à un arrêt de travail en 2022, (dont 80 % pour accidents du travail, 12 % pour accidents de trajet et 8 % pour maladies professionnelles.)

5. Après la maladie, la retraite, la famille, le travail, on cherche depuis quelques années et suite au vieillissement de notre population à financer un 5e risque supplémentaire, celui de la dépendance. D'ici 2050, on estime que près d'un Français sur trois aura plus de 60 ans. Cette évolution démographique pose des défis majeurs en termes de prise en charge de la dépendance et de son financement. Oui,

bien sûr, cela est souhaitable, mais avons-nous vraiment les moyens de le financer ? Soit il faudrait travailler plus, soit réduire les dépenses de maladie et de retraite pour que cela ne pèse pas trop sur les épaules des actifs. Des actions de prévention doivent aussi être lancées comme le programme Icope[155] de l'OMS destiné à détecter les fragilités avant qu'elles n'entraînent la dépendance. Cette 5e branche, l'autonomie, pèse déjà 37,6 milliards d'euros en 2023.

La Caisse nationale de solidarité pour l'autonomie (CNSA) gère les dépenses de la branche autonomie. La CNSA ne verse pas directement de prestations, elle réalise surtout des transferts pour le compte des départements, pour les établissements médico-sociaux et pour les autres branches.

Les dépenses de santé en France ont augmenté de 40 % en dix ans ! Le budget de la santé en France est donc principalement financé par la Sécurité sociale, et chaque année, il est présenté dans la loi de financement de la Sécurité sociale (LFSS) qui est votée par les députés en général en novembre. Ce budget couvre une large gamme de dépenses, notamment les soins hospitaliers, les soins de ville, les médicaments et dispositifs médicaux, et les remboursements liés à la maladie (maladies chroniques et aux traitements spécifiques). Ces dépenses augmentent aussi car depuis 80 ans, la Sécu améliore les prestations qu'elle fournit à la population. De la protection de la maladie au congé parental en passant par le renforcement des droits à la retraite et la création de ce 5e risque.

Huit milliards d'euros seulement en 2024, c'est le budget consacré à la prévention santé en France. Bien que la prévention soit un enjeu stratégique pour réduire les dépenses à long terme, son budget reste le parent pauvre avec environ 3 à 4 % seulement du budget total de la santé. Ce montant inclut des actions telles que les vaccinations, les dépistages (cancer, diabète, etc.), les campagnes de prévention (tabac, alcool, nutrition), la santé publique, l'éducation à la santé, et les programmes pour la promotion de l'activité physique.

Les autorités souhaitent augmenter cet investissement, car la prévention pourrait réduire certaines maladies chroniques et améliorer la qualité de vie des Français. Sauf que pour cela il faudrait un budget pluriannuel afin de planifier les investissements de prévention et en voir les résultats sur trois ou quatre ans. C'est donc tout le système qu'il faudrait remettre à plat. Ces chiffres peuvent évidemment évoluer chaque année, en fonction des priorités de santé publique définies par le gouvernement et la Sécurité sociale.

Nos dépenses sont prises en charge par la Sécu à 70 % et par les mutuelles complémentaires à 30 %. Nous ne savons pas ce que nous dépensons pour notre santé.

Comme le disait une publicité à la fin du XXe siècle : « La Sécu c'est bien, en abuser ça craint ! » On le voit surtout dans les excès et les abus d'utilisation par exemple des véhicules sanitaires légers (VSL), pour des personnes qui ont la capacité de se déplacer, ou dans le nomadisme médical, quand pour une même pathologie, je consulte cinq médecins différents. On le voit aussi dans les examens complémentaires parfois répétés sans nécessité ou lorsque les échographies deviennent des photos de famille.

Plus récemment, sur les arrêts de travail, on est passé de 14 jours par an d'arrêt en 2011 à 24,5 jours d'absence par salarié du privé par an, en moyenne en France en 2022[156]. Le chiffre record de 45 % des salariés absents, au moins une fois par an, a été atteint cette même année ! C'est devenu un fléau dans le secteur public. Or, quand nous sommes en arrêt de travail, c'est la Sécurité sociale qui paie notre salaire sous forme d'indemnités journalières (IJ). En 2023, le montant de ces indemnités était de 10 milliards d'euros, c'est l'équivalent du budget du ministère de la Justice !

Les causes de cette explosion des arrêts maladie sont à rechercher dans les nouvelles et mauvaises conditions de travail où manque de dialogue et hyper-performance sont la norme. Or, lorsqu'un salarié est absent, ses tâches sont réparties sur ses collègues ce qui mécaniquement finit par les mettre en danger eux aussi en regard de leur charge de travail. C'est un cercle vicieux. Il est donc impérieux de repenser le management, d'en faire un outil de pilotage sinon vertueux, du moins centré sur l'individu. Un manager compétent et concerné par l'être-bien de ses salariés ne peut rien contre une direction sourde aux changements, d'où l'importance du dialogue social pour envisager les différents paramètres, et adapter le travail à l'homme. Vivre plus longtemps... mais en bonne santé.

L'Hexagone comptera bientôt plus de 20 millions de personnes de plus de 60 ans, qui sans prévention tomberont fatalement malades. Va-t-on encore pouvoir se payer cela longtemps ?

Le dernier rapport de l'Inspection générale des finances et de l'Inspection générale des affaires sociales, de juin 2024[157], sur la revue de dépenses relatives aux affections de longue durée (ALD) est implacable. Il dit déjà que nous ne pouvons plus payer et qu'il faut arrêter de rembourser à 100 % les frais attenants à ces ALD qui sont des maladies graves et chroniques. Et qu'il va falloir réduire leur prise en charge. Concrètement, cela concerne 12 millions de personnes (près de 20 % de notre population adulte) porteuses de diabète, d'insuffisance respiratoire, de tumeur ou de maladie psychiatrique. Elles n'ont pas à régler la part de soins qui reste normalement à la charge des assurés (le fameux ticket modérateur généralement remboursé par les mutuelles) et cela risque de changer. Cela n'est pas encore fait, il faut agir vite, pour éviter cela.

Qui va nous soigner demain ?

Stéphane, un agriculteur du Cantal, père de quatre enfants m'explique : « Nous n'avons plus de médecin généraliste, les anciens sont partis à la retraite et n'ont pas été remplacés. Nous avons même eu des médecins roumains, mais ils ne sont pas restés. Les jeunes médecins ne veulent plus venir s'installer à la campagne. Aujourd'hui, si je veux me faire soigner, ou faire soigner mon père, je dois faire plus d'une heure de route pour me rendre à l'hôpital à Aurillac ou à Clermont-Ferrand. En cas d'urgence, on a une plateforme qui nous envoie sur des médecins de garde parfois très loin. On n'est pas tranquille, je me fais du souci pour ma famille, on ne sait plus qui va nous soigner et on a un sentiment d'injustice par rapport à ceux qui vivent en ville. »

L'offre se fait rare avec des déserts médicaux qui progressent un peu partout, cela entraîne une faible personnalisation de la relation de soins avec des professionnels de santé dévoués mais épuisés et qui démissionnent car ils n'arrivent plus à faire le travail de qualité qu'ils souhaitent faire.

Stéphane me dit que son père doit se faire opérer d'un cancer du rein, mais que personne ne lui a expliqué ce qui va se passer. « Le 3 octobre, le médecin lui a annoncé qu'il avait un cancer du rein et lui dit qu'il va l'opérer le 20 novembre. En cinq minutes, la consultation est expédiée, car le chirurgien est pressé, d'autres patients l'attendent. » Depuis, son père est très anxieux, il a 75 ans et ne comprend pas ce qu'il lui arrive. Quand il le voit, il pleure. Il a perdu sa femme d'un cancer il y a six ans, il s'imagine qu'il n'en a plus pour longtemps. En fait, il n'y a plus personne pour lui expliquer sa maladie, ni en quoi va consister la chirurgie et quelles vont en être les conséquences et le pronostic. Je prends juste ce temps de discussion et d'écoute. Et à la fin de l'entretien, nous rions ensemble de la complexité de notre monde. Alors oui, nos concitoyens sont prêts à aller loin pour se faire soigner et là, il n'y a pas de doute sur la qualité du chirurgien, mais quel manque de considération et de respect vis-à-vis de cet homme digne et fragile. Vivement l'IA, qui fera les diagnostics et proposera les traitements et permettra ainsi aux soignants de retrouver un rôle plus humain.

Un humanisme au cœur de la médecine

D'ailleurs ce dialogue et cet humanisme qui manquent cruellement font que près de 20 % des étudiants en santé (médecine, pharmacie, soins infirmiers...) interrompent leurs études en cours de route, souvent dégoûtés par des stages où ils sont peu encadrés par manque de temps des soignants et peu valorisés. Leur apprendre et leur insuffler l'envie de s'intéresser vraiment aux gens, de communiquer auprès des patients pour expliquer les maladies, les traitements et les pronostics, pourraient leur donner une compétence qui a pour conséquence la véritable reconnaissance des patients.

Cela me rappelle quand j'étais jeune externe à l'hôpital, je démarrais ma vie professionnelle. Et j'ai été marquée par un grand professeur de médecine, qui dirigeait le service de cardiologie à Nancy. Quand il entrait dans une chambre de patient, il mettait deux minutes à comprendre le problème médical et à proposer le traitement adéquat. Ensuite, il passait dix à quinze minutes à discuter avec son patient, à

l'écouter, à comprendre son contexte, son métier, sa famille, il lui tenait la main. Les patients se sentaient respectés et aimés. Il m'expliqua que ce temps-là était l'essentiel de notre travail et que l'adhésion au traitement dépendait de la qualité de la relation que nous entretenions avec nos patients. C'était donc pour lui une recherche d'efficacité, aussi. Je n'ai jamais oublié.

L'hôpital dernier recours ou porte d'entrée ?

L'hôpital devrait être réservé aux maladies graves et aux accidents, mais cela n'est plus le cas. Face à ce manque de médecins, les Français, on l'a vu, se tournent vers l'hôpital public qui n'est pas conçu pour recevoir la première ligne. Lui aussi déborde et finit par décourager les soignants. Vous ne pouvez imaginer le nombre de médecins urgentistes que j'ai rencontrés voulant arrêter, car n'étant plus fiers de la façon dont ils prenaient en charge leurs patients, comme à l'usine, en les laissant attendre des heures, voire des jours, sur des brancards par manque de personnels et de lits pour hospitaliser les patients. Là encore, c'est un manque d'humanité criant qui met les soignants en conflit de valeurs.

Il est vrai que, le fait que la médecine libérale ait réduit son engagement dans la permanence des soins, a fait exploser les consultations aux urgences, au point que si vous arrivez avec un cas grave, vous ne serez peut-être pas identifié rapidement dans le flot des consultations de base. Mais pourquoi ont-ils refusé tout à coup de faire des gardes ? En partie parce que leur travail n'était plus justement ni reconnu, ni respecté, et parce que les nouveaux médecins ne veulent plus privilégier uniquement leur vie professionnelle. Ils ont râlé pendant des années sur les « lapins » posés par les « consommateurs de soins » qui ne respectaient pas leur rendez-vous ou qui les agressaient verbalement et physiquement, quand ils n'obtenaient pas le rendez-vous de leur choix.

En conséquence, la permanence des soins (qui consiste à maintenir l'offre de soins de premier recours en dehors des heures d'ouverture[158] des cabinets libéraux, des centres et maisons de santé) est réalisée par les médecins sur la base du volontariat. Cette participation est formalisée par une convention entre le médecin et le directeur général de l'ARS[159], transmise au conseil départemental de l'Ordre des médecins.

Pour connaître la pharmacie de garde près de chez vous, renseignez-vous auprès de votre officine de quartier. Pour connaître le médecin de garde, composez le 15 (plateforme téléphonique) ou consultez les sites internet dédiés. Ce sont souvent des centres médicaux d'urgence ou « SOS Médecins » ou bien encore « Urgence Docteurs » dans les grandes villes.

Il va falloir changer de modèle de soins et revoir notre système de santé. Nous devons inventer une véritable prévention efficace et économe. Il faudra aller courageusement et sincèrement vers cette nouvelle médecine de prévention avec une volonté politique partagée par tous les ministères et un modèle financier adapté et pluriannuel.

Nous avons en France le plus grand nombre d'hôpitaux, car souvent l'hôpital est le plus gros employeur de la ville et le maire se bat toujours pour conserver « son » hôpital. Même si on sait aujourd'hui que conserver une maternité qui fait moins de 300 accouchements par an est un risque pour la population.

Les Français savent bien que nous ne pouvons plus assurer un haut niveau de médecine dans tous nos hôpitaux. Ils recherchent le meilleur endroit où se faire opérer. Ils acceptent de faire plusieurs dizaines, voire centaines de kilomètres pour avoir le praticien réputé.

Des palmarès des hôpitaux[160] sont publiés chaque année, pour les aider dans ce sens. Et nos concitoyens ont bien compris les enjeux. Ils veulent se faire soigner là où sont les pointures !

En fait, nous devons comme tous les pays développés, concentrer nos « savoir-faire » sur des centres d'expertise de très haut niveau et garder des services d'urgence de proximité et créer de nouveaux services à domicile pour prévenir la perte d'autonomie de nos populations âgées. Et pourquoi ne pas lancer un nouveau modèle de « coaching santé à domicile » et aller vers les personnes fragiles, vulnérables ou dépendantes ? C'est ce que veut faire La Poste Santé & Autonomie[161] avec sa nouvelle mission pour être au plus proche des populations dépendantes ou éloignées des centres de soin. Nous devons même changer de modèle de société, si nous ne voulons pas que tout explose.

On traite les crises avec efficacité en France, mais pas le fond. Alors oui on l'a vu avec le Covid-19, on a su traiter la crise avec ce « quoi qu'il en coûte » et la formidable résilience et innovation de nos professionnels de la santé en ville et à l'hôpital, qui l'ont même payé de leur vie pour certains. Cela a creusé aussi le déficit de nos finances publiques.

La recherche d'économies à court terme, pousse nos économistes à des coups de rabot répétés sur nos remboursements (par exemple passage de 70 à 60 % pour certains médicaments). Mais y a-t-il une réflexion globale et coordonnée avec les professionnels de la santé ? C'est avec eux qu'il faut inventer une nouvelle façon de faire de la médecine et réduire à la source les causes des maladies chroniques et graves par une prévention plus efficace.

Défendre la qualité de notre service public de santé passe aujourd'hui par le développement d'une autre façon de faire. Il faut arrêter de créer nos maladies de société en développant une meilleure hygiène de vie, car sinon nous remplissons toujours plus nos hôpitaux, qui débordent déjà, et nous saturons nos professionnels de santé.

Un autre monde est souhaitable, c'est à nous de redéfinir notre futur, il y a urgence. La bonne nouvelle, c'est qu'aujourd'hui c'est possible !

La prévention, le vrai défi du XXIe siècle

La prévention santé en France relève de la seule compétence de l'État et de celle de la Direction générale de la santé.

L'Assurance maladie n'est pas concernée, sauf exception, il a fallu d'ailleurs se battre pour qu'elle accepte de rembourser les vaccins, car dans ce cas ses responsables disaient qu'il ne s'agissait pas de « maladie » mais de « prévention » d'une maladie contagieuse. Notre assurance est « maladie » et pas « santé ». Autre paradoxe, le fait que tout le monde s'occupe du champ de la prévention pourrait être une bonne nouvelle mais cela manque de coordination. Cela dépasse celui du ministère de la Santé, puisque le ministère de l'Intérieur en fait quand il contrôle les vitesses sur les routes ou lutte contre le trafic de drogue, mais le ministère de l'Économie aussi quand il augmente les taxes sur le tabac ou l'alcool, le ministère de l'Environnement quand il propose des normes contre la pollution de l'air ou de l'eau, le ministère des Sports quand il favorise l'exercice physique et, enfin, le ministère du Travail quand il lutte contre les risques physiques et mentaux au travail.

À la suite du manque de coordination de cet écosystème de santé, complexe et illisible, nous ne nous sentons pas concernés par la prévention, pas assez informés, ni soutenus. De l'autre côté, les professionnels de la santé manquent de temps, de formation et de reconnaissance. Ils ne sont pas assez nombreux pour la mettre en œuvre.

Nous pensons aussi trop souvent être « sous surveillance » puisque la très grande majorité des mesures de prévention sont liberticides et nous paraissent imposées. Jusqu'où faut-il limiter la vitesse, interdire l'alcool, taxer le tabac ou les produits alimentaires salés et sucrés ? Jusqu'où faut-il interdire tel herbicide ou produit phytosanitaire quand l'impact sur la santé des agriculteurs et des consommateurs n'est qu'infinitésimal, voire éventuel ? Jusqu'où notre principe de précaution peut-il nous empêcher d'agir ? Jusqu'où devons-nous nous engager pour notre santé ? Jusqu'où l'État peut-il nous accompagner ?

Avec de telles dépenses, nous fonçons à vitesse grand V dans le mur. Et en matière de prévention, nous progressons très peu, à la vitesse beaucoup trop lente de la tectonique des plaques ! Ce qui veut dire que dans la vraie vie, la prévention n'est pas inscrite dans notre culture, n'est pas un réflexe et n'a donc pas d'efficacité. La prendre à bras-le-corps est le défi de notre siècle. Il nous faut donc lancer une nouvelle médecine de prévention simple, efficace et choisie, à la fois pour les patients atteints de maladie chronique, pour éviter les complications mais aussi pour tous les bien-portants qui veulent le rester.

Je n'ai pas de baguette magique, mais une chose est sûre, nous n'avons plus le choix. Il faudrait aujourd'hui créer une véritable culture de la prévention et passer de l'« Assurance maladie » à l'« Assurance santé » et faire que chaque individu, quelle que soit son origine sociale, puisse être accompagné sur ce chemin de la santé, dès l'école.

Je n'ai pas la science infuse, mais je crois que nous parlons depuis longtemps d'éducation pour la santé, d'information thérapeutique et de prévention par des comportements adaptés, mais que cela n'est jamais pris au sérieux. Il est temps de changer de dimension avec une ambition plus large et coordonnée. Il est indispensable d'impliquer le monde médical et de créer de nouveaux métiers tels des « préventeurs-santé » (secrétaire médicale ou diététicienne, ou coach sportif, ou infirmière reconvertie...). On n'a pas besoin d'être médecin pour faire de la bonne prévention, mais tous les médecins devraient en faire ! Enfin, donner à la prévention des moyens adaptés à l'enjeu avec une reconnaissance financière des consultations de prévention.

Je n'ai pas de pouvoir, c'est pourquoi cela n'est que par la prise de conscience et la mobilisation de l'ensemble des parties prenantes (vous/nous patients, les professionnels de la santé et les organismes concernés) que nous pourrons y arriver. La prise de conscience en santé est proche de celle pour le climat. Pourtant, la révolution est en marche car nombreux sont ceux qui ont déjà pris le virage des habitudes de vie plus saines.

Rien n'est effectivement plus puissant qu'une idée dont le temps est venu, comme le disait Victor Hugo. La prévention doit rentrer dans un nouvel âge, une nouvelle génération. Il est nécessaire aujourd'hui de créer une « nouvelle médecine des modes de vie », c'est-à-dire une médecine qui préserve aujourd'hui pour ne pas avoir à guérir demain.

Cette nouvelle médecine devrait être non pas apprise, mais expérimentée sur l'ensemble du territoire, du plus faiblement au plus densément peuplé dès la maternelle et l'école primaire avec le brossage des dents, le lavage du nez, les siestes, le sport, les bases de la nutrition et même la gestion des conflits par la médiation, comme l'ont bien mis en œuvre les pays nordiques. Le nombre croissant de bus médicaux proposant des soins dentaires, gynécologiques, ophtalmologiques ou de médecine de ville est un bon indicateur d'une meilleure prise en charge de la population française, pour « aller vers ceux qui n'ont pas facilement accès à la santé ».

Ces gestes de prévention que j'appelle modes de vie sains devraient être mis en œuvre dans tous les hôpitaux et les facultés. J'ai entendu encore récemment un professeur de médecine dire : « On n'est pas à l'hôpital pour faire du sport ! » Comme si cela n'était pas sérieux. Eh bien, si ! Aujourd'hui il devrait être proposé à tous les patients hospitalisés, avant leur sortie, des consultations de prévention avec un sport-santé adapté à leur maladie et les trucs et astuces d'une alimentation de qualité proche du régime méditerranéen avec une communication simple et visuelle et des propositions pour arrêter le tabac et réduire la consommation d'alcool. Pour un investissement faible, avec une bonne coordination des acteurs, cette médecine des modes de vie nous offrirait des résultats tangibles et mesurables, comme cela a été fait à la CPAM de Strasbourg qui a démontré une baisse de 30 % des dépenses de santé des personnes ayant démarré un sport-santé.

Il devrait même y avoir des gymnases autour des hôpitaux pour permettre aux professionnels de la santé de faire eux-mêmes du sport dans de bonnes conditions. Car ils savent prendre soin des autres mais pas d'eux-mêmes. Souvent les cordonniers sont les plus mal chaussés… De plus, s'ils faisaient plus de sport, cela leur permettrait d'être des promoteurs plus efficaces du sport-santé.

Dans la formation des médecins, les deux premières années sont consacrées à apprendre l'homme sain, le fonctionnement des organes et des systèmes, de la naissance au grand âge avec anatomie, biologie, biochimie et physiologie. On devrait ici apprendre les bases de la médecine du sommeil, la médecine du sport-santé, la médecine de l'alimentation et la médecine des liens humains. Les quatre années suivantes sont consacrées à apprendre les maladies de l'homme et les polypathologies. Les deux dernières années devraient être consacrées à apprendre la thérapeutique et la prévention avec une forte orientation sur les modes de vie et l'approche psychologique de toute relation humaine. Dès la deuxième année, il devrait y avoir un module consacré au sport-santé et une obligation de pratiquer du sport tous les ans, pour tout étudiant avec un coefficient équivalent à celui des matières scientifiques. Ce serait une expérimentation sur eux-mêmes que l'on proposerait aux étudiants. Les médecins sont aujourd'hui des canards boiteux marchant sur une seule patte, celle de la thérapeutique, mais il manque souvent celle de la prévention.

Un modèle à suivre

Je le redis, la prévention doit faire partie de toutes les consultations. L'hôpital devrait s'en faire le porte-voix. Si vous êtes agent du service public, vous pourriez tous être des influenceurs de santé. Ce ne sont pas les idées qui manquent pour faire bouger les lignes mais il faut du courage et une volonté politique. Comme en ville, toutes les pharmacies, les cabinets de kinésithérapeutes, de dentistes ou de médecins devraient être de véritables influenceurs de bonne santé. Des consultations de prévention pourraient être faites aussi dans les mairies, au plus proche des gens.

Le CHU d'Angers, avec sa directrice générale, Mme Cécile Jaglin-Grimonprez et ses équipes, sont précurseurs en la matière car elles ont lancé une feuille de route prévention à 10 ans. Avec des campus sans tabac à l'hôpital et à l'université, la proposition de substituts nicotiniques à tous les agents, des espaces d'activité physique autour des bâtiments, des menus végétariens dans les cantines, des salles de « pause saine », de l'eau à disposition, et la fin de l'utilisation de détergents chimiques ou de produits cosmétiques dans les maternités... Pour elle, les hôpitaux devraient montrer l'exemple. Elle déclare que cette feuille de route rencontre l'adhésion des professionnels de la santé et que cela augmente même l'attractivité de son CHU puisqu'elle n'a que 30 postes vacants sur 7 000 agents[162].

Les freins à la mise en œuvre sont nombreux car sinon ce système serait déjà à l'œuvre. Mais qui a vraiment intérêt à ce que la prévention se mette en place ? Pas toujours les médecins qui gagnent leur argent en fonction du nombre de malades qu'ils soignent, ni les assurances ou mutuelles qui font du volume de prestations et gagnent un pourcentage sur celui-ci. L'Assurance maladie, quant à elle, doit gérer un budget annuel. Elle ne peut tenir compte de l'investissement nécessaire pour la prévention, qui demande une vision à moyen terme et pas seulement à court terme. Les seuls qui ont un véritable intérêt, c'est nous, le collectif des Français, qui payons beaucoup pour un système de santé qui n'est plus à la hauteur des coûts investis.

Didier, un ami médecin, débordé, me dit : « La prévention je n'ai pas le temps de la proposer, et en fait je le répète tous les jours, mais tout le monde s'en fout, personne ne veut changer, je ne suis pas convaincant car peut-être pas assez convaincu. Et pourtant, j'ai l'impression de ne traiter chez mes patients que les conséquences d'un manque de prévention. Je vois quotidiennement des gens en surpoids, avec une hypertension, un prédiabète, une fatigue chronique. Cependant, nombre d'entre eux ne veulent pas faire d'efforts, et c'est plus facile aussi pour nous de prescrire et pour eux de prendre un médicament. »

Anne, une amie qui a longtemps travaillé au sein d'une mutuelle, m'explique que « les médecins n'ont pas vraiment intérêt à la prévention qui pourrait vider leurs cabinets et donc réduire leur chiffre d'affaires. Les mutuelles n'ont pas intégré non plus la prévention dans leur modèle économique. La prévention cela reste gratuit, c'est dans les discours et peu dans les actes. Et en plus les mutuelles santé qui pourraient être les véritables promoteurs de cette prévention ne sont pas les mutuelles prévoyance qui en voient les bénéfices ».

En service de santé au travail, même son de cloche. Les médecins du travail sont toujours moins nombreux, et les visites médicales obligatoires très chronophages seront bientôt déléguées aux infirmiers formés en pratiques avancées (IPA). Alors que leur mission est de surveiller l'état de santé des travailleurs, de prévenir les risques (bruit, substances toxiques, etc.) et d'éviter les troubles musculosquelettiques et les troubles psychiques devenus prédominants depuis 2022. Ils sont en première ligne de la souffrance due à l'hyper-performance, des dépressions, des burn out responsables d'un absentéisme de masse. Malgré la loi du 2 août 2021 qui insiste sur une approche plus proactive et globale de la prévention dans leurs missions, ils n'ont pas les moyens de la mettre en œuvre.

Pendant trop longtemps, la prévention a pâti d'une mauvaise image qui vient peut-être même de l'origine du mot. Selon *Le Robert*, la prévention c'est « un ensemble de mesures préventives contre certains risques » avec le côté positif de prendre les devants, gagner sur le temps, de voir venir et le côté négatif de « faire de la préventive », c'est-à-dire se retrouver en prison en attendant son jugement ! La dimension juridique n'est effectivement pas très positive. Venir devant les autres quand on est « accusé » porte une connotation culpabilisante qui ressort vite en cas de maladie. Qu'est-ce que je n'ai pas fait de bien ? Qu'est-ce que j'ai fait de mal ? Cette culpabilité empêche clairement d'agir. Alors que faire pour que cela change ? Au total, pourquoi attendre d'aller mal pour aller mieux ?

Inventons une prévention heureuse qui optimise ma santé

La prévention, c'est en fait trois notions très différentes et complémentaires. Deux sont classiques : le prendre soin de soi et l'évitement des maladies, et une totalement nouvelle et révolutionnaire : la réversibilité.

La prévention c'est d'abord et avant tout le « prendre soin de soi » avec la notion positive du « si je veux, je peux ». Très anglo-saxon ce « *self-care* » est issu de la morale protestante de la responsabilité individuelle. Elle a pour revers la charge parfois trop lourde de s'autogérer avec les injonctions tristes de « ne pas boire d'alcool, ne pas fumer, bouger et ne pas trop manger ». C'est comme si on devait s'infliger des souffrances aujourd'hui pour un avenir meilleur. Est-ce acceptable ? En fait, derrière le « prendre soin de soi » se cache le fait que notre corps à notre insu, prend déjà soin de nous avec l'homéostasie qui est le grand processus de régulation de tous nos équilibres. Nous avons en nous ce régulateur qui maintient nos constantes (par exemple la température, la quantité d'eau et de sucre, la concentration en sels dans nos cellules, le pH du sang) dans les valeurs normales et nécessaires pour bien fonctionner, malgré nos excès. Cependant, à partir d'un certain niveau d'excès, ce régulateur ne fonctionne plus. Il est dépassé et le déséquilibre qui en résulte déclenche les maladies. Le vrai « prendre soin de soi » est le fait de pouvoir optimiser votre santé, quel que soit votre âge. Il n'est jamais vraiment trop tard, tant que la maladie ne s'est pas installée. Tous les signes avant-coureurs sont bien connus : le surpoids par excès de sucre, de graisses, de sel ; l'insomnie, par excès de stress chronique ; la fatigue par manque d'équilibre vie professionnelle/vie personnelle ; l'anxiété due à l'isolement ; les addictions à l'alcool et au tabac. Nous consentons à ces risques, la plupart du temps, par non-connaissance, par mauvaise habitude ou par manque d'accompagnement quand on a voulu changer. Cette possibilité de reprendre la main sur votre santé vous est donnée et est surtout très efficace. Aurélien Rousseau, ancien ministre de la Santé, disait très justement : « Pendant le Covid-19, les Français ne sont pas morts d'un manque de lits en réanimation, ils sont morts d'être obèses[163][164]. » Tout simplement, par manque de ce « prendre soin de soi ».

La prévention, c'est aussi l'« évitement du danger ou des risques » et donc en matière de santé l'évitement des maladies à moyen et long termes. C'est aussi la juste conséquence du prendre soin de soi. Éviter d'être malade n'est-ce pas d'ailleurs l'objectif que l'on s'est fixé dès le début de ce livre ? Mais qui peut se satisfaire de changer ses habitudes pour ne pas être malade dans dix ou vingt ans ? Cette vision à long terme ne pousse pas à agir. On se dit tous « ça peut attendre, on verra bien demain ». Personne ne se projette dans un futur trop lointain. Et si on arrive à faire des plans sur un avenir familial avec des enfants et sur un avenir immobilier pour donner un toit à sa famille, on ne se projette pas dans un avenir pour notre corps. La maladie nous surprend toujours ! On ne la planifie pas. Mais demain l'Intelligence artificielle, avec sa palanquée d'algorithmes, le fera pour nous.

La prévention c'est enfin une troisième notion assez récente : la réversibilité. C'est-à-dire la possibilité de changer le cours des choses, de réduire votre surpoids, de supprimer votre diabète, de maîtriser votre hypertension avec moins de médicaments. Par un mode de vie sain, au long cours, vous avez le pouvoir d'inverser les choses, de changer la courbe de votre destin en matière de santé. C'est une véritable révolution ! Ce qui paraissait impensable, comme agir sur nos chromosomes et notre hérédité, il y a encore quelques années, devient possible. On peut même avec un mode de vie sain, rallonger nos télomères... mais de quoi s'agit-il ? Il faut que je vous raconte la formidable histoire de ces petits bouts à l'extrémité de nos chromosomes.

La belle histoire de l'épigénétique

En 2009, le 100e prix Nobel de médecine fut décerné à Elizabeth Blackburn, Carol Greider et Jack Szostak, les trois découvreurs de la télomérase, une enzyme qui protège les chromosomes du vieillissement. Les télomères (du grec *telos* qui signifie « partie située à l'extrémité ») sont les structures terminales des chromosomes. Le trio a résolu un problème majeur de la biologie : comment les chromosomes peuvent être copiés de façon complète lors de la division cellulaire et comment ils sont protégés de la dégradation. L'équipe de scientifiques a révélé que la solution se trouve aux extrémités des chromosomes – les télomères – et dans l'enzyme qui les forme – la télomérase. Les télomères courts seraient liés à une mortalité plus grande en particulier par cancers, et les télomères longs à une plus grande longévité. En quoi cela a-t-il été révolutionnaire ? Parce que après leur découverte, il a été démontré que nos modes de vie, pouvaient avoir un effet direct sur nos chromosomes et en particulier sur la longueur des télomères et donc sur notre longévité.

En 2013, une équipe de scientifiques a été plus loin encore en déterminant que le raccourcissement des télomères au fil du temps, c'est-à-dire le vieillissement que l'on pensait « inné », n'est pas déterminé par la seule hérédité. Pour la première fois, des chercheurs californiens montrent que le fait d'adopter un mode de vie plus sain se traduit par une inversion du phénomène : un rallongement des télomères. « Nos gènes et les télomères ne sont pas nécessairement une fatalité », explique le Pr Dean Ornish[165], l'auteur principal de l'étude.

Ils ont donc découvert que notre mode de vie pouvait changer notre ADN ! Nous avons donc, tous, le pouvoir d'agir sur nos chromosomes et donc sur notre vieillissement ! Comme si nous avions le pouvoir de nous régénérer !

Une nouvelle étude, en 2024[166], du même Pr Dean Ornish, confirme l'efficacité des changements de mode de vie pour prévenir la démence précoce causée par la maladie d'Alzheimer. En encourageant des choix de vie sains, la « médecine des modes de vie » traite les causes et les problèmes à la racine des maladies et pas seulement les symptômes. Ce type de médecine est efficace, simple, peu coûteux et n'a que des effets secondaires positifs !

La différence entre la génétique et l'épigénétique, c'est vous ! Vous devenez le maître d'œuvre de votre longévité.

Cette révolution de la réversibilité est en marche. Elle est même déjà en cours à Montpellier, avec l'équipe de Jean-Marc Lemaître[167]. Grâce à elle, demain, on soignera le vieillissement comme une véritable maladie et même, en prévention, on éliminera ou reprogrammera nos cellules vieillissantes. Cette révolution est à suivre donc de très près. Elle nous réserve encore de nombreuses surprises. Mais plus fou encore, elle se transmet même à nos enfants.

Les conséquences du blocus d'Amsterdam sur l'ADN des jeunes enfants

L'histoire du blocus d'Amsterdam pendant la Seconde Guerre mondiale est un exemple frappant de l'influence de l'environnement sur l'épigénétique, illustrant comment des événements traumatiques se répercutent sur plusieurs générations.

Entre novembre 1944 et mai 1945, les Pays-Bas, en particulier la région d'Amsterdam, ont subi une grave famine connue sous le nom de ***Hongerwinter*** ou « hiver de la faim ». Les forces allemandes avaient coupé les approvisionnements alimentaires en réponse à une grève des chemins de fer néerlandais destinée à saboter les opérations allemandes. En conséquence, la population a été confrontée à des rations alimentaires extrêmement faibles, entre 400 à 800 calories par jour, provoquant la malnutrition et la famine.

Pendant cette famine, de nombreuses femmes étaient enceintes et ont dû vivre dans des conditions de privation alimentaire. Il a été observé que les bébés nés pendant cette période avaient un poids de naissance plus faible et une croissance plus lente. Ces effets immédiats sont typiques des situations de famine.

Des décennies plus tard, des études ont été menées sur ces enfants et leurs descendants. Ce qui a été découvert est surprenant et très révélateur des mécanismes épigénétiques : les petits-enfants des survivants de la famine étaient plus susceptibles de souffrir d'obésité, de diabète de type 2 et de maladies cardiovasculaires. Ce phénomène suggère qu'il ne s'agissait pas seulement d'un effet direct de la famine sur la génération immédiatement affectée, mais que des modifications épigénétiques avaient été transmises aux suivantes. En effet, l'organisme de leurs grands-parents, ayant subi une privation alimentaire sévère, a modifié leur métabolisme pour « économiser » l'énergie. Ces adaptations métaboliques ont pu être transmises aux générations futures, même dans un environnement où la nourriture était de nouveau abondante. Cela a conduit à une tendance chez leurs descendants à accumuler plus facilement des graisses et à des troubles métaboliques tels que le diabète de type 2.

Des conditions de vie, même temporaires, peuvent avoir un impact durable sur la santé des générations suivantes. Les découvertes épigénétiques faites à partir de cette période ont contribué à ouvrir de nouvelles perspectives sur la manière dont l'environnement, et en particulier des événements traumatisants comme la famine, peut influencer l'expression génétique des descendants.

Les traumatismes infantiles, qu'il s'agisse de stress émotionnel, de négligence, d'abus ou d'autres expériences négatives précoces, ont été associés à des altérations épigénétiques sur divers gènes, en particulier ceux liés à la régulation du stress, au développement cérébral, et aux réponses immunitaires.

Il existe également des preuves que ces modifications épigénétiques liées aux traumatismes peuvent rendre malade et être transmises à la génération suivante. Une étude réalisée sur les descendants de survivants de l'Holocauste a montré qu'ils présentaient des marques épigénétiques similaires à celles observées chez leurs parents, en particulier au niveau des gènes liés à la gestion du stress.

Ces changements épigénétiques peuvent entraîner des conséquences profondes sur la santé physique et mentale tout au long de la vie.

Citons par exemple, un risque accru de troubles psychiatriques tels que la dépression, l'anxiété, le trouble de stress post-traumatique (TSPT) et les troubles de la personnalité ; des altérations dans la gestion du système immunitaire, ce qui peut augmenter la susceptibilité aux maladies inflammatoires chroniques ou encore une vulnérabilité accrue aux maladies cardiovasculaires et aux troubles métaboliques, qui peuvent être liés à des niveaux chroniquement élevés de cortisol dus à une mauvaise régulation du stress.

Dans les années 1960 et 1970, nous ne connaissions pas alors l'épigénétique, mais l'étude du Dr Paul Zimmet[168] a fait l'effet d'une bombe dans la communauté scientifique. Il y décrivait le fait que sur l'île de Nauru, située dans le Pacifique central, les habitants ont connu une transition rapide vers une alimentation de type occidental, caractérisée par une forte consommation de fast-foods et d'aliments transformés riches en calories. Cette modification soudaine du régime alimentaire traditionnel a entraîné une augmentation spectaculaire des taux d'obésité et de diabète de type 2 parmi la population. Avec un taux de prévalence du diabète de 34,4 %. Non seulement, les habitants ne partaient plus à la pêche pour se nourrir, ce qui augmentait la sédentarité, mais la nourriture facile créait de l'oisiveté et, pour finir, une montée de la violence entre eux. Le changement brutal des modes de vie a donc transformé une population de bien-portants en malades en moins de dix ans. Cela s'est d'ailleurs transmis par la suite à leurs enfants. On le sait aujourd'hui, modifier son mode de vie est efficace, dans un sens comme dans l'autre. C'est une découverte universelle !

Un nouvel âge de la prévention : « la médecine des modes de vie »

À la suite de ces découvertes récentes, nous avons désormais les preuves de la puissance de nos comportements sur notre santé et du fait qu'il n'y a pas de fatalité. Nos bons comportements peuvent changer la donne ! Cela devrait appeler de nos vœux à tous, la naissance d'une véritable « médecine des modes de vie » avec une médecine du sommeil, une médecine du sport-santé ou de l'activité physique, une médecine de l'alimentation et une médecine des liens humains.

On sait tous que l'on se laisse aller avec le temps, mais quel que soit notre âge, nous pouvons nous redonner des petits ou grands défis, notre corps a une énorme faculté d'adaptation.

Témoignage d'Edgar Grospiron[169], champion olympique de ski de bosses

Si on m'avait dit début 2024 que j'allais perdre mes kilos superflus, retrouver la condition physique et me débarrasser de mes douleurs articulaires, je ne l'aurais pas cru. Cela faisait trois ans que je me laissais aller.

J'ai décidé de sortir de la procrastination, de me remettre sérieusement au sport. Objectif : courir le Marathon Pour Tous, le 10 août 2024 à Paris. Je l'ai fait. J'en retiens trois enseignements.

Notre corps est une machine extraordinaire.

Ma morphologie et mon rapport poids-puissance me destinent aux sports explosifs. Pas à 42 km de course à

pied. Pourtant, j'ai connu 30 km de plaisir et seulement 12 de légère souffrance. Et je me suis retapé en 48 heures. Notre corps est une machine extraordinaire. Il s'adapte aisément à des efforts inédits pour lui. En trois mois, j'ai couru 500 km, fait 30 heures de renforcement musculaire, modifié mon alimentation, intensifié peu à peu les sorties. Et c'est passé !

Prendre soin de soi, entretenir sa forme, c'est un travail quotidien, mais gratifiant.

On n'imagine pas la spirale vertueuse de confiance, de bien-être, d'énergie, d'appétit de vie que cela procure. Mes années de ski de bosses sont loin. J'ai connu la prise de poids, les douleurs articulaires, la fatigue générale qui fait préférer le canapé à l'exercice… J'étais aigri, frustré, parfois abattu : « j'ai trop mal ». Mais au fond de moi, je refusais cette fatalité. Le marathon m'a fourni l'objectif sur lequel me remobiliser. Avec le recul, j'ai compris que j'avais négligé mon équilibre pro-perso. Cumulé trop d'activités professionnelles à haut stress. Bouché beaucoup de trous à la maison pour les besoins de la logistique familiale. Surchargé la barque. Je sais, c'est le quotidien de beaucoup de femmes. Chapeau, mesdames. Puis j'ai décidé que ce marathon était une priorité. J'ai levé le pied au boulot, réorganisé mon agenda, trouvé avec mon épouse des solutions domestiques qui nous convenaient à tous deux. Elle s'est mise à courir aussi et a bouclé facilement le 10 km, le même soir que moi ! Vigilance sur l'équilibre pro-perso : la dérive est insidieuse, et pas simple à corriger.

Savoir se motiver est une compétence

Pas sûr que j'aurais disputé et fini ce marathon : sans l'appui d'experts (kiné, nutritionniste, préparateur, etc.), sans plan d'entraînement graduel, sans le soutien de mon entourage, si j'avais ignoré que l'accès au plaisir passe par l'effort, voire la souffrance.

Savoir se motiver est une compétence, et je la détenais. Aujourd'hui, je m'en sers pour prendre plaisir à me maintenir en forme. J'ai décidé de varier les activités en ajoutant à la course à pied le trail, le VTT et le roller fitness. Je sors deux à trois fois par semaine. Je me fixe un objectif par trimestre : disputer un trail dans ma région, organiser un circuit itinérant en VTT avec des potes…

Et vous, comment prenez-vous soin de votre santé ?

Je le répète, toute consultation, aux urgences ou en ville, devrait comporter une partie prévention avec un véritable dialogue sur le suivi, sur les bienfaits pouvant être attendus par l'amélioration des modes de vie, à court, moyen et long termes. Avec un plan d'action concret, négocié entre vous et le soignant, une véritable prescription verte sur un ou deux sujets de prévention, avec des objectifs concrets que vous auriez choisis.

Un contrat thérapeutique obligatoire

Tout patient souffrant d'une affection de longue durée[170], par exemple un diabète, une maladie cardiovasculaire, un cancer ou une maladie inflammatoire, devrait bénéficier d'un contrat thérapeutique[171] et préventif conclu avec son médecin traitant (véritable coordinateur des soins) et la Caisse primaire d'Assurance maladie. Avec un plan personnalisé de soins comprenant des objectifs à atteindre pour mener le combat contre la maladie et un « plan personnalisé de prévention » pour améliorer la qualité de vie, avec toutes les informations essentielles sur la maladie[172] et une prescription de sport-santé adaptée à la maladie, une prescription d'alimentation équilibrée et adaptée aux spécificités de la maladie et enfin une médecine du sommeil et d'optimisation de la santé mentale, car on sait à quel point l'annonce d'une maladie grave et longue engendre angoisse et anxiété. Cela existe dans certaines régions mais uniquement sur la base du volontariat, pour obtenir une véritable adhésion des patients. Faut-il le rendre obligatoire ? Je le pense.

C'est à nous aussi patients de demander ce contrat pour avoir une vision de notre maladie à court, moyen et long termes, pour en connaître les perspectives d'évolution et surtout pour savoir comment être acteur de sa guérison. Malheureusement, nous avons tous peur de la maladie, et celle-ci s'est encore aggravée après le Covid-19. Nous sommes même souvent dans le déni des premiers signes ou symptômes qui devraient nous alerter. Nous ne voulons pas les voir, nous faisons l'autruche ou bien à l'inverse nous nous précipitons sur Internet pour mal nous informer. Faites d'abord confiance à votre médecin, votre pharmacien ou votre infirmière, ils ont une connaissance qui leur permet de comprendre mieux vos symptômes et de les expliquer. C'est une de leur mission que d'expliquer la maladie, ses conséquences et les moyens de s'en sortir. Or aujourd'hui, trop souvent, ils n'ont pas le temps ou sont très incompétents en matière de communication simple et compréhensible. Car il ne suffit pas d'avoir la connaissance scientifique et technique mais il faut aussi de l'empathie et des compétences relationnelles pour bien communiquer avec son équipe, ses patients et les aidants.

Enfin, cela fait longtemps que l'on attend une véritable prise en soin de l'individu dans sa globalité et pas seulement de sa maladie. C'est ce que veut faire la médecine intégrative, c'est ce que réclament de plus en plus les patients et les aidants. Une prise en compte de l'individu dans toutes ses dimensions, une façon plus humaine d'écouter et de parler aux patients, de protéger la santé, avant de devoir guérir la maladie.

La communication et la prévention, les parents pauvres de la relation médecin-patient

Prenons l'exemple d'un de mes cousins qui vient de subir un triple pontage des artères du cœur. C'est-à-dire que l'on vient de lui remplacer les coronaires, les artères qui irriguent le cœur, dans une lourde opération, à cœur ouvert. Chef d'entreprise très stressé, en surpoids, il vient tout juste de prendre sa retraite en février. Il a alors décidé de faire un bilan de santé. C'était un gros fumeur, mais il avait arrêté de fumer il y a huit ans. Il avait ainsi récupéré une fonction pulmonaire presque normale mais ses artères avaient été attaquées et abîmées par le tabac pendant plus de trente-cinq ans. Il me raconte son parcours. « J'ai vu trois cardiologues en trois mois et le chirurgien qui m'a opéré. Franchement, j'ai été super bien soigné avec 10 jours d'hospitalisation. À l'hôpital, j'ai eu des équipes extrêmement dévouées et attentives mais aucune information sur ce qui m'arrivait, ni sur ce qui m'attendait. Tu sais, quand on n'est pas du milieu médical, on ne comprend pas grand-chose. La seule personne qui m'a donné des informations et m'a un peu rassuré est la secrétaire d'un des trois cardiologues ! Je pense que les médecins devraient faire des progrès en communication. » Donc là encore, je désespère en me disant que la prise en soin est excellente mais que la communication, le dialogue et la prévention sont encore à la traîne. La marge de progrès est considérable.

À vous patients de poser des questions jusqu'à ce que vous ayez des réponses et surtout d'entretenir une belle

relation au long cours avec votre médecin traitant qui pourra vous aider, vous rassurer, vous encourager et coordonner votre parcours de prévention.

À nous, professionnels de la santé, de lancer cette nouvelle médecine

Par la publication d'un manifeste dans la presse, je souhaite faire réagir le monde de la médecine et le monde politique pour qu'une culture de prévention se mette en place dans notre pays. Certains praticiens ont accepté de le signer. C'est un geste fort et engageant de leur part et je les en remercie. Le texte se trouve juste avant le cahier pratique.

Même si j'ai la conviction que cette nouvelle médecine pourrait être mise en œuvre par des préventeurs pas forcément soignants, j'ai la certitude qu'il est nécessaire d'avoir des leaders d'opinion médecins, reconnus, pour lancer et soutenir cette médecine des modes de vie. Mais c'est aussi à nous citoyens, de nous prendre en main. Vous, les bien portants. À condition que vous pensiez que vous pouvez effectivement changer les choses. Commencez par changer les choses pour vous-mêmes.

Pour vous aider à prendre conscience, faites le test du locus de contrôle ci-dessous. Vous vous souvenez, dans le chapitre « La connaissance », je parlais déjà du locus de contrôle et de ses effets. Certains pensent que ce qui nous arrive ne dépend pas de nous mais de choses extérieures ou que c'est juste la chance, on parle de locus de contrôle externe. D'autres pensent à l'inverse que c'est de notre ressort d'agir et que nous avons le pouvoir de changer les choses, on parle alors de locus de contrôle interne. Faites le test simplifié de contrôle de Rotter pour savoir où vous vous situez !

Pour chaque paire d'affirmations, choisissez celle qui vous correspond le plus. Il n'y a pas de bonnes ou de mauvaises réponses, l'important est de choisir spontanément.

Questions du test de Rotter[173] :
A. Ce qui m'arrive dépend principalement de moi.
B. Parfois je pense que ce qui m'arrive est dû à la chance ou au destin.

A. Dans les relations professionnelles, le succès dépend principalement des efforts personnels.
B. Être au bon endroit au bon moment est souvent plus important que le travail acharné pour réussir.

A. Les gens malades récupèrent plus rapidement s'ils prennent eux-mêmes des initiatives pour guérir.
B. Peu importe ce qu'une personne fait, quand elle est malade, elle dépend surtout des soins médicaux.

A. J'ai une grande influence sur ma réussite dans la vie.
B. Ce qui m'arrive dans la vie est largement dû à des forces extérieures que je ne peux pas contrôler.

A. Quand je me fixe un objectif, je peux le réaliser si je m'y applique vraiment.
B. Il y a souvent des obstacles imprévus qui empêchent d'atteindre ses objectifs, peu importent les efforts déployés.

Résultats :
Si vous avez tendance à choisir les affirmations du type A, cela indique que vous avez un locus de contrôle interne :

vous pensez que vos actions influencent directement vos résultats.

Si vous avez tendance à choisir les affirmations du type B, cela révèle un locus de contrôle externe : vous estimez que des facteurs extérieurs ou la chance influencent davantage votre vie.

Les recherches ont montré que c'est durant l'enfance que nous développons un locus plus qu'un autre. Ainsi, les parents qui ont encouragé leurs enfants à être autonomes et leur ont appris que leurs actions entraînaient des conséquences développent un locus de contrôle plutôt interne. À l'inverse, des parents trop protecteurs, qui ne permettent pas à leurs enfants d'apprendre leurs limites, ou bien ceux qui ont un comportement imprévisible ou hostile dans leur éducation, tendent à transmettre un locus de contrôle externe à leurs enfants.

Alors, vaut-il mieux être locus interne ? Les psychologues ont montré à travers un certain nombre études qu'être locus de contrôle interne permettait d'obtenir d'innombrables bénéfices dont les suivants. Les étudiants obtiennent de meilleures notes, passent plus de temps à étudier et sont globalement plus satisfaits de leur vie. Les athlètes avec un locus de contrôle interne ont une plus grande ténacité mentale, sont moins stressés et se fixent plus fréquemment des objectifs réalistes. Les individus sont moins susceptibles d'être en surpoids et ont généralement une meilleure estime d'eux-mêmes. Ces mêmes individus suivent plus fréquemment leurs traitements lorsqu'ils sont prescrits. Ils sont aussi moins enclins à vivre une dépression sévère ainsi que de l'anxiété.

Bien que notre locus soit assez stable dans le temps, il semblerait que notre locus de contrôle devienne progressivement de plus en plus interne avec l'âge. Bien entendu, il est toujours possible de le faire évoluer dans un sens comme dans l'autre, avec le temps et des efforts sur le long terme.

Pour résumer, les personnes ayant un locus interne ont un sens des responsabilités, une confiance en soi, une endurance, et de la persévérance. Celles ayant un locus externe sont déresponsabilisées, manquent de confiance, ont tendance au pessimisme, et à l'immobilisme.

Même si être locus interne semble avoir des avantages certains sur le locus externe, un excès de locus interne peut aussi mener à un excès de contrôle de soi.

Vous, les patients

Vous êtes porteurs d'un facteur de risque traité ou d'une maladie chronique déjà soignée. Vous êtes suivis régulièrement par le corps médical. Vous avez vu dans ce livre à quel point il est important d'être acteur de son traitement. Au-delà des traitements, il vous faut demander à être accompagné dans ce contrat thérapeutique et préventif que je viens de décrire et surtout vous impliquer au maximum pour sortir de la maladie. Pour aller vers cette réversibilité dont on sait qu'elle est possible. Essayez, cela vaut vraiment le coup !

Vous, les aidants

Vous êtes au plus près de malades souvent porteurs de maladie grave. Il n'y pas de maladie qui ne peut bénéficier d'amélioration notable par la prévention des quatre points cardinaux de notre boussole de santé. Cela ne peut qu'aider vos proches et surtout vous soulager.

Vous, les femmes en bonne santé, vous êtes plus attentives à la santé que les hommes, alors poussez-les à consulter préventivement et à mettre en œuvre la boussole de santé.

Lancez-vous dans cette médecine des modes de vie, concentrez-vous sur ces quatre points cardinaux et ne vous perdez plus dans des détails sans importance.

Un plan de prévention pour chacun

Enfin, un plan de prévention lisible des maladies chroniques devrait être mis en place par les pouvoirs publics en collaboration avec toutes les parties prenantes et avec une porte d'entrée simple qui pourrait être la mairie.

J'ai la conviction que cette nouvelle médecine pourrait être mise en œuvre par des préventeurs pas forcément soignants. On pourrait former, en deux ans, des coachs santé physique et santé mentale sur les quatre points cardinaux de la boussole de santé. Mais aussi mettre en place et rémunérer des préventeurs dans les pharmacies pour faciliter les dépistages et suivis de l'hypertension, de la vue, du surpoids, du diabète, de l'hypercholestérolémie et aider à l'arrêt du tabac. Et développer le sport adapté à chacun avec la formation des coachs sportifs dans les Maisons Sport-Santé en lien avec les mairies et les fédérations sportives.

Les parcours de prévention existent déjà pour certaines maladies[174], me direz-vous. Depuis 2008, la Caisse nationale d'Assurance maladie a lancé le programme Sophia[175] pour le diabète et l'asthme. Son ambition est d'« aider les personnes concernées à mieux connaître leur maladie et à adapter leurs habitudes afin d'améliorer leur qualité de vie et de réduire les risques de complications ». Celle-ci est tout à fait louable mais en réalité, c'est plus un suivi rapproché avec plus de contrôles souvent à distance et peu ou pas de réelle prévention.

Au départ, ce programme a été lancé après avoir vu combien la prise en charge du pied diabétique, qui est la plus fréquente complication du diabète en France, coûtait à la Sécurité sociale. Comme si les décisions devaient être prises uniquement sur des critères financiers et pas seulement des critères de bon sens et d'humanité. Il paraît tellement évident que prévenir vaut mieux que guérir. Mais c'est là encore, comme si on n'y croyait pas. On saucissonne la prévention par maladie alors qu'elle pourrait être globale puisque toutes les préventions s'appuient sur la boussole de santé. L'État ensuite devrait s'occuper de l'environnement territorial, social, socio-économique et écologique. Dans une toute récente publication du *Lancet* en 2024, la pollution est, depuis l'an 2000, toujours le premier facteur de risque de maladies[176]. Viennent ensuite l'hypertension artérielle et le tabagisme.

On va aussi dans le bon sens depuis 2019 puisqu'il existe également des dispositifs d'appui à la coordination (DAC). Ils agissent aux côtés des professionnels de santé, sociaux et médico-sociaux faisant face à des personnes cumulant diverses difficultés et aux besoins de santé complexes. Au sein d'un même territoire, le DAC regroupe plusieurs dispositifs en un interlocuteur unique. Mais qui les connaît vraiment ? Une fois de plus les intentions sont louables mais pèchent dans leur réalisation. Pourquoi ne pas repartir de la mairie pour coordonner les situations complexes ? Il faut remettre le patient au centre du dispositif.

Vous l'avez compris la « nouvelle médecine des modes de vie » a des superpouvoirs pour nous aider à éviter les maladies, à alléger le système de soins, à préserver nos soignants et à protéger notre Sécu. Faites le choix de cette nouvelle médecine simple et accessible à tous, pour refuser de tomber malade !

Conclusion

Grâce à la médecine curative, nous avons gagné en espérance de vie. Il nous reste à gagner des années en bonne santé. La prévention n'est donc pas la petite cerise sur le gâteau, c'est le défi du XXIe siècle et aussi la chance de survie de notre système de santé. Il n'y a pas de bonne médecine (préventive ou curative) sans adhésion du patient et sans dialogue sincère.

Notre santé est comme un jardin devant notre maison. Nous en sommes les acteurs principaux. À nous de décider s'il ressemble à un terrain vague en friche, avec des broussailles et des déchets que parfois nos propres voisins déversent chez nous, comme le tabagisme passif ou, au contraire, s'il est un espace soigné et agréable, de buissons taillés et de fleurs odorantes. Cela impose une prise de conscience d'abord, puis quelques efforts. Rester en bonne santé et bien vieillir dépendent en grande partie de nous et de notre environnement. Mais le résultat en vaut la peine.

Alors osez le changement ! Celui qui vient de vous. Cette « nouvelle médecine des modes de vie » avec la boussole de santé permet d'inverser la courbe de votre destin.

1re bonne nouvelle : vous allez soigner votre santé et non vos maladies. Vous pouvez avoir enfin « un esprit sain dans un corps sain » en développant des habitudes de santé vertueuses. Impliquez-vous dans votre santé, démarrez avec vos propres motivations et demandez de l'aide, auprès des professionnels de la santé qui vous suivent.

2e bonne nouvelle : il n'est jamais trop tard pour démarrer. Quel que soit le moment où vous en êtes, vous pouvez changer votre trajectoire de santé et rendre réversibles un très grand nombre de facteurs de risque. Mettez en cohérence votre âge réel avec votre âge biologique dès demain.

3e bonne nouvelle : toute action de prévention agit sur tous les systèmes. C'est-à-dire que si vous mettez en place les quatre clefs de la boussole de santé, vous allez agir aussi bien sur la santé physique que mentale, sur la prévention des cancers, des maladies cardiovasculaires que sur celle du diabète, de l'hypertension que des maladies neurodégénératives. Même si vous ne mettez pas en place tout de suite les quatre points cardinaux, commencez par un, puis deux. Débutez doucement et montez progressivement en puissance. Faites-vous confiance !

4e bonne nouvelle : c'est simple avec des bénéfices immédiats et à long terme pour la santé. Cela est moins coûteux pour votre porte-monnaie et très rentable pour votre famille et pour la société.

5e bonne nouvelle : c'est un choix, c'est votre liberté. Priorisez maintenant votre santé avant que ce ne soit la maladie qui priorise pour vous. Les principaux accidents sont tous évitables par des modes de vie sains.

6e bonne nouvelle : vous y trouverez du plaisir et redécouvrirez une joie de vivre. La « prévention heureuse » est la seule efficace car le plaisir est notre seul moteur. C'est peut-être là un nouvel humanisme.

7e bonne nouvelle : c'est concret et facile. Dès que vous aurez refermé ce livre, sortez, marchez le nez au vent dans la rue, dans un parc ou une forêt. Levez la tête de vos écrans, respirez profondément, sentez la vie en vous. Et comme le Petit Prince... arrêtez de courir après le temps, et marchez tout doucement vers une fontaine.

Que ce livre soit pour vous une prise de conscience. Vous avez compris que cela se transmet à vos enfants grâce à la révolution de l'épigénétique ! Et s'il vous a vraiment donné envie de prendre soin de vous, j'aurai au moins réussi à développer un peu cette culture de la prévention que j'appelle de mes vœux depuis si longtemps.

Désormais à vous de jouer !

Notes

L'ignorance

1. Giec : Groupe intergouvernemental d'experts sur l'évolution du climat.
2. Les anticorps anti-VEGF sont des inhibiteurs du facteur de croissance de l'endothélium vasculaire. Ils empêchent la formation de nouveaux vaisseaux par l'organisme ou angiogenèse. Or ces nouveaux vaisseaux nourrissent souvent les tumeurs. Empêcher cette angiogenèse permet à la tumeur de ne pas se développer.
3. La dégénérescence maculaire liée à l'âge (ou DMLA) est une maladie chronique de la zone centrale de la rétine, appelée macula. Elle apparaît après 50 ans et évolue progressivement. À un stade avancé, la personne atteinte ne voit plus au centre de son champ de vision (on parle de cécité limitée).
4. www.ined.fr/fr/tout-savoir-population/graphiques-cartes/graphiques-interpretes/esperance-vie-france
5. VIH : Virus de l'immunodéficience humaine, causant le sida.
6. Sida : Syndrome d'immunodéficience acquise.
7. Aussi appelée Agence nationale de santé publique.
8. A. Fontbonne, A. Currie, P. Tounian, M.-C. Picot, O. Foulatier, M. Nedelcu, D. Nocca, « Prevalence of "Overweight and Obesity in France" : The 2020 Obepi-Roche Study by the Ligue Contre l'Obésité », in *Journal of Clinical Medicine*, 2023.
9. D'après l'étude de la Ligue nationale Contre l'Obésité, OFEO 2024.
10. S. Legleye, A. Nougaret, L. Viard-Guillot, « L'usage des technologies de l'information et de la communication par les ménages entre 2009 et 2021 », Enquêtes sur les TIC auprès des ménages – in *Insee Résultats*, février 2022.
11. J.-Y. Bernard, L. Poncet, S. Méléa, Y. Shuai, M.-N. Dufourg, M. Galamine, M.-A. Charles, in *Bulletin épidémiologique hebdomadaire*, Santé publique France, n° 6, 2023.
12. C. Bousquet-Bérard et A. Pascal, « Enfants et écrans. À la recherche du temps perdu », Rapport officiel de la Présidence de la République, 30 avril 2024.
13. « L'Australie interdit les réseaux sociaux pour les moins de 16 ans », *Libération*, 28 novembre 2024.

La connaissance

14. *Panorama des cancers en France*, 4e édition, Institut national du cancer.
15. www.securite-routiere.gouv.fr/dangers-de-la-route/lalcool-et-la-conduite
16. Le « *binge drinking* » est un terme anglo-saxon, traduit par « alcoolisation ponctuelle importante » (API) en France.
17. THC ou delta-9-tétrahydrocannabinol (Δ9-THC ou THC).
18. www.securite-routiere.gouv.fr/dangers-de-la-route/la-drogue-et-la-conduite
19. Le MDMA ou 3,4-méthylènedioxy-N-méthylamphétamine, est un puissant stimulant du système

nerveux central de la famille des amphétamines.
20. La 3 MMC est un dérivé proche de la cocaïne ayant des effets addictogènes majeurs.
21. Dr Michel Brack, *Ralentir le vieillissement et prévenir les maladies*, Éditions Albin Michel, 2006.
22. Dr Michel Brack, *Les antioxydants, plus de 100 questions*, MA éditions, 2017.
23. Pour commencer, il convient de réaliser un bilan sanguin standard avec l'évaluation d'une anomalie lipidique (LDL calculé, CRP et acide urique). Si aucune anomalie lipidique n'est détectée, les chances de LDL oxydé sont faibles.
24. https://aqicn.org/map/france/fr
25. Dans le rapport annuel de Physteis, anciennement Union des industries de la protection des plantes (UIPP), en 2001 et repris dans le rapport sénatorial n° 215 (2002-2003), tome II, déposé le 18 mars 2003.
26. www.touteleurope.eu/agriculture-et-peche/quel-pays-europeen-utilise-le-plus-de-pesticides/?utm_source=chatgpt.com
27. Définition de l'Organisation mondiale de la santé (OMS) depuis 1958.
28. Les principaux déterminants de la santé comprennent des facteurs personnels, sociaux, économiques et environnementaux.
29. *Global trends 2023. Tendances mondiales en matière de santé conscienciеuse*, Ipsos.
30. Giulia Enders, *Le charme discret de l'intestin. Tout sur un organe mal aimé...*, Éditions Babel, 2020.
31. Le GABA (acide gamma aminobutyrique) est un neurotransmetteur inhibiteur. Une carence en GABA peut entraîner des états de stress, des troubles du comportement ou du sommeil.
32. En anglais, *fast* signifie « rapide » et *fat* signifie « gras ».
33. T. Field, « Touch for Socioemotional and Physical Well-Being : A Review », in *Developmental Review*, 30 (4), 2010.
34. En France, l'éducation à la sexualité est obligatoire depuis 2001, avec au moins trois séances annuelles prévues pour les élèves du collège et du lycée. Ces séances visent à transmettre des connaissances sur la sexualité, la santé, la reproduction, la contraception et la prévention des infections sexuellement transmissibles (IST). Et pour 2025, il est prévu d'ajouter un programme d'éducation à la vie affective et relationnelle, pour aborder le respect de soi et des autres, la prévention des discriminations, la promotion de l'égalité entre les garçons et les filles, et la lutte contre les violences et le harcèlement, en renforçant la capacité des enfants à demander de l'aide.
35. Blaise Pascal, *Pensées*, 1656.
36. Le violentomètre est un outil permettant de « mesurer » si une relation amoureuse est basée sur le consentement et la non-violence. Conçu fin 2018 par les Observatoires des violences faites aux femmes de Seine-Saint-Denis et Paris, l'association En Avant Toute(s) et la Mairie de Paris, il comporte 23 questions classées selon le degré de violence exercée.
37. René Descartes, *Le Discours de la méthode*, 1637.
38. Ou 41 semaines d'aménorrhée, c'est-à-dire sans les règles ou menstrues.
39. Endométriose : maladie gynécologique où des tissus similaires à la muqueuse de l'utérus (l'endomètre) se forment en dehors de l'utérus. Ces tissus peuvent causer des douleurs pelviennes intenses, surtout pendant les règles, et peuvent entraîner des problèmes d'infertilité.

40. Infections sexuellement transmissibles (IST).
41. « Les maladies chroniques touchent plus souvent les personnes modestes et réduisent davantage leur espérance de vie », *Études et Résultats*, n° 1243, ministère de la Santé, octobre 2022.
42. « Les inégalités sociales d'espérance de vie se réduisent chez les hommes mais augmentent chez les femmes », Centre d'observation de la société, septembre 2024.
43. Enquête Ipsos pour la Fédération hospitalière de France (FHF) menée du 29 février au 6 mars 2024 auprès d'un échantillon de 1 500 Français, représentant la population française, âgée de 18 ans et plus.
44. E.K. Ong & S.A. Glantz, « Tobacco Industry Efforts Subverting International Agency for Research on Cancer's Second-Hand Smoke Study », *The Lancet*, 2000.
45. C. E. Kearns, L. A. Schmidt & S. A. Glantz, "Sugar Industry and Coronary Heart Disease Research : A Historical Analysis of Internal Industry Documents", *JAMA Internal Medicine*, 2016.
46. Monsanto (devenu Bayer) a été impliqué dans des controverses concernant la commercialisation du glyphosate sous la forme de son produit Roundup et aurait financé des études pour minimiser les risques cancérogènes de ce pesticide.
47. Des sociétés comme Facebook et Google ont financé des études pour minimiser l'impact de leurs produits sur la santé mentale ou la désinformation.
48. Exemple : la Société française de cardiologie (SFC) et son bras conçu pour la communication grand public qui s'appelle la Fédération française de cardiologie (FFC) et qui vous donne accès aux dernières informations validées pour mettre en œuvre une prévention efficace.
49. « L'état de santé de la population en France », *Les dossiers de la DREES*, septembre 2022.
50. Avec plus de 157 000 décès annuels, le cancer est la première cause de décès en France, les cancers évitables sont surtout ceux qui dépendent de la consommation d'alcool et de tabac (larynx, trachée, bronches et poumon). Et chaque année près de 450 000 nouveaux cas sont enregistrés (incidence). Ce nombre de nouveaux cas détectés correspond à près de 1 200 cas par jour sur une année. Chez l'homme : le cancer de la prostate (59 885 nouveaux cas en 2023), le cancer du poumon (33 438 cas) et le cancer colorectal (26 212 cas). Chez la femme : le cancer du sein (61 214 nouveaux cas en 2023), le cancer colorectal (21 370 cas) et le cancer du poumon (19 339 cas).
51. Les cancers et les maladies cardiovasculaires totalisent 54 % des décès en France.
52. La France se classe au 9e rang mondial pour le nombre de cas de cancer (5e pour les hommes et 12e pour les femmes). Au niveau européen, elle occupe la 5e place (2e pour les hommes et 8e pour les femmes), source https://gco.iarc.fr/en

La prise de conscience

53. Dans un entretien au *Figaro*, le 16 mai 2024, Philippe Bousso, directeur de recherche Inserm et directeur du département d'immunologie de l'institut Pasteur, a montré cette valse de nos cellules immunitaires. Il a reçu pour cela le Grand Prix scientifique de la Fondation Simone-et-Cino-Del-Duca sur la thématique de « Voir le vivant ».
54. Institut Rafaël dirigé par le Dr Alain Tolédano. Un centre de médecine intégrative pour une prise en charge globale de la personne

confrontée au cancer.
55. Sur le site Internet de la Canadian Cancer Society.
56. E. G. Knox, « Oil Combustion and Childhood Cancers », *J. Epidemiol. Community Health,* 59 (9), 2005.
57. *J'étais un homme pressé*, Christian Streiff, Éditions du Cherche midi, 2014.
58. France AVC, www.franceavc.com.
59. Création de l'auteur.
60. https://fr.statista.com/statistiques/1445671/taux-mortalite-maladies-cardiovasculaires-france
61. Données Santé Publique France, 2023.
62. Chiffres de 2021. Trois millions de Français ont souffert d'une dépression au cours des douze derniers mois selon l'enquête Baromètre santé de l'Institut national de prévention et d'éducation pour la santé (Inpes) de 2019. Et huit millions de personnes ont souffert de symptômes dépressifs qui néanmoins n'ont pas permis de diagnostiquer un épisode dépressif caractérisé.
63. Travaux de Julianne Holt-Lunstad de 2015 dans *Perspectives on Psychological Science* et sur eClinicalMedecine.
64. Selon la définition dans les accords nationaux interprofessionnels (ANI) de 2013, revue le 8 janvier 2021. L'ANI a été transposé dans la loi du 2 août 2021 qui prône enfin, dans les entreprises, une prévention renforcée et une offre véritablement centrée sur le travail, à consulter à cette adresse : www.santetravail-fp.fr/qualite-de-vie-au-travail/comprendre/de-la-qvt-la-qvct
65. Les cabinets pionniers ont été Stimulus, IFAS, Technologia, puis Better Human Cie et Empreinte humaine.
66. Les établissements d'hébergement pour personnes âgées dépendantes.
67. Le Pr J. Schmitt, à l'époque chef du service de médecine interne, à l'hôpital central de Nancy.
68. CAMbrella, programme de recherche européen : pan-European research network for Complementary and Alternative Medicine (CAM), *Final Report of CAMbrella Work*, 2012.
69. Les autorités telles la Haute Autorité de santé, l'Académie nationale de médecine et le Collège universitaire de médecine intégrative et médecine complémentaire.
70. « The Contribution of Complementary and Alternative Medicine to Sustainable Healthcare in Europe », *CAM 2020*, 2014.
71. Chaire de médecine intégrative au CNAM.
72. Grégory Ninot, *Guide professionnel des interventions non médicamenteuses*, Dunod, 2019.
73. D'après la Haute Autorité de santé, « le développement de la prescription de thérapeutiques non médicamenteuses est conditionné par la production de données scientifiques sur l'efficacité comparative des stratégies médicamenteuses et non médicamenteuses par le biais de financements publics dans le cadre d'essais cliniques et en population réelle, au sein de laboratoires de recherche et de structures d'observation des pratiques ».
74. https://plateformeceps.www.univ-montp3.fr/fr/nos-services/classificationinm
75. Claude Bernard, *Introduction à l'étude de la médecine expérimentale*, 1865.
76. A. (d) Cruser, D. Maurer, K. Hensel, S. K. Brown, K. White, S. T. Stoll, « A Randomized, Controlled Trial of Osteopathic Manipulative Treatment for Acute Low Back Pain in Active Duty Military Personnel », *The Journal of Manual & Manipulative Therapy*, 2012.
77. Comex pour Comité exécutif de

l'entreprise, qui réunit l'ensemble des directeurs d'une structure.

78. Care for You, à Issy-les-Moulineaux, en région parisienne.

79. www.ameli.fr/medecin/sante-prevention/bilan-prevention-ages-cles, consultation avec repérage des risques, choix ensemble des priorités à mettre en œuvre et plan personnalisé de prévention.

80. La Fondation Publicis a lancé le 17 janvier 2023 « Working with Cancer » pour éradiquer la stigmatisation du cancer sur le lieu de travail. Cette initiative bénéficie déjà du soutien de grandes entreprises et organisations.

81. Sur le site internet : france.publicisgroupe.com/la-fondation-publicis-lance-working-with-cancer-pour-eradiquer-la-stigmatisation-du-cancer-sur-le-lieu-de-travail

82. Ozempic est un hypoglycémiant de nouvelle génération utilisé dans le traitement du diabète de type 2. Issu de la recherche du laboratoire Novo Nordisk, spécialiste des traitements du diabète.

83. Cynthia Fleury, *La Clinique de la dignité*, Éditions du Seuil, 2023.

84. P.-L. Bastier, A. Lechot, L. Bordenave, M. Durand, L. de Gabory, « Les lavages de nez : de l'empirisme à la médecine par les preuves », *Revue de la littérature, Annales françaises d'Oto-rhino-laryngologie et de Pathologie Cervico-faciale*, vol. 132, n° 5, 2015.

85. Dépist&vous, fondé par le Dr Charlotte Berthaud et son équipe.

86. Courses caritatives Odysséa et « Octobre rose », des actions dans toute la France https://odyssea.info

87. https://sante.gouv.fr/prevention-en-sante/preserver-sa-sante/le-programme-national-nutrition-sante/article/programme-national-nutrition-sante-pnns-professionnels

88. A. Fontbonne, A. Currie, P. Tounian, M.-C. Picot, O. Foulatier, M. Nedelcu, & D. Nocca, « Prevalence of Overweight and Obesity in France : The 2020 Obepi-Roche Study by the Ligue Contre l'Obésité" », *Journal of Clinical Medicine*, *op. cit.*

89. « Fracture alimentaire. Maux communs, remède collectif », rapport de l'Institut Montaigne, octobre 2024.

90. Janvier 2023, l'Inserm publie une étude sur l'obésité. Et en avril 2023, le rapport « Mieux prévenir et prendre en charge l'obésité en France » de Martine Laville, professeur de nutrition, confirme la tendance.

91. La prévalence est le nombre total de cas de maladies enregistrés dans une population donnée.

92. J.-J. Benumeur, Les partenaires impliqués/impliquables dans la prévention des risques professionnels et la santé au travail en 2009, thèse de sociologie, Aract HN, in J.-F. Caillard, Congrès de médecine, 2010.

93. Rapport d'information n° 4400 de la 15e mandature de l'Assemblée nationale.

94. Même s'il faisait suite au Comité français d'éducation pour la santé, le CFES, association créée en 1972.

95. www.fedecardio.org/presse/le-coeur-des-enfants-est-en-danger

96. Gillis L, Tomkinson G, Olds T, Moreira C, Christie C, Nigg C, Cerin E, Van Sluijs E, Stratton G, Janssen I, Dorovolomo J, Reilly JJ, Mota J, Zayed K, Kawalski K, Andersen LB, Carrizosa M, Tremblay M, Chia M, Hamlin M, Thomas NE, Maddison R, Biddle S, Gorely T, Onywera V, Van Mechelen W, « Research priorities for child and adolescent physical activity and sedentary behaviours : an international perspective using a twin-panel Delphi procedure », *Int J Behav Nutr Phys Act.*, 2013.

97. Ruas, C.V., Ratel, S., Nosaka, K. *et al.*, « Resistance training effects on pubertal children with a risk of

developing pediatric dynapenia », *Eur J Appl Physiol*, 2024.
98. Patrice Couzigou est professeur émérite de médecine à l'université de Bordeaux. Il a été chef de service en hépato-gastroentérologie à l'Hôpital Haut-Lévêque au CHU de Bordeaux de 1977 à 2010. Il a reçu le prix de l'Académie de médecine pour ses travaux sur la lutte contre l'alcoolisme. Auteur de l'*Écologie interne et relation soignante. Médecine de la personne et de ses comportements*, Éditions L'Harmattan, 2022.
99. W. R. Miller et S. Rollnick, *L'Entretien motivationnel. Aider la personne à engager et réaliser le changement*, 4e éd., InterÉditions, 2024.
100. Cette méthode d'influence a été reprise par Richard Thaler, prix Nobel d'économie en 2017.
101. C. R. Elley, N. Kerse, B. Arroll B *et al.*, « Effectiveness of Counselling Patients on Physical Activity in General Practice : Cluster Randomised Controlled Trial », BMJ, 2003.
102. M. J. Hamlin, E. Yule, C. A. Elliot, *et al.*, « Long-term Effectiveness of the New Zealand Green Prescription Primary Health Care Exercise Initiative », Public Health, 2016.
103. Amélie Nothomb, *L'Impossible Retour*, Éditions Albin Michel, 2024.

La décision
104. À partir du questionnaire de somnolence d'Epworth (ESS – Epworth Sleepiness Scale), outil d'évaluation couramment utilisé pour mesurer la somnolence diurne excessive.
105. Florence Pinhero-Ortolan, *Anxiété, Fatigue, douleurs... Agissez sur vos neurotransmetteurs*, Éditions Albin Michel, 2024.
106. « Happiness and Life Satisfaction Prospectively Predict Self-Rated Health, Physical Health, and the Presence of Limiting, Long-Term Health Conditions », publié en 2008 dans *l'American Journal of Health*, sept-oct, et le 28 août 2008, sur le site Internet du Center for the Advancement of Health.
107. Robert Waldinger, « Qu'est-ce qui nous rend heureux et en bonne santé au cours de notre vie ? Étude longitudinale réalisée sur plus de 75 ans », *Harvard Study*, conférence TED, novembre 2015 et « What Make a Good Life ? Lessons from the Longest Study on Happiness », conférence TED, décembre 2022. À consulter sur le site internet dédié : www.adultdevelopmentstudy.org/
108. Centre universitaire de médecine générale et santé publique de Lausanne, www.unisante.ch/fr/formation-recherche/recherche/publications/raisons-sante/raisons-sante-315
109. Pr Steven Laureys, *La méditation, c'est bon pour le cerveau*, Éditions Odile Jacob, 2019.
110. Insee, *Tableau de l'économie française*, édition 2020.
111. Boris Cyrulnik, *Quand on tombe amoureux, on se relève attaché*, Éditions Odile Jacob, 2025.
112. Jean-Pierre Coffe, *Le plaisir à petit prix. Bien manger en famille pour moins de 9 €/jour*, J'ai Lu, 2010 ou Jean-François Mallet, *Simplissime. Le livre de cuisine le plus simple du monde*, Hachette Pratique, 2015.
113. Z. Shan, F. Wang, Y. Li *et al.*, « Healthy Eating Patterns and Risk of Total and Cause-Specific Mortality », *Jama Intern Med.* 2023.
114. À consulter sur le site internet dédié : www.sevencountriesstudy.com
115. Les oméga-3 et oméga-6 sont des acides gras indispensables à l'organisme.
116. Pr Sébastien Czernichow et Pr Jérémie Sellam, *Arthrose, arthrite. Je me soigne en mangeant*, Éditions Solar, 2024.

117. « Les aliments ultratransformés, ce “régime calamiteux” que les industriels adorent », *Courrier International*, 3 juillet 2024, d’après un article du *Financial Times* du 23 mai 2024.
118. Étude individuelle nationale des consommations alimentaires 3 (Inca 3), Avis de l’Anses, Rapport d’expertise collective, 2017.
119. Antoine Beau, « Pourquoi le sport est-il si bon pour la santé ? », *L’Express*, 25 juillet 2024.
120. L. S. Chow, R.E. Gerszten, J. M. Taylor *et al.*, « Exerkines in Health, Resilience and Disease », *Nature Reviews Endocrinology* 18, p. 273-289, 2022.
121. https://www.sports.gouv.fr/maisons-sport-sante-388
122. www.sports.gouv.fr ; www.athl.fr ; www.avironfrance.fr ; www.ffnatation.fr ; www.sportspourtous.org ; www.unss.org ; www.mutualité.fr
123. Sur YouTube, par exemple, les vidéos de Major Mouvement, du nom de ce kinésithérapeute toulousain qui explique comment prendre soin de son corps par l’exercice.
124. Les sites internet suivants : lifestylemedicine.org ; ulm.org ou bslm.org.uk.
125. Par exemple, celui de Vandœuvre-lès-Nancy, renseignements sur le site internet uc-cmp.fr.
126. « Les nouveaux défis du “bien-être” », Baromètre d’opinion Viavoice – BloooomUp !, juin 2019.
127. Issu de l’interview de Fabrice Huré avec le Pr Gilbert Deray, dans le podcast n° 1 de Vidal & Moi, *La Santé au cœur de votre quotidien*, https://d.docs.live.net/www.vidalfrance.com/podcasts-vidal-moi
128. www.lespecialiste.be/fr/actualites/socio-professionnel/les-generalistes-sont-ils-les-stars-de-la-medecine.html
129. H. Sandvik, Ø. Hetlevik, J. Blinkenberg, S. Hunskaar, « Continuity in General Practice as Predictor of Mortality, Acute Hospitalisation, and Use of Out-of-Hours Care : a Registry-Based Observational Study in Norway », *British Journal of General Practice*, janvier 2022.
130. T. Continelli, S. McGinnis, T. Holmes, « The Effect of Local Primary Care Physician Supply on the Utlization of Preventive hHealth Services in the United States », *Health Place*, septembre 2010.
131. Ainsi, une étude (www.ncbi.nlm.nih.gov/pmc/articles/PMC9793026/) portant sur 5 millions de patients aux États-Unis a montré que la première visite en soins de première ligne permet d’économiser 3 976 dollars, et chaque visite suivante 721 dollars par an. Une autre étude (www.ncbi.nlm.nih.gov/pmc/articles/PMC9550907/) sur 6 millions de vétérans a prouvé que le fait d’avoir un prestataire de soins de première ligne réduisait les coûts de soins de 22 %, selon l’article de J. Gao, E. Moran, S. Woolhandler, A. Toporek, A. P. Wilper, D. U. Himmelstein, « Primary Care’s Effects on Costs in the US Veterans Health Administration, 2016-2019 : an Observational Cohort Study », *J Gen Intern Med*, octobre 2022.
132. www.beatmove.fr.
133. Spengler, Omron ou Heine sont des marques de qualité avec des appareils entre 30 et 100 €.
134. www.nuvee.fr.
135. semaine-qvt.com
136. www.nuvee.fr
137. www. heegee. care
138. www. music. care
139. www.Icope.fr pour Integrate Care for Older People ou des soins intégrés pour les personnes âgées.
140. K. DePaul, « What Does It Really Take to Build a New Habit ? », *Harvard Business Review*, février 2021.

Tenir bon

141. Un antidiabétique oral de référence, utilisé pendant longtemps en première intention dans le traitement du diabète pour faire baisser le taux de sucre dans le sang.
142. F. Carré, I. Grémy, M. Duclos, C. Moro, D. Freyssenet., J. Boiché, A. Vuillemin, C. Perrier, C. Perrin, S. Cha, V. Lucia, « Activité physique et maladies chroniques : quels effets et dans quel cadre ? », *Actualité et dossier en santé publique (ADSP)*, n° 114, 2021.
143. Institut national de la santé et de la recherche médicale (Inserm), *Activité physique. Prévention et traitement des maladies chroniques, coll. « Expertise collective »*, Éditions EDP Sciences, 2019.
144. *Guide de promotion, consultation et prescription médicale d'activité physique et sportive pour la santé*, assorti de référentiels déclinant l'usage de l'activité physique adaptée selon la pathologie considérée.
145. OMS, Rapport mondial de situation sur l'activité physique, 2022.
146. « Inverser les courbes », rapport pour le collectif Pour une France en forme, 2023.
147. K. Mandsager, S. Harb, P. Cremer, D. Phelan, S.E. Nissen, W. Jaber, « Association of Cardiorespiratory Fitness With Long-term Mortality Among Adults Undergoing Exercise Treadmill Testing », *Jama Network Open*, octobre 2018 (cohorte sur 122 007 patients d'âge moyen de 53,4 ans).
148. *BMJ* ; 343 : d7679, 15 décembre 2011 et « À quelle vitesse la mort marche-t-elle ? », *Le Monde*, 16 décembre 2011.
149. Allen Care, *La Méthode simple pour en finir avec la cigarette*, Pocket, 2011.
150. C. Sayón-Orea, M. Bes-Rastrollo, S. Carlos, JJ. Beunza, FJ. Basterra-Gortari, MA. Martínez-González, « Association between sleeping hours and siesta and the risk of obesity : the SUN Mediterranean Cohort », *Obesity Facts*, 2013.

Les bénéfices

151. Soit plus de 6,5 millions de personnes. Rapport d'information sénatorial n° 589 « Rétablir l'équité territoriale en matière d'accès aux soins : agir avant qu'il ne soit trop tard », septembre 2022.
152. *Les Chiffres clés de la Sécurité sociale 2023*, édition 2024.
153. Le produit intérieur brut (PIB) ou la production totale de la France s'élève à environ 2 000 milliards d'euros.
154. 672 milliards d'euros de recettes ont été recouvrés en 2023 par les Urssaf.
155. Le programme ICOPE (Integrated Care for Older People) « soins intégrés pour les personnes âgées », pour toute personne dès 60 ans.
156. 15e Baromètre de l'Absentéisme® et de l'Engagement, AYMING/AG2R la Mondiale, données de 2022.
157. « Santé : comment la prise en charge des maladies chroniques pourrait être remise à plat », *Les Échos*, 6 septembre 2024.
158. Toutes les nuits de 20 heures à 8 heures du matin ; les samedis après-midi de 12 heures à 20 heures.
159. Agence régionale de santé (ARS).
160. Palmarès des hôpitaux qui, chaque année, font le meilleur tirage du journal *Le Point*.
161. La Poste Santé & Autonomie, créée en 2023 et dirigée par Dominique Pon.
162. Vers une nouvelle médecin des modes de vie

Vers une nouvelle médecine des modes de vie

163. *Le Point* n° 2721,

septembre 2024.

164. A. Simonnet, M. Chetboun, J. Poissy, V. Raverdy, J. Noulette, A. Duhamel, J. Labreuche, D. Mathieu, F. Pattou, M. Jourdain, « High Prevalence of Obesity in Severe Acute Respiratory Syndrome Coronavirus-2 (SARS-CoV-2) Requiring Invasive Mechanical Ventilation », *Obesity*, 28, 2020.

165. « The Lancet Oncology », publié en ligne le 16 septembre 2013.

166. Ornish *et al.*, « Effects of Intensive Lifestyles Changes on the Progression of Mild Cognitive Impairment or Early Dementia du to Alzheimer's Disease : a Randomized, Controlled Clinical Trial », *Alzheimer's Research & Therapy*, juin 2024.

167. Jean-Marc Lemaître directeur de recherche Inserm à l'Institut de médecine régénératrice et biothérapie de Montpellier (IRMB).

168. P. Zimmet, P. Taft, A. Guinea *et al.*, « The High Prevalence of Diabetes Mellitus on a Central Pacific Island », *Diabetologia, n°* 13, p. 111-115, 1977.

169. Message publié sur le compte LinkedIn d'Edgar Grospiron le 10/09/24 et reproduit avec son aimable autorisation.

170. Il existe 30 ALD en France, ce sont des maladies dont la durée est de plus de six mois, www.ameli.fr/assure/droits-demarches/maladie-accident-hospitalisation/affection-longue-duree-ald/affection-longue-duree-maladie-chronique. La reconnaissance en affection de longue durée (ALD) de votre maladie permet un remboursement à 100 % (dans la limite du plafond de remboursement) de vos soins et traitements en lien avec votre maladie. Certains frais restent néanmoins à votre charge. Les soins qui ne sont pas liés à l'ALD sont remboursés normalement.

171. Contrat thérapeutique issu de l'article de Frédéric Bizard, « Santé : l'urgence d'un consensus politique », *Les Échos,* 18 juillet 2024. Cela impliquerait la mise à disposition d'un ensemble de professionnels du soin coordonné par le médecin traitant et la mise à disposition de ressources techniques.

172. Souvent réalisé aujourd'hui sous l'appellation d'« éducation thérapeutique ».

173. Ce test est une version abrégée et simplifiée. Dans sa version complète, le test de Rotter comprend généralement 29 paires d'énoncés, ce qui permet une évaluation plus fine.

174. Depuis septembre 2015, il existe en France un plan national d'action de prévention de la perte d'autonomie, ce plan « insiste sur des actions jugées prioritaires en leur donnant un caractère opérationnel », avec 29 mesures et cherche à adapter la société au vieillissement de notre population. À consulter sur : sante.gouv.fr/IMG/pdf/plan_national_daction_de_prevention_de_la_perte_dautonomie.pdf

175. Sophia sur le site Internet www.ameli.fr.

176. GBD 2021 Risk Factors Collaborators, « Global Burden and Strength of Evidence for 88 Risk Factors in 204 Countries and 811 Subnational Locations, 1990-2021 : a Systematic Analysis for the Global Burden of Disease Study 2021 », *Lancet*, 2024.

177. Florence Servan-Schreiber, *3 kifs par jour*, Éditions Marabout, 2010.

178. Selon ChatGPT version gratuite du 25 juillet 2024.

179. The Shift Project, « Une mesure de l'impact environnemental mondial du numérique a été établie pour atteindre… 4 % en 2020, c'est davantage que l'aviation civile », theshiftproject.org/wp-content/uploads/2020/10/Deployer-la-sobriete-numerique_rapport-

complet_ShiftProject.pdf
180. Christian Bobin, *Le Murmure*, Éditions Gallimard, 2024.
181. Définition du *Robert* : Médecine = science qui a pour objet la conservation et le rétablissement de la santé ; art de prévenir et de soigner les maladies de l'homme (médecin ; médical) ; soin(s), thérapeutique.
182. INM : Interventions non médicamenteuses, non pharmacologiques, non invasives, ciblées et fondées sur des données probantes.
183. Pour un investissement faible, avec une bonne coordination des acteurs, cette médecine des modes de vie nous offrirait des résultats tangibles et mesurables, comme cela a été fait à la CPAM de Strasbourg qui a démontré une baisse de 30 % des dépenses de santé des personnes ayant démarré un sport-santé.
184. 2022, le ministère de la Santé devient pour la première fois le ministère de la Prévention. En 2024, l'activité physique est grande cause nationale avec la campagne « Bouger 30 minutes par jour ».

Cahier pratique

« Avant de chercher à guérir quelqu'un, demandez-lui s'il est prêt à renoncer aux choses qui l'ont rendu malade. »
Hippocrate

Dans ces quelques pages, venez faire le point sur votre santé avec d'abord votre fiche d'identité santé et ensuite les autoquestionnaires, venez picorer des éléments qui peuvent vous aider à prendre conscience de ce qui va bien chez vous ou pas. Parfois, c'est de voir la goutte de trop qui fait déborder le vase, qui vous fera passer à l'acte de la transformation. Ensuite, voyez sur quoi il vous faut agir en priorité.

Enfin, j'ai rassemblé pour vous les principaux sites à consulter sur les 12 grands axes de prévention.

Nous ne sommes pas tous prêts à la transformation, il faut parfois des années pour y arriver et, comme le dit Hippocrate, il faut parfois savoir renoncer à ses habitudes. Mais si vous avez ce livre entre les mains, vous êtes sur la bonne voie. Et vous verrez comment les quatre points cardinaux de notre boussole de santé se retrouvent partout dans la prévention de tous les systèmes !

Vous allez voir, vous allez vivre, vous allez alors ressentir le bien-être qu'il y a à avoir une vie plus saine et plus heureuse.

Ma fiche santé

C'est l'outil à préparer AVANT toute consultation de prévention. Apportez-la à votre médecin pour en discuter avec lui.

Mon âge :
Mon poids (en kg) :
Ma taille (en mètre) :
Mon IMC : poids/taille^2 =
Mon tour de taille :
(à mesurer avec un mètre ruban, sans serrer, deux doigts en dessous du nombril)

Ma forme physique (entourez votre choix)
Je suis plutôt : sportif / actif / sédentaire
Mon mode de transport quotidien / à pied / vélo / transports en commun / voiture

Mon alimentation (entourez votre choix)
Je suis plutôt : omnivore / végétarien / carnivore / végétalien
Je mange : moins de 3 repas par jour / 3 repas par jour / 3 repas par jour et une collation
Ma boisson préférée : eau / boisson sucrée / vin / bière / alcool fort
Ma consommation quotidienne de toxiques (préciser les quantités) : tabac / alcool / drogues / écrans

Ma santé mentale
J'évalue mon sommeil sur une échelle de 0 (je ne dors pas) à 10 (je dors bien) :

J'évalue mon stress quotidien personnel et professionnel sur une échelle de 0 (pas de stress) à 10 (stress chronique très élevé) :

J'évalue mon humeur sur une échelle de 0 (humeur exécrable) à 10 (je vais super bien) :

Ma vie sociale et affective (entourez votre choix)

Je suis : célibataire / sans enfant / en couple / avec enfant

J'ai un cercle : amical / associatif / spirituel / professionnel

Je possède un animal de compagnie : un / plusieurs

J'évalue ma vie sociale sur une échelle de 0 (insatisfaisante) à 10 (très satisfaisante) :

Mon état de santé (entourez votre choix)

Ai-je des maladies chroniques ? Si oui, lesquelles : obésité / diabète / HTA / cancer / maladie rhumatismale / maladie neurodégénérative / problèmes cardiaques

Suis-je pris en charge à 100 % ? Si oui, pour quelle maladie :

Quels médicaments dois-je prendre tous les jours ?

Quels sont mes antécédents médicaux ou chirurgicaux ?

Mon historique familial

À quel âge sont décédés mes parents, et mes grands-parents ?

Quelles sont les maladies connues dans ma famille (grands-parents, parents, frères et sœurs) ?

Pour aller plus loin, faites le point sur vos modes de vie avec les sept autoquestionnaires :

1. Mon sommeil : Index de la qualité du sommeil de Pittsburgh (PSQI)

2. Mon activité physique : Questionnaire international sur l'activité physique (Ipaq)

3. Mon alimentation : Questionnaire de fréquence alimentaire (FFQ)

4. Ma santé mentale : Questionnaire de santé générale (GHQ-12)

5. Ma consommation de tabac : Questionnaire de dépendance à la nicotine (Fagerström)

6. Ma consommation d'alcool : Buvez-vous trop d'alcool ? (Audit – Alcohol Use Disorder Inventory Test)

7. Mon IKIGAI : Quelle est ma raison d'être ?

Tous ces questionnaires de santé sont des outils validés scientifiquement, souvent utilisés par les professionnels de la santé, mais que vous pouvez utiliser à bon escient. Répondez le plus sincèrement possible, il n'y a pas de bonne ou de mauvaise réponse ! ce sont les vôtres qui comptent.

Ils vous permettront de prendre conscience de votre état de santé et de l'endroit où vous en êtes aujourd'hui. Datez bien le jour où vous réalisez les questionnaires, ils sont un excellent point de départ pour votre évolution future. Gardez-les ! C'est toujours bon de voir, ensuite, le chemin parcouru.

Mon sommeil

Index de qualité du sommeil de Pittsburgh (PSQI)

Test effectué le

Les questions suivantes ont trait à vos habitudes de sommeil pendant le dernier mois seulement. Vos réponses doivent indiquer ce qui correspond aux expériences que vous avez eues pendant la majorité des jours et des nuits au cours du dernier mois. Répondez à toutes les questions.

1. Au cours du mois dernier, quand êtes-vous habituellement allé vous coucher le soir ?
   Heure habituelle du coucher : ...

2. Au cours du mois dernier, combien vous a-t-il habituellement fallu de temps (en minutes) pour vous endormir chaque soir ?
   Nombre de minutes : ...

3. Au cours du mois dernier, quand vous êtes-vous habituellement levé le matin ?
   Heure habituelle du lever : ...

4. Au cours du mois dernier, combien d'heures de sommeil effectif avez-vous eu chaque nuit ? (Ce nombre peut être différent du nombre d'heures que vous avez passées au lit)

Heures de sommeil par nuit : ...

Pour chacune des questions suivantes, indiquez la meilleure réponse. Répondez à toutes les questions.

5. Au cours du mois dernier, avec quelle fréquence avez-vous eu des troubles du sommeil car...

	Pas au cours du dernier mois (0 point)	Moins d'une fois par semaine (1 point)	Une ou deux fois par semaine (2 points)	Trois ou quatre fois par semaine (3 points)
Vous n'avez pas pu vous endormir en moins de 30 minutes				
Vous vous êtes réveillé au milieu de la nuit ou précocement le matin				
Vous avez dû vous lever pour aller aux toilettes				
Vous n'avez pas pu respirer correctement				
Vous avez toussé ou ronflé bruyamment				
Vous avez eu trop froid Vous avez eu trop chaud				
Vous avez eu de mauvais rêves				
Pour d'autres(s) raison(s). Donnez une description :				
Indiquez la fréquence des troubles du sommeil pour ces raisons	Pas au cours du dernier mois	Moins d'une fois par semaine	Une ou deux fois par semaine	Trois ou quatre fois par semaine

6. Au cours du mois dernier, comment évalueriez-vous globalement la qualité de votre sommeil ?

- ○ Très bonne (0 point)
- ○ Assez bonne (1 point)

- ○ Assez mauvaise (2 points)
- ○ Très mauvaise (3 points)

7. Au cours du mois dernier, combien de fois avez-vous pris des médicaments (prescrits par votre médecin ou achetés sans ordonnance) pour faciliter votre sommeil ?

- ○ Pas au cours du dernier mois (0 point)
- ○ Moins d'une fois par semaine (1 point)
- ○ Une ou deux fois par semaine (2 points)
- ○ Trois ou quatre fois par semaine (3 points)

8. Au cours du mois dernier, combien de fois avez-vous eu des difficultés à demeurer éveillé(e) pendant que vous conduisiez, preniez vos repas, étiez occupé(e) dans une activité sociale ?

- ○ Pas au cours du dernier mois (0 point)
- ○ Moins d'une fois par semaine (1 point)
- ○ Une ou deux fois par semaine (2 points)
- ○ Trois ou quatre fois par semaine (3 points)

9. Au cours du mois dernier, à quel degré cela a-t-il représenté un problème pour vous d'avoir assez d'enthousiasme pour faire ce que vous aviez à faire ?

- ○ Pas du tout un problème (0 point)
- ○ Seulement un tout petit problème (1 point)
- ○ Un certain problème (2 points)
- ○ Un très gros problème (3 points)

10. Avez-vous un conjoint ou un camarade de chambre ?

- ○ Ni l'un, ni l'autre (0 point)
- ○ Oui, mais dans une chambre différente (1 point)
- ○ Oui, dans la même chambre mais pas dans le même lit (2 points)
- ○ Oui, dans le même lit (3 points)

11. Si vous avez un camarade de chambre ou un conjoint, demandez-lui combien de fois le mois dernier vous avez présenté :

	Pas au cours du dernier mois (0 point)	Moins d'une fois par semaine (1 point)	Une ou deux fois par semaine (2 points)	Trois ou quatre fois par semaine (3 points)
Un ronflement fort				
De longues pauses respiratoires pendant votre sommeil				
Des saccades ou des secousses des jambes pendant que vous dormiez				
Des épisodes de désorientation ou de confusion pendant le sommeil				
D'autres motifs d'agitation pendant le sommeil				

Interprétation des résultats

Chaque question est notée sur une échelle de 0 à 3.

Le score PSQI global est ensuite calculé en additionnant les sept composantes, fournissant un score global allant de 0 à 21, où les scores les plus faibles indiquent une qualité de sommeil plus saine.

Mon activité physique

Questionnaire international sur l'activité physique (IPAQ)

Ce questionnaire a été validé dans de nombreuses études scientifiques, il est utilisé pour évaluer les niveaux d'activité physique chez les adultes.

L'IPAQ se concentre sur trois types d'activité physique au cours des sept derniers jours :
- ○ Activité physique vigoureuse
- ○ Activité physique modérée
- ○ Temps passé à marcher

Il inclut également une évaluation du temps passé en position assise, qui peut être un indicateur de la sédentarité.

1. Activité physique vigoureuse

○ Au cours des sept derniers jours, combien de jours avez-vous pratiqué une activité physique intense comme soulever des poids lourds, creuser, faire du jogging ou participer à des sports intenses pendant au moins 10 minutes consécutives ?
- ▪ Nombre de jours :
- ▪ Si « 0 », passez à la question 3.

○ En général, combien de temps par jour avez-vous consacré à ces activités physiques intenses ?
- ▪ Heures :
- ▪ Minutes :

2. Activité physique modérée

○ Au cours des sept derniers jours, combien de jours avez-vous pratiqué une activité physique modérée, comme porter des charges légères, faire du vélo à un rythme régulier ou du jardinage, pendant au moins 10 minutes consécutives ?

- Nombre de jours :
- Si « 0 », passez à la question 4.

○ En général, combien de temps par jour avez-vous consacré à ces activités physiques modérées ?

- Heures :
- Minutes :

3. Temps passé à marcher

○ Au cours des sept derniers jours, combien de jours avez-vous passé à marcher pendant au moins 10 minutes consécutives ?

- Nombre de jours :

○ En général, combien de temps par jour avez-vous consacré à marcher ?

- Heures :
- Minutes :

4. Temps passé en position assise

○ Au cours des sept derniers jours, combien de temps avez-vous passé en position assise lors d'une journée typique (travail, études, repos, etc.) ?

- Heures :
- Minutes :

Calcul des résultats

Activité physique vigoureuse : min/semaine d'activité vigoureuse = jours × (heures × 60 + minutes).

Activité physique modérée : min/semaine d'activité modérée = jours × (heures × 60 + minutes).

Temps de marche : min/semaine de marche = jours × (heures × 60 + minutes).

Temps passé en position assise : évaluation quotidienne du temps total assis.

Interprétation des résultats

Niveau élevé :

- ≥ 1 500 minutes d'activité physique vigoureuse par semaine

ou

- ≥ 3 000 minutes combinées de marche, activité physique modérée et vigoureuse.

Niveau modéré :

- ≥ 600 minutes combinées d'activité physique modérée et vigoureuse par semaine.

Niveau faible :

- < 600 minutes combinées d'activité physique par semaine.

Ce questionnaire permet d'évaluer l'intensité et la durée de l'activité physique d'une personne ainsi que le temps passé en position assise, offrant ainsi une vue d'ensemble sur la sédentarité.

Mon alimentation

Questionnaire de fréquence alimentaire (FFQ)

....

Test effectué le

Un questionnaire scientifiquement validé, fréquemment utilisé pour évaluer la qualité et la quantité de l'alimentation d'un individu est le Food Frequency Questionnaire (FFQ). Le FFQ permet d'analyser les habitudes alimentaires sur une période donnée, en se concentrant sur la consommation de groupes alimentaires spécifiques, la fréquence de consommation, et les quantités.

Il évalue plusieurs catégories alimentaires et peut aider à identifier les forces et faiblesses de l'alimentation d'un individu. Il est basé sur les recommandations nutritionnelles internationales (comme celles de l'OMS ou des autorités de santé locales).

Pour chaque groupe d'aliments, cochez la fréquence à laquelle vous consommez ces aliments au cours des 3 derniers mois.

Fruits et légumes

1. Combien de portions de fruits consommez-vous par jour (frais ou en conserve) ?

   ○ Jamais
   ○ Moins d'une fois par semaine
   ○ 1-3 fois par semaine
   ○ 4-6 fois par semaine
   ○ 1 fois par jour

○ 2 fois par jour
○ 3 fois ou plus par jour

2. Combien de portions de légumes (cuits ou crus) consommez-vous par jour ?

○ Jamais
○ Moins d'une fois par semaine
○ 1-3 fois par semaine
○ 4-6 fois par semaine
○ 1 fois par jour
○ 2 fois par jour
○ 3 fois ou plus par jour

Produits céréaliers (pain, pâtes, riz, etc.)

1. Combien de portions de pain (complet, blanc, céréales) consommez-vous par jour ?

○ Jamais
○ Moins d'une fois par semaine
○ 1-3 fois par semaine
○ 4-6 fois par semaine
○ 1 fois par jour
○ 2 fois par jour
○ 3 fois ou plus par jour

2. Combien de portions de riz, pâtes ou autres céréales consommez-vous par jour ?

○ Jamais
○ Moins d'une fois par semaine
○ 1-3 fois par semaine
○ 4-6 fois par semaine
○ 1 fois par jour
○ 2 fois par jour
○ 3 fois ou plus par jour

Protéines animales (viande, poisson, œufs, etc.)

1. Combien de portions de viande (rouge ou blanche) consommez-vous par semaine ?

○ Jamais
○ Moins d'une fois par semaine
○ 1-2 fois par semaine
○ 3-4 fois par semaine
○ 5-6 fois par semaine
○ 1 fois par jour
○ 2 fois ou plus par jour

2. Combien de portions de poisson ou fruits de mer consommez-vous par semaine ?

○ Jamais
○ Moins d'une fois par semaine
○ 1-2 fois par semaine
○ 3-4 fois par semaine
○ 5-6 fois par semaine
○ 1 fois par jour
○ 2 fois ou plus par jour

3. Combien d'œufs consommez-vous par semaine ?

○ Jamais
○ 1-2 par semaine
○ 3-4 par semaine
○ 5-6 par semaine
○ 1 par jour
○ 2 ou plus par jour

Produits laitiers

1. Combien de portions de lait ou produits laitiers consommez-vous par jour (yaourt, fromage) ?

○ Jamais
○ Moins d'une fois par semaine
○ 1-3 fois par semaine
○ 4-6 fois par semaine
○ 1 fois par jour
○ 2 fois par jour
○ 3 fois ou plus par jour

Matières grasses

1. Utilisez-vous du beurre ou de la margarine sur vos tartines ou dans vos plats ?

- ○ Jamais
- ○ Rarement
- ○ Parfois
- ○ Souvent
- ○ Toujours

2. Combien d'huiles végétales consommez-vous par semaine (dans les salades, pour la cuisson) ?

- ○ Jamais
- ○ 1-3 fois par semaine
- ○ 4-6 fois par semaine
- ○ 1 fois par jour
- ○ 2 fois par jour
- ○ 3 fois ou plus par jour

Sucreries et boissons sucrées

1. Combien de portions de sucreries (gâteaux, biscuits, chocolat, etc.) consommez-vous par semaine ?

- ○ Jamais
- ○ Moins d'une fois par semaine
- ○ 1-2 fois par semaine
- ○ 3-4 fois par semaine
- ○ 5-6 fois par semaine
- ○ 1 fois par jour
- ○ 2 fois ou plus par jour

2. Combien de boissons sucrées (sodas, jus de fruits, boissons énergétiques) consommez-vous par jour ?

- ○ Jamais
- ○ Moins d'une fois par semaine
- ○ 1-3 fois par semaine
- ○ 4-6 fois par semaine
- ○ 1 fois par jour
- ○ 2 fois par jour

○ 3 fois ou plus par jour

Alcool

1. Combien de verres d'alcool consommez-vous par semaine ?

○ Jamais
○ 1-2 verres par semaine
○ 3-4 verres par semaine
○ 5-6 verres par semaine
○ 1 verre par jour
○ 2 verres ou plus par jour

Interprétation des résultats

Fruits et légumes : un minimum de 5 portions par jour est recommandé.

Produits céréaliers : les céréales complètes devraient représenter la majorité des portions consommées.

Protéines animales et végétales : favorisez les poissons, les œufs et les viandes maigres, en limitant la viande rouge.

Matières grasses : privilégiez les graisses végétales (huile d'olive, de colza) et limitez les graisses saturées (beurre, margarine).

Sucreries et boissons sucrées : limitez la consommation de produits sucrés et de boissons sucrées, qui sont associés à divers risques pour la santé.

Ma santé mentale

Questionnaire de santé générale (GHQ-12)

Test effectué le

Pour évaluer la santé mentale d'un individu, tant dans sa vie personnelle que professionnelle, il existe plusieurs questionnaires validés scientifiquement. L'un des plus connus et utilisés est le Questionnaire de Santé Générale ou General Health Questionnaire (GHQ-12). Il permet de détecter les troubles psychologiques, comme le stress, l'anxiété, la dépression et les problèmes liés à la santé mentale en général.

Le GHQ-12 est un outil de dépistage rapide composé de 12 questions, qui évalue différents aspects de la santé mentale au cours des dernières semaines. Les réponses sont données sur une échelle de 4 points.

Au cours des deux dernières semaines :

1. Avez-vous été capable de vous concentrer sur ce que vous faisiez ?
   - ○ Mieux que d'habitude
   - ○ Comme d'habitude
   - ○ Moins bien que d'habitude
   - ○ Beaucoup moins bien que d'habitude

2. Avez-vous perdu beaucoup de sommeil à cause des inquiétudes ?

o Pas du tout
o Pas plus que d'habitude
o Un peu plus que d'habitude
o Bien plus que d'habitude

3. Avez-vous senti que vous jouiez un rôle utile dans la vie ?

o Plus que d'habitude
o Comme d'habitude
o Moins que d'habitude
o Beaucoup moins que d'habitude

4. Avez-vous eu l'impression d'être incapable de prendre des décisions ?

o Pas du tout
o Pas plus que d'habitude
o Un peu plus que d'habitude
o Beaucoup plus que d'habitude

5. Avez-vous senti que vous étiez constamment sous pression ?

o Pas du tout
o Pas plus que d'habitude
o Un peu plus que d'habitude
o Bien plus que d'habitude

6. Avez-vous eu l'impression que vous ne pouviez pas surmonter vos difficultés ?

o Pas du tout
o Pas plus que d'habitude
o Un peu plus que d'habitude
o Beaucoup plus que d'habitude

7. Avez-vous été capable de profiter de vos activités quotidiennes normales ?
   - ○ Plus que d'habitude
   - ○ Comme d'habitude
   - ○ Moins que d'habitude
   - ○ Beaucoup moins que d'habitude

8. Avez-vous pu faire face aux problèmes de votre vie quotidienne ?
   - ○ Plus que d'habitude
   - ○ Comme d'habitude
   - ○ Moins bien que d'habitude
   - ○ Beaucoup moins bien que d'habitude

9. Vous êtes-vous senti malheureux (se) et déprimé (e) ?
   - ○ Pas du tout
   - ○ Pas plus que d'habitude
   - ○ Un peu plus que d'habitude
   - ○ Bien plus que d'habitude

10. Avez-vous perdu confiance en vous-même ?
   - ○ Pas du tout
   - ○ Pas plus que d'habitude
   - ○ Un peu plus que d'habitude
   - ○ Beaucoup plus que d'habitude

11. Vous êtes-vous senti inutile ?
   - ○ Pas du tout
   - ○ Pas plus que d'habitude
   - ○ Un peu plus que d'habitude
   - ○ Beaucoup plus que d'habitude

12. Vous êtes-vous senti raisonnablement heureux(se), toutes choses considérées ?
- ○ Plus que d'habitude
- ○ Comme d'habitude
- ○ Moins que d'habitude
- ○ Beaucoup moins que d'habitude

Calcul des scores

Il existe deux méthodes, la première est la méthode binaire (0-0-1-1), où les réponses « Plus que d'habitude » ou « Comme d'habitude » sont notées 0 ; les réponses « Moins bien que d'habitude » ou « Beaucoup moins bien que d'habitude » sont notées 1 et le score total varie de 0 à 12.

La seconde est la méthode Likert (0-1-2-3) où « Plus que d'habitude » correspond à 0, « Comme d'habitude » à 1, « Moins bien que d'habitude » à 2, « Beaucoup moins bien que d'habitude » à 3, et où le score total varie de 0 à 36.

Interprétation des résultats

Méthode binaire (0-12)

0-3 : Pas de détresse psychologique significative.

4-6 : Détresse légère à modérée. Cela peut signaler un léger inconfort mental, souvent lié au stress quotidien.

7-12 : Détresse psychologique importante, nécessitant une attention médicale ou une intervention pour explorer les sources de cette détresse.

Méthode Likert (0-36)

0-12 : Bonne santé mentale, pas de signes de détresse.

13-20 : Détresse psychologique légère à modérée. Cela peut indiquer un certain inconfort, et une exploration plus approfondie pourrait être nécessaire.

21-36 : Détresse psychologique importante. Cela peut indiquer une condition de santé mentale nécessitant un accompagnement professionnel.

Ma consommation de tabac

Questionnaire de Fagerström

Test effectué le

Ce questionnaire est un outil utilisé pour évaluer le degré de dépendance à la nicotine chez les fumeurs. Il comprend six questions, chacune visant à mesurer différents aspects du comportement lié à la consommation de tabac. Les réponses sont pondérées, et le total donne une idée de la sévérité de la dépendance.

1. Combien de temps après votre réveil fumez-vous votre première cigarette ?

○ Moins de 5 minutes (3 points)
○ 6 à 30 minutes (2 points)
○ 31 à 60 minutes (1 point)
○ Après 60 minutes (0 point)

2. Trouvez-vous difficile de ne pas fumer dans des endroits où c'est interdit (par exemple : cinéma, transport public, lieu de travail) ?

○ Oui (1 point)
○ Non (0 point)

3. Quelle cigarette refuseriez-vous le moins de toute la journée ?

○ La première (1 point)
○ Une autre (0 point)

4. Combien de cigarettes fumez-vous par jour ?
- ○ 10 ou moins (0 point)
- ○ 11 à 20 (1 point)
- ○ 21 à 30 (2 points)
- ○ 31 ou plus (3 points)

5. Fumez-vous plus fréquemment dans les premières heures après votre réveil que pendant le reste de la journée ?
- ○ Oui (1 point)
- ○ Non (0 point)

6. Fumez-vous même si vous êtes si malade que vous devez rester au lit ?
- ○ Oui (1 point)
- ○ Non (0 point)

Interprétation des résultats
0 à 2 points : Dépendance faible
3 à 4 points : Dépendance modérée
5 à 7 points : Dépendance forte
8 à 10 points : Dépendance très forte

Ma consommation d'alcool

Questionnaire AUDIT (Alcohol Use Disorder Inventory Test)

....

Test effectué le

Posez-vous ces dix questions simples ou posez-les en douceur à ce copain dont vous pressentez qu'il est en train de déraper :

1. À quelle fréquence vous arrive-t-il de consommer des boissons contenant de l'alcool ?
   - ○ Jamais (0 point)
   - ○ Au moins une fois par mois (1 point)
   - ○ 2 à 4 fois par mois (2 points)
   - ○ 2 à 3 fois par semaine (3 points)
   - ○ 4 fois ou plus par semaine (4 points)

2. Combien de verres standards buvez-vous au cours d'une journée ordinaire où vous consommez de l'alcool ?
   - ○ 1 ou 2 (0 point)
   - ○ 3 ou 4 (1 point)
   - ○ 4 ou 5 (2 points)
   - ○ 7 à 9 (3 points)
   - ○ 10 ou plus (4 points)

3. Au cours d'une même occasion, combien de fois vous arrive-t-il de boire six verres standards ?
   - ○ Jamais (0 point)

○ Moins d'une fois par mois (1 point)
○ 1 fois par mois (2 points)
○ 1 fois par semaine (3 points)
○ Tous les jours ou presque (4 points)

4. Dans les 12 derniers mois, combien de fois avez-vous observé que vous n'étiez plus capable de vous arrêter de boire après avoir commencé ?
○ Jamais (0 point)
○ Moins d'une fois par mois (1 point)
○ 1 fois par mois (2 points)
○ 1 fois par semaine (3 points)
○ Tous les jours ou presque (4 points)

5. Dans les 12 derniers mois, combien de fois le fait d'avoir bu de l'alcool vous a-t-il empêché de faire ce que l'on attendait normalement de vous ?
○ Jamais (0 point)
○ Moins d'une fois par mois (1 point)
○ 1 fois par mois (2 points)
○ 1 fois par semaine (3 points)
○ Tous les jours ou presque (4 points)

6. Dans les 12 derniers mois, combien de fois après une période de forte consommation, avez-vous dû boire de l'alcool dès le matin pour vous remettre en forme ?
○ Jamais (0 point)
○ Moins d'une fois par mois (1 point)
○ 1 fois par mois (2 point)
○ 1 fois par semaine (3 points)
○ Tous les jours ou presque (4 points)

7. Dans les 12 derniers mois, combien de fois avez-vous eu un sentiment de culpabilité ou de regret après avoir bu ?

- ○ Jamais (0 point)
- ○ Moins d'une fois par mois (1 point)
- ○ 1 fois par mois (2 points)
- ○ 1 fois par semaine (3 points)
- ○ Tous les jours ou presque (4 points)

8. Dans les 12 derniers mois, combien de fois avez-vous été incapable de vous souvenir de ce qu'il s'était passé la nuit précédente parce que vous aviez bu ?
   - ○ Jamais (0 point)
   - ○ Moins d'une fois par mois (1 point)
   - ○ 1 fois par mois (2 points)
   - ○ 1 fois par semaine (3 points)
   - ○ Tous les jours ou presque (4 points)

9. Vous êtes-vous blessé ou avez-vous blessé quelqu'un parce que vous aviez bu ?
   - ○ Non (0 point)
   - ○ Oui mais pas dans l'année passée (1 point)
   - ○ Oui au cours de l'année dernière (2 points)

10. Est-ce qu'un parent, un ami, un médecin ou un autre professionnel de santé s'est déjà préoccupé de votre consommation d'alcool et vous a conseillé de diminuer ?
   - ○ Non (0 point)
   - ○ Oui mais pas dans l'année passée (1 point)
   - ○ Oui au cours de l'année dernière (2 points)

Interprétation des résultats

En deçà de 7 points pour un homme et 6 points pour une femme, physiologiquement plus réceptive à l'addiction alcoolique, rien d'inquiétant.

Entre 7 ou 6 et 12 points, la consommation est à risque.

Au-delà de 12 points, l'alcoolodépendance est probable.

Ma raison d'être

Questionnaire de l'Ikigai

....

Test effectué le

Les réponses peuvent évoluer au fil du temps.

Ce questionnaire est un outil d'introspection inspiré du concept japonais d'Ikigai, qui signifie « raison d'être » ou « ce qui fait que la vie vaut la peine d'être vécue ». Il aide à mieux se connaître en identifiant les éléments qui apportent satisfaction et sens à la vie. L'Ikigai repose sur quatre dimensions : ce que vous aimez, ce en quoi vous êtes bon, ce dont le monde a besoin, et ce pour quoi vous pouvez être payé.

1. **Ce que vous aimez (passion)**

   ○ Quelles activités faites-vous avec enthousiasme, même sans récompense immédiate ?

   ○ Quelles sont vos passions ? Qu'est-ce qui vous rend heureux au quotidien ?

   ○ Qu'est-ce qui vous donne de l'énergie et vous fait perdre la notion du temps quand vous le faites ?

   ○ Quelles activités vous attirent naturellement, sans effort ?

2. **Ce en quoi vous êtes bon (talent)**

   ○ Quelles sont vos compétences principales ? Quelles sont les choses que vous faites mieux que les autres ?

○ Quelles tâches vous semblent faciles à accomplir mais que d'autres trouvent difficiles ?

○ Quels talents ou compétences naturelles avez-vous développés au fil du temps ?

○ Sur quoi les autres vous demandent-ils des conseils ou de l'aide ?

3. **Ce dont le monde a besoin (mission)**

○ À quels problèmes ou causes sociales êtes-vous particulièrement sensible ?

○ Quelles contributions souhaitez-vous apporter à la société ou à votre communauté ?

○ Selon vous, quelles sont les choses importantes qui manquent dans le monde ?

○ Comment aimeriez-vous que votre travail ou votre vie ait un impact sur les autres ?

4. **Ce pour quoi vous pouvez être payé (profession/vocation)**

○ Quelles sont les compétences pour lesquelles vous pouvez être rémunéré ?

○ Quels sont les métiers ou les activités qui pourraient vous apporter une stabilité financière tout en vous passionnant ?

○ Dans quel domaine aimeriez-vous travailler si l'argent n'était pas un obstacle ?

○ Comment pouvez-vous monétiser vos talents tout en restant aligné avec ce que vous aimez et ce dont le monde a besoin ?

Interprétation des résultats

Une fois que vous avez répondu à ces questions, essayez de croiser les réponses pour trouver des points communs. L'idée est de trouver des activités ou des métiers qui se situent à l'intersection des quatre dimensions. Ce processus permet de découvrir des pistes pour une vie plus alignée avec vos valeurs et vos aspirations.

Mon état de santé en synthèse

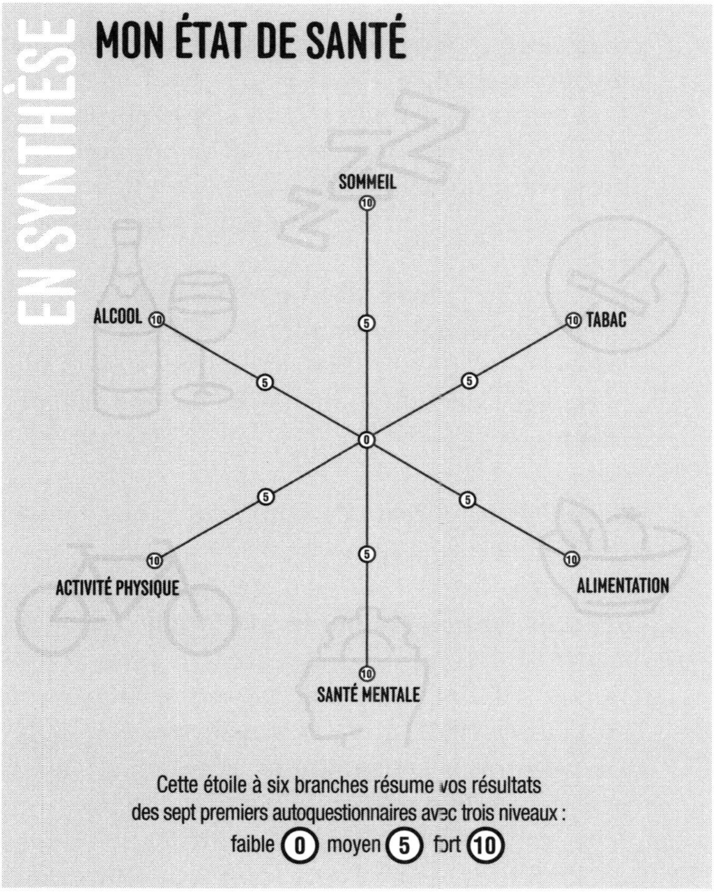

Cette étoile à six branches résume vos résultats des sept premiers autoquestionnaires avec trois niveaux : faible (0) moyen (5) fort (10)

Reliez les différents points pour créer votre étoile de santé.

J'agis pour ma santé

1. Décider de mettre en œuvre la boussole de santé pour moi et pour les miens, avec ses quatre points cardinaux

- Bien dormir : entre 7 et 8 heures par nuit pour un adulte et entre 9 et 11 heures pour un enfant.
- Être heureux et limiter mon stress chronique : être en lien avec les autres, avoir un bon équilibre vie professionnelle / vie personnelle, avoir un travail qui a du sens et ou qui vous donne de la liberté.
- Bien manger : aller vers un mode d'alimentation méditerranéen plus équilibré.
- Bouger plus : avoir une activité physique régulière, avec des amis, même si j'ai une maladie chronique.

2. Consulter un médecin de famille qui vous connaît et vous suit

3. Organiser la prévention de ma famille, selon les âges de la vie

- De à 0 à 6 ans : centre de protection maternelle et infantile (PMI) ou chez le pédiatre.
- De 6-15 ans : consultations régulières chez le pédiatre ou le médecin de famille.
- À partir de 16 ans : « Mon Bilan Prévention » bilan de santé pris en charge à 100 % par l'Assurance maladie, dans les centres d'examens de santé ou chez votre médecin traitant. Aux âges clefs entre

18 et 25 ans, entre 45 et 50 ans, entre 60 et 65 ans, entre 70 et 75 ans.

4. Avoir un carnet de santé
Comme pour les enfants, nous devrions avoir un carnet de santé en tant qu'adultes, (en version dématérialisée sur « Mon espace santé ») et un carnet de santé au travail pour nous accompagner sur les différents métiers qui vont jalonner notre vie.

5. Télécharger l'application « Mon espace santé » : C'est un formidable outil pour suivre votre santé et centraliser tous vos documents et rendez-vous, dans un espace sécurisé et confidentiel.

Check-list de mes objectifs (à adapter si besoin)

- ○ 1 journée = 24 heures = 3 x 8 heures : 8 heures pour dormir, 8 heures pour travailler et 8 heures pour s'occuper de soi et des siens
- ○ 1 heure de sommeil en plus par jour en fonction de votre chronobiologie à déterminer via le questionnaire du réseau Morphée (www.reseau-morphee.fr/ Quel dormeur êtes-vous ?)
- ○ Tous les matins, aérer sa chambre et sa maison
- ○ 1 à 2 heures d'écrans en moins par jour
- ○ 10 000 pas par jour (dont 6 000 à vitesse rapide) soit 30 minutes à 2 heures par jour
- ○ 1 à 2 fois par semaine : balade dans la nature ou activité physique ou sportive en extérieur
- ○ 3 « kifs » par jour[177] ou des moments de liens, d'amitié, d'amour, de rire et de joie
- ○ Prêter attention à ses proches
- ○ Jouer avec ses enfants et leur lire une histoire tous les soirs
- ○ Avoir des projets, dans son travail et sa vie personnelle
- ○ Cultiver l'estime de soi par la réalisation d'un travail de qualité, qui a du sens et rend fier
- ○ Se former en continu
- ○ 1 fois par semaine, faire ses courses au marché et préparer ses menus pour la semaine

- ○ Cuisiner soi-même, le plus souvent possible
- ○ Les 5 V : Varié, Végétal, Vrai, Volume et Vivant
- ○ 20 minutes de petit déjeuner minimum
- ○ 3 vrais repas par jour, sans grignotage
- ○ La moitié de mon alimentation en fruits et légumes
- ○ Pas de tabac, peu d'alcool, moins de 5 cafés par jour
- ○ 1,5 litre d'eau par jour minimun
- ○ 1 selle par jour
- ○ 4 à 5 fois/jour se laver les mains avec du savon
- ○ 2 à 3 fois/jour se brosser les dents et changer de brosse tous les 6 mois
- ○ Tous les 15 jours, changer de draps et serviettes de toilette

Quand le digital peut vous aider

Retrouver ci-dessous les applications de santé les plus téléchargées en France en 2024[178]. Choisissez les vôtres.

1. Doctolib, prise de rendez-vous médicaux
2. Yuka, pour choisir les bons produits lorsque vous faites vos courses
3. Clue, calendrier des règles
4. Mon espace santé, pour stocker et partager ses documents et données de santé
5. Diabetes : M, pour gérer votre diabète
6. MyFitnessPal, compte-calories en matière de nutrition et de suivi des aliments
7. Headspace, méditation et sommeil pour mieux dormir et rester zen
8. Petit Bambou, aide pour la méditation, respiration, sommeil et détente
9. Lifesum, compteur de calories pour régime et perte de poids
10. Health Mate by Withing, coaching et suivi du poids, de la tension, du sommeil avec tout l'écosystème des outils de mesure Withing

Certaines sont gratuites comme Doctolib, Mon espace santé ou Yuka, les autres vous proposent toutes un mois gratuit pour essayer, puis ont des tarifs variables d'environ 5 à 30 euros/mois. Si ces applications peuvent être des aides, il ne faut pas systématiser le recours au numérique qui ne convient pas à tout le monde et se rappeler aussi qu'à l'heure actuelle, le secteur du numérique mondial est un plus grand consommateur de CO_2 que le secteur de l'aviation civile[179].

Les Gafa investissent massivement dans la santé. Microsoft a par exemple lancé une offre « Cloud for Healthcare ». Amazon veut créer un service de santé à domicile qui vous livrera demain : les services, les médicaments, les tests diagnostiques... Et cela n'est pas terminé, les objets connectés explosent et les données ainsi collectées serviront demain à mieux nous connaître et à adapter nos comportements pour mieux vivre et bien vieillir, sous réserve d'une utilisation éthique.

Les principales offres de prévention en France

Nous avons en France une offre de prévention qui est un peu éparpillée, je souhaite ici simplement rassembler les principaux éléments existants, sous forme de liste des 12 thématiques principales avec les messages essentiels, pour vous faciliter les choses. Avec les sites internet auxquels vous référer.

1. **Les vaccinations :**
   - Le calendrier des vaccinations sur vaccination-info-service.fr
   - Les vaccins à tous les âges avec vidéo : www.santepubliquefrance.fr/l-info-accessible-a-tous/vaccination
   - Mon carnet de vaccination sur www.mesvaccins.net
   - En cas de voyage à l'étranger sur www.service-public.fr/particuliers/vosdroits/F720

2. **M'T dents : prévention bucco-dentaire**
   - À partir de 6 ans, les dents, c'est pour toute la vie !
   - Avec le programme M'T dents, l'Assurance maladie permet à tous les enfants et jeunes adultes de 3, 6, 9, 12, 15, 18, 21 et 24 ans de bénéficier d'un rendez-vous gratuit chez le chirurgien-dentiste et de soins, si nécessaire.

- Pour prévenir les caries : www.ameli.fr/assure/sante/themes/carie-dentaire/prevention
- www.ufsbd.fr et leur site www.mabouchemasante.fr/inscription-lettre-dinformation

3. Recommandations pour bien dormir

- L'Institut national du sommeil et de la vigilance (INSV) propose des informations complètes sur le sommeil : institut-sommeil-vigilance.org
- Ce réseau de santé est consacré à la prise en charge des troubles chroniques du sommeil : reseau-morphee.fr
- Santé publique France : www.santepublique-france.fr/determinants-de-sante/sommeil
- Que faire face aux insomnies : www.ameli.fr/assure/sante/themes/insomnie-adulte/vivre-insomnie
- L'Institut national de la santé et de la recherche médicale (Inserm) : www.inserm.fr/dossier/sommeil

4. L'alimentation et la campagne de prévention de l'obésité

- Conseils pratiques : www.mangerbouger.fr et www.sante.fr/prevenir-lobesite
- Suivi et soutien : https://liguecontrelobesite.org/ et liguecontrelobesite.org/

5. Le sport

- www.grandecause-sport.fr
- Ministère des Sports : www.sports.gouv.fr/programmes-et-dispositifs-895
- Activité physique et sportive de 60 min /j : sante.gouv.fr/actualites/actualites-du-ministere/article/activite-physique-et-sportive-un-atout-

sante-pour-les-jeunes ou www.ameli.fr/assure/sante/themes/activite-physique-sante/enfants-et-adolescents-quelle-activite-physique
- Les Maisons Sport-Santé (MSS) : www.sports.gouv.fr/decouvrez-les-maisons-sport-sante-les-plus-proches-de-chez-vous-389
- Fondation de France pour l'intégration par le sport : www.fondationdefrance.org/fr/sport-sante-insertion-tout-est-lie

6. La santé sexuelle

- Informez-vous sur la contraception avec le Planning familial : www.planning-familial.org/fr ou www.ivg-contraception-sexualites.org ; www.santepubliquefrance.fr/determinants-de-sante/sante-sexuelle ou www.ameli.fr/assure/sante/themes/contraception/sexualite-des-moins-de-26-ans
- Prévention du sida, VIH et des hépatites : www.aides.org/dossier/aides-en-france

7. La santé mentale

- Information et sensibilisation www.psycom.org
- Devenez préventeur de la santé mentale : www.pssmfrance.fr
- Si vous êtes professionnel de la santé, ou étudiant en difficulté, contactez l'association Soins aux professionnels de la santé sur www.asso-sps.fr
- Remboursement des séances de psychologue sur Mon soutien psy : sante.gouv.fr/prevention-en-sante/sante-mentale
- Fédération de la santé mentale : santementale-france.fr
- StopBlues est un site et une application mobile visant à prévenir le mal-être en fournissant des outils d'autoévaluation, des conseils et des informations.

- SOS Suicide ou SOS Suicide Phénix au 01 45 39 40 00. Cette association propose un soutien aux personnes en grande détresse psychologique, notamment celles ayant des idées suicidaires, et assure un accompagnement par téléphone ou en face-à-face.
- La Croix-Rouge Écoute, numéro gratuit : 0800 858 858. Elle propose un soutien psychologique par téléphone pour toute personne en souffrance psychologique ou émotionnelle. Ce service est anonyme et gratuit.
- Télécharger le Violentomètre sur www.centre-hubertine-auclert.fr/sites/default/files/medias/egalitheque/documents/violentometre-maj-10072019-web.pdf
- Vous pouvez également utiliser des plateformes de téléconsultation comme Doctolib, Qare ou PsyLink pour consulter des psychologues ou psychiatres en ligne, ce qui est souvent plus rapide.

8. Les dépistages des cancers

- L'Institut national du cancer (INCa) : www.e-cancer.fr
- Je fais mon dépistage : jefaismondepistage.e-cancer.fr
- Et si on évitait le cancer grâce à la prévention et au dépistage précoce ? www.depistetvous.fr
- Prévention et recherche : www.ligue-cancer.net/articles/la-prevention-des-cancers et www.comitepreventiondepistagecancers.com
- En fonction de vos facteurs de risque (familiaux, personnels, etc.) pour trouver le centre de dépistage le plus proche de chez vous : www.e-cancer.fr/Professionnels-de-sante/Depistage-et-detection-precoce/Strategies-de-

depistage/Centres-regionaux-de-coordination-des-depistages-des-cancers

Le calendrier des principales actions de dépistage des cancers :

- **Septembre en Or** (cancers pédiatriques)
  Quand ? Tout le mois de septembre.
  Objectif : Sensibiliser à la lutte contre les cancers pédiatriques et soutenir la recherche.
  Actions : Événements caritatifs, collecte de fonds pour la recherche, et mobilisation du public autour des cancers de l'enfant.
- **Septembre Rouge** (cancers du sang)
  Quand ? Tout le mois de septembre.
  Objectif : Sensibiliser sur les cancers du sang qui ont plusieurs noms pour dire la même chose : cancers hématologiques, hémopathies malignes... Dans les cancers du sang, on trouve la leucémie, par exemple. Deux tiers des cas des cancers du sang sont des hémopathies lymphoïdes (dont le lymphome de Hodgkin et les lymphomes non hodgkiniens).
  Actions : Événements caritatifs, collecte de fonds pour la recherche, et mobilisation du public. C'est l'association Vivre avec une NMP (néoplasie myéloproliférative) qui a initié « Septembre rouge » afin de faire connaître ces pathologies peu connues et mal comprises.
- **Octobre Rose** (cancer du sein)
  Quand ? Tout le mois d'octobre.
  Objectif : Octobre Rose est une campagne de sensibilisation et de prévention du cancer du sein. Elle vise à encourager les femmes à se faire dépister dès l'âge de 50 ans (et parfois plus tôt en cas de facteurs de risque) grâce à la mammographie.
  Actions : Mobilisations, événements sportifs (marches, courses), conférences, et séances de dépistage dans cer-

taines régions. Des associations comme La Ligue contre le cancer et Ruban Rose jouent un rôle central dans l'organisation.

- **Novembre Bleu** (Movember – cancers masculins)

  Quand ? Tout le mois de novembre.

  Objectif : Movember met en lumière les cancers masculins, notamment ceux de la prostate et des testicules. La campagne promeut également la santé mentale et la prévention du suicide chez les hommes.

  Actions : L'opération incite les hommes à se laisser pousser la moustache en signe de soutien. Des événements caritatifs et sportifs sont organisés pour lever des fonds et sensibiliser à ces problématiques.

- **Semaine européenne de la prévention du cancer du col de l'utérus**

  Quand ? Dernière semaine de janvier.

  Objectif : Informer sur le dépistage du cancer du col de l'utérus, avec un test de dépistage (frottis cervico-utérin ou test HPV) recommandé tous les 3 ans pour les femmes de 25 à 65 ans. Ce cancer peut être évité grâce à la vaccination contre le papillomavirus (HPV).

  Actions : Sensibilisation sur le vaccin HPV et sur l'importance des examens de dépistage, ainsi que des événements de prévention dans les établissements de santé.

- **Journée mondiale contre le cancer** (tous types de cancers)

  Quand ? 4 février.

  Objectif : Journée mondiale visant à sensibiliser le grand public à la prévention, au dépistage et à la lutte contre tous types de cancer.

  Actions : Campagnes d'information, conférences médicales, collecte de fonds, et mobilisation des acteurs de santé. Cette journée est pilotée par l'Organisation mondiale de la santé (OMS) et relayée en France par La Ligue contre le cancer.

- **Mars Bleu** (cancer colorectal)
  Quand ? Tout le mois de mars.
  Objectif : Sensibiliser au dépistage du cancer colorectal, recommandé tous les 2 ans pour les personnes de 50 à 74 ans. Il s'agit du deuxième cancer le plus meurtrier, mais il peut être efficacement traité s'il est dépisté tôt.
  Actions : Sessions d'information, distribution de kits de dépistage (test immunologique) à domicile, conférences et événements publics. Le dépistage est gratuit dans le cadre de la Sécurité sociale.
- **Mai** (cancer de la peau)
  Quand ? Tout le mois de mai.
  Objectif : Sensibiliser à la prévention et au dépistage du cancer de la peau et du mélanome. Les dermatologues offrent souvent des séances gratuites de dépistage au cours de ce mois.
  Actions : Campagnes de prévention pour protéger la peau des rayons UV, consultations gratuites dans certains centres, et conseils sur l'usage des crèmes solaires.
- **Juin Vert** (cancer du col de l'utérus)
  Quand ? Tout le mois de juin.
  Objectif : Sensibilisation au dépistage du cancer du col de l'utérus et à la vaccination contre le papillomavirus (HPV).
  Actions : Conférences, actions de sensibilisation sur les réseaux sociaux et encouragement à la vaccination et au dépistage.
- **Movember** (en parallèle avec Novembre Bleu, pour la santé mentale des hommes)
  Quand ? Tout le mois de novembre.
  Objectif : Ce mouvement se concentre également sur la santé mentale des hommes, au-delà des cancers, en soutenant des initiatives pour prévenir le suicide et les troubles psychologiques chez les hommes.

9. Lutte contre les addictions

○ Tabac info service : 39 89

Du lundi au samedi de 8 heures à 20 heures. Appel gratuit.

○ Alcool info service : 0 980 980 930

De 8 heures à 2 heures, 7j/7. Gratuit et anonyme.

○ Drogues info service : 0 800 23 13 13 et www.drogues-info-service.fr

De 8 heures à 2 heures, 7j/7. Appel gratuit et anonyme depuis un poste fixe. Appel depuis un portable au coût d'une communication ordinaire : 01 70 23 13 13.

○ Écoute cannabis : 0 980 980 940

De 8 heures à 2 heures, 7j/7. Appel anonyme et gratuit depuis un poste fixe.

○ Joueurs info service : 0 974 75 13 13

De 8 heures à 2 heures, 7j/7. Appel anonyme et non surtaxé.

○ Fil santé jeunes : 0 800 235 236

De 9 heures à 23 heures, 7j/7 ou au 01 44 93 30 74 depuis un portable. Appel anonyme et gratuit.

10. Prévention de ma santé au travail

- ○ Au travail je dois pouvoir repartir en aussi bonne forme qu'à mon arrivée. Protéger sa santé physique et mentale au travail est essentiel pour éviter l'épuisement, le stress, et maintenir un bon équilibre de vie. Contactez votre Service de santé au travail : www.presanse.fr
- ○ Institut national de recherche et de sécurité (INRS) : www.inrs.fr
- ○ Agence nationale pour l'amélioration des conditions de travail (Anact) : www.anact.fr
- ○ Réseau national de vigilance et de prévention des pathologies professionnelles et environnementales (RNV3PE) : www.anses.fr

11. Vieillir en bonne santé

- Santé publique France : www.pourbienvieillir.fr/ et www.santepubliquefrance.fr/la-sante-a-tout-age/la-sante-a-tout-age/bien-vieillir
- Assurance maladie : www.lassuranceretraite-idf.fr/home/retraite/bien-vieillir--aides-et-conseils/nos-conseils-et-ateliers-de-prevention.html
- Atelier de prévention pour bien vieillir : www.pour-les-personnes-agees.gouv.fr/departements
- Le programme ICOPE recommandé par l'OMS et conçu avec l'Institut hospitalo-universitaire de Toulouse sur le vieillissement, pour les personnes de plus de 60 ans, éviter la dépendance et pour évaluer les grandes fonctions de la santé à retrouver sur www.icope.fr

12. Les mesures phares pour rester en bonne santé tout au long de sa vie

- sante.gouv.fr/systeme-de-sante/strategie-nationale-de-sante/priorite-prevention-rester-en-bonne-sante-tout-au-long-de-sa-vie-11031/

Les cinq H sur la façon d'agir

Ces cinq H peuvent nous être utiles aussi bien dans notre vie personnelle que professionnelle. À vous de détailler, en plus de ce qui suit, ce qui vous importe le plus.

Être humain

Cela veut dire avoir du cœur et agir avec amour pour soi et pour les autres.

Être présent à ce que l'on fait, surtout quand on fait quelque chose que l'on aime.

Développer l'empathie, l'altruisme et le lien à l'autre.

Suivre ses désirs, cela donne de l'énergie.

Les épreuves permettent de mieux apprécier la vie car il faut avoir l'expérience du malheur pour reconnaître le bonheur.

Être humble

Se concentrer sur ce que l'on peut changer et accepter ce que l'on ne peut pas changer, afin d'éviter d'être en colère contre la vie.

Exercer notre libre arbitre ou liberté intérieure et choisir notre réaction à ce qui nous arrive.

Conscientiser ce qui va bien et se dire, en se couchant, les choses qui nous ont fait plaisir dans la journée.

Être hybride

Savoir ne pas être trop rigide, en particulier dans les relations avec les autres.

Profiter des différentes vies qui nous sont offertes, pour développer nos talents.

Savoir associer le digital et l'humain, l'exigence et l'amour, la force et la douceur.

Avoir de l'humour

Pour retrouver un peu de légèreté.

Soyez solaire et bienveillant.

Prenez du recul et évitez le négatif superflu, comme regarder et subir les infos en continu.

Être heureux

Cultivez vos amitiés et vos amours, dépensez-vous, profitez des bienfaits de la nature, créez-vous de petits plaisirs quotidiens, remerciez en toutes circonstances, fixez-vous des objectifs concrets et accordez-vous du temps pour vous.

Un peu de poésie pour vous inspirer

Les poètes nous offrent une synthèse parfois plus concrète que tous les livres de philosophie. Les mots du poète romain Horace (Ier s. av. J.-C.) nous rappellent que la vie est courte, et qu'il faut se hâter d'en profiter. « *Carpe diem, quam minimum credula postero.* » « Cueille le jour sans te soucier du lendemain. »

« Je n'ai que mon cœur pour traverser la vie » et « Nous passons notre vie à attendre quelque chose de mieux que notre vie », écrivait Christian Bobin[180].

« Ce qu'il faut pour être heureux »

Il faut penser, sans quoi l'homme devient,
Malgré son âme, un vrai cheval de somme :
Il faut aimer, c'est ce qui nous soutient ;
Sans rien aimer, il est triste d'être homme.

Il faut avoir douce société
Des gens savants, instruits, sans suffisance,
Et de plaisirs grande variété,
Sans quoi les jours sont plus longs qu'on ne pense.

Il faut avoir un ami qu'en tout temps,
Pour son bonheur, on écoute, on consulte,
Qui puisse rendre à notre âme en tumulte
Les maux moins vifs et les plaisirs plus grands.

Il faut le soir un souper délectable,
Où l'on soit libre, où l'on goûte à propos
Les mets exquis, les bons vins, les bons mots ;
Et sans être ivre, il faut sortir de table.

Il faut, la nuit, tenir entre deux draps,
Le tendre objet que notre cœur adore,
Le caresser, s'endormir dans ses bras,
Et, le matin, recommencer encore.

Voltaire
Stances, « Impromptu », 1750

Manifeste pour une nouvelle médecine[181]

« La médecine des modes de vie »
Protéger la santé et pas seulement soigner

....

Nous sommes un formidable pays de médecine curative, depuis plus de cinquante ans nous avons des traitements qui nous ont permis de soigner nos malades. Mais tout est encore à inventer pour développer une véritable culture de prévention en France, à la fois auprès des institutionnels, des professionnels de la santé et de la population. Nous n'avons plus assez de médecins. Notre population vieillit, nous devrions nous en réjouir, mais elle ne vieillit pas toujours en bonne santé.

1 Français sur 4 souffre d'une maladie chronique et 3 sur 4 après 65 ans, ce qui pèse très lourd sur les comptes de la sécurité sociale. Nous ne pouvons plus nous payer le luxe de cette médecine exclusivement curative, le temps est venu d'éviter les maladies. Il nous faut un « contrat thérapeutique et préventif » pour toute maladie chronique. De plus, 40 % des cancers sont évitables ! Près de 90 % des infarctus le seraient, si on réduisait les facteurs de risque tels la sédentarité, l'hypertension, le stress, le cholestérol et le diabète.

Alors il est temps d'inventer une nouvelle médecine, « la médecine des modes de vie » qui met l'accent sur l'anticipation, à tous les âges de la vie, avec des étapes de prévention adaptées. « Mieux vaut prévenir que guérir ! » L'adage n'a jamais réellement été mis en place dans notre pays. Nous n'avons pas cette culture de la prévention comme le Canada, le Japon ou la Suède. À nous maintenant de construire une vraie médecine du sommeil, une médecine des relations humaines, une médecine du sport-santé adaptée à chaque âge et une médecine de l'alimentation.

L'enjeu de cette nouvelle démarche est triple : le premier est de mieux prendre soin de soi, le deuxième, conséquence du premier est d'éviter les maladies et le troisième est la réversibilité. Car par un mode de vie sain au long cours, nous avons le pouvoir d'inverser les choses, de changer la courbe de notre destin en matière de santé. Grâce à la découverte de l'épigénétique, nous avons désormais les preuves de la puissance de nos comportements sur notre santé et de la réversibilité sur nos chromosomes. Il n'y a plus de fatalité. Nous pouvons transformer notre vieillissement, échapper à la démence, éviter les maladies et modifier l'expression de nos gènes. C'est une véritable révolution !

Depuis 2021, il existe aussi une société savante[182] qui démontre concrètement l'efficacité des interventions non médicamenteuses. Il est urgent de s'y mettre ! C'est la médecine de demain. Elle va compléter l'excellence curative.

En encourageant des choix de vie sains avec une « boussole de santé », la « médecine des modes de vie » traite les causes et les problèmes à la racine des maladies au lieu d'en gérer les symptômes. Ce type de médecine est efficace, simple, peu coûteux et n'a que des effets secondaires positifs.

Nos concitoyens plébiscitent cette option plus écologique, mais elle se bricole aujourd'hui alors qu'elle devrait être plus organisée et coordonnée. Or nous avons les preuves qu'elle peut nous aider à réduire de plus de 30 % les dépenses de santé[183]. Qu'attendons-nous pour démarrer[184] ? Et nous les professionnels de la santé, nous avons une responsabilité spécifique pour faire que cette

« médecine des modes de vie » soit la grande et bonne nouvelle de notre époque.

Nous avons tous à y gagner !

Les premiers signataires :

Pr Étienne Aliot, cardiologue, professeur de médecine CHU de Nancy

Pr Francis Berenbaum, chef du service de rhumatologie, hôpital Saint-Antoine, Paris

Dr Charlotte Berthaud, médecin anesthésiste-réanimatrice, Bordeaux

Dr Bruno Boyer, institut de cancérologie de Lorraine, Nancy

Pr Éric Bruckert, endocrinologue, diabétologue, professeur de médecine, hôpital La Pitié-Salpêtrière, Paris

Dr François Carré, cardiologue, Rennes

Dr Élise Cotto, gériatre, cheffe de service, Groupe Hospitalier Diaconesses Croix Saint-Simon, Paris

Dr Carole Cretin, médecin inspecteur de Santé publique, Paris

Dr Bénédicte Défontaines, neurologue, fondatrice du réseau Aloïs, Paris

Dr Dominique Delandre, mission Sport-Santé Adjoint Jeunesse et Sports, Montargis

Dr Alain Ducardonnet, cardiologue, consultant BFM TV

Dr Valérie Fourneyron, médecin, Rouen

Pr François Genet, professeur de médecine physique et réadaptation, Garches

Dr Emmanuel Gizard, hépato-gastro-entérologue, hôpital Saint-Joseph, Marseille

Pr Gérard Helft, président de la fédération française de cardiologie

Dr Vanessa Khanine, rhumatologue, Groupe Hospitalier Diaconesses Croix Saint-Simon, Paris

Dr Jean Maalouf, ophtalmologue, CHU de Nancy

Dr Jean-Jacques Mourad, médecin interniste, chef de service de médecine interne, Levallois-Perret

Pr François Paillard, professeur de cardiologie, CHU de Rennes

Dr Sylvie Royant-Parola, psychiatre spécialiste du sommeil, fondatrice du réseau Morphée, Paris

Dr Karina Sanchez-Corves, psychiatre, Paris

Pr Jérémie Sellam, rhumatologue, professeur de médecine, hôpital Saint-Antoine, Paris

Pr Alain Toledano, cancérologue, président de la société française d'oncologie intégrative, Paris

Remerciements

À ma grand-mère, à mon père et à ma mère, pour la lignée imparfaite dont je suis issue.

À Nicole, à William et Charles, pour leur affection et leur soutien.

À mes maîtres, à mes patients, à mes clients, à mes équipes, à mes partenaires qui m'ont tant appris.

À tous les professionnels de la santé qui œuvrent en France, pour une meilleure santé par la prévention.

À vous, lecteurs, qui allez être les révolutionnaires de la « médecine des modes de vie ».

À toutes les personnes qui m'ont accompagnée dans l'écriture et la relecture de ce livre.

Nicole Dutheil, Mariette Darrigrand, Chantal Didier, Sylvie Hamel, Maryvonne Guyomarch, Valérie Busson, Agnès Thuillier, Nicolas Mitjavile, François Chat, Camille Laravoire, Dr Carole Cretin, Pr Éric Bruckert, Dr Vanessa Khanine, Émilie Lebée-Thomas, Pr Grégory Ninot, Dr Jeanne Martin, Dr Corinne Rozot, Edgar Grospiron.

À toute l'équipe des Éditions du Cherche midi.

À Philippe Héraclès, pour son soutien sans faille.

À Marie Lavallée, pour sa relecture très professionnelle et respectueuse.

À tous les médecins, journalistes scientifiques et grands vulgarisateurs qui m'ont précédée dans la volonté de rendre la médecine et la prévention plus accessibles :

Claudine Escoffier-Lambiotte *(Le Monde)*, une de mes maîtres de thèse

Igor Barrère (ORTF)

Martine Allain-Regnault (France Télévisions)

Jean-Daniel Flaysakier (TF1)
Anne Jeanblanc *(Le Point)*
Brigitte Castelneau (AFP)
Gilles Pial *(Libération)*
Monique Vigy *(Le Figaro)*
David Servan-Schreiber
Marina Carrère d'Encausse (France 5)
Michel Cymes (France Télévisions)
Frédéric Saldmann
Philippe Presles et Catherine Solano
Alain Ducardonet (BFM TV)
Gérald Kierzieck (« Télématin », Doctissimo)
Boris Hansel, chaîne YouTube « Pour une Meilleure Santé » (PuMS)
Jimmy Mohamed (« Magazine de la santé » sur France 5)

Achevé d'imprimer par
Normandie Roto Impression s.a.s. à Lonrai
N° d'impression : 2505258

Imprimé en France